W0172446

Rudolf Valenta und Alwin Schönberger
Das Anti-Allergie-Buch

Rudolf Valenta
Alwin Schönberger

Das Anti-Allergie-Buch

**Auslöser, Heilungschancen
und die neuesten Therapieformen**

PIPER
München Berlin Zürich

Mehr über unsere Autoren und Bücher:
www.piper.de

MIX
Papier aus verantwor-
tungsvollen Quellen
FSC® C014496

ISBN 978-3-492-05704-2
© Piper Verlag GmbH, München/Berlin 2016
Illustrationen Seite 66, 157 und 241, Sven Binner, Weßling
Gesetzt aus der Sabon
Satz: Kösel Media GmbH, Krugzell
Druck und Bindung: GGP Media GmbH, Pößneck
Printed in Germany

Inhalt

Die allergische Epidemie

Forscher im Kampf gegen die häufigste chronische
Erkrankung – eine Einleitung

Der Weg ins Allerheiligste führt durch einen schmalen
Raum. Rechts an der Wand, ordentlich aufgereiht und
dicht gedrängt, hängen hellblaue Labormäntel an Garde-
robenhaken. Zu seinen Füßen bemerkt der Besucher ein
Knäuel ebenfalls blauer Plastikfolien, deren Ränder mit
einem Gummiband umschlossen sind. Wer das kleine
längliche Zimmer passieren und ins Herzstück des Unter-
nehmens vordringen möchte, pflückt zwei dieser Folien
aus dem Bündel und streift sie über seine Schuhe. Außerdem schlüpft er in einen der Kittel und knöpft ihn sorgfältig zu. Unumgängliche Vorschriften, denn hier herr-
schen strengste Hygienebedingungen. An der linken
Wand steht ein Regal voller weißer Plastikkanister. »Glu-
kose«, verraten die Etiketten. »Den Zucker brauchen die
Bakterien zum Wachsen«, sagt Rainer Henning und öffnet die Tür zum Reinraumbereich, gleichsam zur Schatz-
kammer des Betriebs, in welcher der heikle Schlussakt der
Produktionskette stattfindet.

Henning ist Geschäftsführer der Biomay AG, eines
Wiener Biotech-Start-ups mit knapp 30 Mitarbeitern. Er
durchschreitet die Schleuse zum Reinraum und deutet
durch eine Glasscheibe auf einen nochmals separier-
ten Bereich – eine Art Hochsicherheitstrakt im Hochsicherheitstrakt. Sensible Gebäudetechnik, die eine ganze
Kammer füllt, steuert die klimatischen Bedingungen in

diesem abgeschotteten Areal, darunter Temperatur und Luftfeuchtigkeit. Der technische Aufwand ist keineswegs übertrieben, denn hier gipfeln mehrere Etappen modernster Präzisionsarbeit im Endprodukt: in Fläschchen, befüllt mit einer durchsichtigen Flüssigkeit.

Zu diesem Zeitpunkt haben die Bakterien ihre Aufgabe längst erfüllt und das Haus als biologischer Abfall verlassen. Anfangs jedoch sind sie wichtige Verbündete in dem hochkomplexen Herstellungsprozess. Dessen erste Station ist ein Mikrobiologielabor, das die »Mastercellbanken« beherbergt: eine molekulare Bibliothek, in der eingefrorene Bakterienkulturen aufbewahrt werden, und aus der die jeweils benötigten Bakterien entnommen werden. Dabei handelt es sich um Stämme von *Escherichia coli*, die mit gentechnischen Methoden speziell verändert werden. Die Keime fungieren als Inkubator, als Brutstätte für jene Substanz, die Biomay produziert: einen künstlich nachgebauten Eiweißstoff. Gemeinsam mit den E.coli-Bakterien wird dieser Proteinschnipsel in einem zweiten Fertigungsschritt vermehrt: in einer Apparatur namens Fermenter. Drei solche Geräte sind hier im Einsatz, und sie erinnern an überdimensionale Designer-Espressomaschinen: glänzender Stahl, ein langes Gestänge, ein bauchiger Mittelteil mit diversen Zu- und Ableitungen. Im Inneren der Fermenter mit jeweils fünf Litern Fassungsvermögen reift das biologische Gemisch in einer Nährlösung und unter Zusatz spezieller Chemikalien heran.

Das Gebräu muss aber noch einige weitere Stationen durchlaufen, bevor es im Reinraum landet, in Flaschen gefüllt und seiner weiteren Bestimmung zugeführt werden kann. Jede davon trägt einen eigenen Terminus technicus: Aufschluss, Downstream Processing, Analytik. Haben die Bakterien ihre Arbeit vorschriftsmäßig getan, werden sie geknackt: Die Experten brechen ihre Zellwände auf, schleudern die Bakterienbestandteile in einer

Zentrifuge bei 8000 Umdrehungen pro Minute ab und leiten den Rest der Substanz zur Reinigung weiter. Diese geht in Behältern vonstatten, die den Kapseln einer traditionellen Rohrpost ähneln, den sogenannten Chromatografiesäulen. Darin befinden sich spezielle Harze, und an diesen bleibt kleben, was die Forscher letztlich gewinnen wollen: der Wirkstoff, der anschließend mithilfe einer Pufferlösung vom Harz abgetrennt wird.

Nach einer ausführlichen strengen Prüfung auf Reinheit und Sterilität sowie darauf, ob die gesamte Prozedur erfolgreich verlaufen ist, lässt sich das Endprodukt betrachten: eine Flüssigkeit, die vorläufig die wenig spektakuläre Bezeichnung »BM32« trägt. Doch schon bald könnte das, was im ersten Stock eines nicht weiter auffälligen Bürohauses in Wien die Produktionsstraße verlässt, für Millionen von Menschen eine regelrechte Erlösung und, ganz buchstäblich, das große Aufatmen bedeuten. Denn BM32 ist ein hochmoderner, völlig neuartiger und mithilfe der Gentechnik hergestellter Impfstoff gegen Gräserpollenallergien. Er soll für die Zukunft der Allergiebehandlung schlechthin stehen. Und BM32 ist lediglich eines von einer Handvoll solcher Produkte, die derzeit weltweit hergestellt werden.

Was das Präparat leisten soll, klingt vermutlich wie Musik in den Ohren der Heerscharen von Patienten, von Menschen, die Jahr für Jahr bange dem Beginn der Pollensaison entgegenblicken, Tag um Tag auf die ersten quälenden Beschwerden warten, die ihnen zuverlässig Frühjahr und Sommer vergällen: eine beißende Nase, nicht enden wollende Niesattacken, juckende, tränende Augen, womöglich sogar Nacht für Nacht Atemnot und ganzheitlich das Gefühl, sie seien von einer Dampfwalze überrollt worden. Doch nicht mehr lange, und mit all dem Schrecken könnte Schluss sein: Bloß ein paar Impfungen unter die Haut, so die Verheißung, und der Fall ist erledigt.

Es wäre eine echte Umwälzung, ein gewaltiger Paradigmenwechsel in der Therapie von allergischen Erkrankungen. Bisher haben Betroffene keine andere Wahl, als sich jahrelangen mühseligen Spritzenkuren zu unterziehen, verbunden mit regelmäßigen Arztbesuchen. Sie können den Wirkstoff zwar auch zu Hause als Tablette einnehmen oder aus einem Zerstäuber unter die Zunge sprühen. Dann aber ist Disziplin gefragt: Nur keine Medikamenteneinnahme vergessen, sonst könnte der Behandlungserfolg gefährdet sein. Eine Beurteilung, ob die Stoffe den erhofften Nutzen bringen, ist frühestens nach drei Jahren möglich. Bis dahin heißt es: Ausdauer zeigen, Geduld beweisen und Saison für Saison abwarten, ob Linderung eintritt. Außerdem besteht die Therapie im Grunde darin, den Organismus des Patienten mit just denselben Substanzen zu traktieren, die seine Beschwerden verursachen: mit natürlichen Reizstoffen, zum Beispiel Pollen der Birke. Dies in der Hoffnung, der Körper möge sich allmählich daran gewöhnen. Der Ursprung dieses Prinzips reicht bis zum Beginn des 20. Jahrhunderts zurück. Damals erkannten Wissenschaftler, dass man das Immunsystem behutsam dazu erziehen kann, Substanzen aus der Umwelt allmählich zu tolerieren, indem man diese wohldosiert zuführt, und zwar in langsam steigender Konzentration. So wollten die Ärzte dem Körper Schritt für Schritt ausreden, harmlose Baum- oder Graspollen für eine Bedrohung zu halten und sich davon krank machen zu lassen.

Die neue Impfung verspricht im Gegensatz dazu nicht nur, schnell und bequem zu funktionieren. Auch sollen Nebenwirkungen weitgehend ausgeschlossen sein, weil eben keine aus der Natur gewonnenen Allergene zum Einsatz kommen, die immer die Gefahr bergen, ihrerseits das auszulösen, was sie eigentlich verhindern sollen: allergische Reaktionen. Überdies greift BM32 punktgenau ins Geschehen ein. Dank molekular maßgeschneiderter

Herstellung zielt der Impfstoff exakt auf den Kern des Problems: auf mikroskopisch kleine Positionen an Körperzellen, die für die Entstehung einer konkreten Allergie wirklich verantwortlich sind. Eine echte »Reißbrettarbeit« nennen dies die Wiener Wissenschaftler, welche die Therapie entwickelten. Mehrere Studien belegen mittlerweile, dass der Impfstoff die in ihn gesetzten Erwartungen tatsächlich erfüllt. Nur eine letzte große Testreihe ist noch erforderlich, um den strengen Kriterien der Arzneimittelprüfung zu genügen, dann sollte einer Markteinführung nichts mehr im Wege stehen. Spätestens im Jahr 2020, sagt Rainer Henning, dürfte es so weit sein.

Und BM32 wäre erst der Anfang: Dieser Impfstoff dient der Behandlung von Gräserpollenallergien, einer der häufigsten Formen der Krankheit. Doch weitere Präparate nach demselben Muster sollen nach und nach hinzukommen: Impfungen gegen Birkenpollen, die Hausstaubmilbe, Katzenhaare sowie Ragweed (auch als Ambrosia oder Traubenkraut bekannt) – ein besonders aggressives, nach Europa eingeschlepptes Gewächs, das zurzeit den Kontinent erobert und bei immer mehr Menschen heftigste Beschwerden auslöst. In einem einzigen Jahrzehnt, zwischen 1997 und 2007, hat sich in unseren Breiten die Zahl der Ragweed-Allergiker mehr als verdoppelt: von rund acht auf 17 Prozent der Allergiepatienten.

Biomay ist keineswegs das einzige Unternehmen, welches derzeit das Konzept von Schutzimpfungen gegen Allergien verfolgt. Der Wiener Pharmahersteller – die räumliche Nähe der Autoren erleichterte detaillierte Einblicke in die Forschungsaktivitäten – soll hier vielmehr beispielhaft für einen noch jungen Medizinzweig stehen, der dem grassierenden Leiden mit molekularbiologischen Methoden beikommen will. Rund um den Globus konzentriert sich jedoch eine Reihe weiterer Biotech-Startups auf sehr ähnliche Zielsetzungen. Zu Jahresbeginn

2015 gab der Pharmakonzern Circassia aus dem britischen Oxford – eine seit 2006 bestehende Ausgründung von Forschern des Imperial College London – bekannt, die letzte Testphase eines Impfstoffs gegen Katzenhaarallergien zu starten. Geht alles glatt, sollen lediglich vier Injektionen, verabreicht über einen Zeitraum von zwölf Wochen, ausreichen, um die lästigen Überreaktionen auf Fell- und Hautbestandteile der tierischen Hausgenossen loszuwerden. Bereits Ende 2017, kündigte Circassia an, könnte die Impfung im Praxiseinsatz sein. Angesichts des Marktpotenzials geriet Firmenchef Steve Harris regelrecht ins Schwärmen: »Es handelt sich um einen wirklich breiten Markt, und die Konkurrenz ist äußerst begrenzt«, meinte Harris gegenüber der Zeitung *The Guardian*. Entsprechend fantastisch seien die ökonomischen Perspektiven. Vorausgesetzt, die Therapie bringe den erwünschten Erfolg, könne dies jährlich fast zwei Milliarden Euro in die Unternehmenskasse spülen. Auch Circassia will sich nicht auf nur einen Impfstoff beschränken: Bis 2030 soll das Sortiment nach und nach um Präparate gegen Birken- und Gräserpollen sowie Hausstaubmilben erweitert werden.

Noch ein weiteres Unternehmen geht ins Rennen um den ersten Impfschutz gegen Allergien: Der Schweizer Pharmakonzern Anergis mit Sitz in Épalinges will den Patienten bis 2018 oder spätestens 2019 einen Impfstoff mit der Bezeichnung »AllerT« zur Verfügung stellen, der sich zur Behandlung von Birkenpollenallergien eignet. Fünf Spritzen, verteilt über zwei Monate, sollen die Symptome deutlich dämpfen. Eine »ultraschnelle Desensibilisierung« nennt die Firma ihre Methode. Tatsächlich würde es sich, wie auch bei den Impfstoffen der anderen beiden Hersteller, um eine wahre Blitzkur handeln – vor allem verglichen mit den sonst üblichen 50 bis 80 Injektionen, die man sich über Jahre holen muss.

Wer diese bisherige klassische »Spezifische Immuntherapie« absolviert, kann aufgrund des ausgedehnten Behandlungszeitraums oft kaum mehr beurteilen, ob er Hilfe erfahren hat oder nicht. Bei manchen Patienten schlägt die Therapie sehr gut an, bei anderen gar nicht, und bei sehr vielen pendelt sich der Erfolg irgendwo in einer diffusen Mittelzone ein. Und so fragen sich die Menschen Saison für Saison: Jucken die Augen in diesem Jahr eine Spur weniger? Sind die Rötungen ein wenig blasser? Habe ich heute ein paar Mal weniger geniest als an Vergleichstagen des Vorjahrs? Und falls ja, liegt das überhaupt an der Therapie? Oder ist vielleicht bloß das Wetter gnädiger gestimmt und daher die Pollenbelastung geringer oder deren Aggressivität reduziert? – Man kann es einfach nicht mit Sicherheit sagen: Man beobachtet jedes Jahr den Verlauf und die Intensität der Beschwerden und versucht, ein Muster darin zu erkennen.

Die kompakten Impfserien, die in den Pipelines der Hersteller heranreifen, könnten entscheidend dazu beitragen, die chronische Unsicherheit der Patienten zu minimieren. Denn im Grunde wissen diese schon nach ein paar Wochen, ob sich ein merkbarer Unterschied im Schweregrad der Symptome einstellt oder nicht. Und immerhin richten sich die drei Therapien, die nun am Start sind und in naher Zukunft den Markt erreichen sollen, gegen drei der bedeutendsten Allergenquellen überhaupt: die Birke, die Katze und Gräser.

Forscher verfolgen momentan allerdings auch andere innovative Konzepte, um dem grassierenden Übel beizukommen. Mediziner der dänischen Aarhus Universitet arbeiten gemeinsam mit Schweizer Kollegen zum Beispiel an einer »intralymphatischen Immuntherapie«. Sie verwenden dafür zwar herkömmliche Allergiepräparate, allerdings spritzen sie die Substanzen nicht unter die Haut, wodurch sie weiträumig in den Körper diffundieren würden, sondern direkt in die Lymphknoten, die etwa unter den Armen oder in der Leistengegend sitzen.

Dieser Ansatz soll gewährleisten, dass die Behandlung ohne Umwege jene Zielgegend des Körpers erreicht, wo Allergien ihren Ausgang nehmen: Denn die Lymphknoten dienen als Geburtsstätte wichtiger Immunzellen, die für allergische Reaktionen verantwortlich sind. Genau an dieser Wiege der Zellen soll die Therapie wirken. Daher gehen die dänischen Forscher davon aus, dass drei Injektionen pro Jahr genügen, um Heuschnupfen oder anderen Symptomen Einhalt zu gebieten.

Man könnte noch weitere Beispiele für neuartige, überraschende, teils vielleicht zunächst ein wenig irritierende Therapiemodelle aufzählen – etwa die Idee, auf die Unterstützung von Bakterien oder sogar von Würmern zu vertrauen, die das Immunsystem geschickt dazu verleiten sollen, Pollen oder andere Eiweiße aus der Natur nicht mehr als Feinde zu betrachten. Das mag zunächst abwegig klingen, fußt aber auf soliden naturwissenschaftlichen Erkenntnissen. Werden wir eines Tages unsere Allergiemedizin im Supermarkt kaufen, einfach als Joghurt, in den antiallergische Keime gemischt wurden? Ausgeschlossen ist das keineswegs, denn in der Tat arbeiten Forscher an solchen Produkten.

Alles in allem zeichnet sich jedenfalls ein bemerkenswerter Trend ab: Zahlreiche Wissenschaftler und Pharmabetriebe vermelden in schöner Regelmäßigkeit Durchbrüche beim Vorhaben, neue Waffen gegen Allergien zu entwickeln und dadurch die Palette medizinischer Interventionen beträchtlich zu erweitern. Und es gelingen eben nicht nur Detailverbesserungen, nicht bloß Steigerungen der Effektivität bereits bestehender Behandlungen um ein paar Nuancen. Vielmehr beschreitet die Wissenschaft gänzlich neue Wege, vielfach auf Basis der Fortschritte in der Gentechnik. Zugleich ziehen auch Möglichkeiten der Diagnostik in die medizinische Praxis ein, die bisher kaum vorstellbar waren – präziser und gleichzeitig umfassender als je zuvor. Der Patient hat damit erstmals die Chance, tiefe Einblicke in das gesamte Spektrum seiner allergischen Reaktionen zu erhalten, und Ärzte können anhand dieser Daten eine maßgeschneiderte Behandlung komponieren.

So ist es keineswegs übertrieben zu behaupten: Die Allergieforschung erfuhr zuletzt gewaltigen Schub, der sich nun in konkreten Produkten für Diagnose und Therapie niederschlägt. Und diese rücken gegenwärtig für den Patienten durchaus in greifbare Nähe. Annähernd gleichzeitig trägt scheinbar Früchte, dass gewissenhafte, hartnäckige Wissenschaftler in ihren Labors rund um den Globus viele Jahre zähen Tüftelns darauf verwendeten, zeitgemäße Strategien gegen allergische Erkrankungen zu ersinnen. Kurz: Nach Jahrzehnten weitgehenden Stillstands kommt jetzt wirklich Schwung in die Sache.

Eine Seuche geht um die Welt

Die Erfolge sind dringend notwendig. Denn der Leidensdruck der Patienten wächst, und die Zahl der Allergiker hat inzwischen erschreckende Ausmaße angenommen. Als »Geißel des 21. Jahrhunderts« definierte das Fachmagazin *Spektrum der Wissenschaft* diesen Krankheitskomplex vor einigen Jahren und stellte damals noch einigermaßen resigniert fest: »Das große Problem ist, dass sich bisher kaum etwas dagegen ausrichten lässt.« Denn abseits von Injektionskuren und Medikamenten, die entzündungshemmend wirken, bestehe der einzig probate Ratschlag nach wie vor darin, die Auslöser möglichst zu meiden. Leichter gesagt, als getan: Während man Katzen oder Pferden aus dem Weg gehen und bestimmte Nahrungsmittel vom Speiseplan streichen kann, gibt es bei all den Allergenen aus der Flora kein Entrinnen: Der Blütenstaub von Bäumen wie Birke, Erle oder Hasel durchtränkt im Frühjahr die Luft, schwebt in prallen Wolken übers Land und ist nahezu allgegenwärtig.

Manche Experten benutzen nur noch einen Ausdruck, wenn sie die gegenwärtige Verbreitung von Allergien in der Bevölkerung in Worte fassen wollen: »allergische Epidemie«. Gleich einer Seuche hätten sich die Überempfindlichkeiten gegenüber Eiweißstoffen von Pflanzen oder Tierhaaren um die Welt verbreitet. Etwas nüchterner formuliert, hinsichtlich der Tragweite aber nicht minder dramatisch: Die Allergie gilt in vielen Ländern Europas, darunter auch Deutschland, mittlerweile als häufigste chronische Erkrankung.

Wie viele Menschen sind wirklich betroffen? Interessanterweise ist es gar nicht einfach, verlässliche aktuelle Statistiken über allergische Leiden und deren Entwicklung ausfindig zu machen. Doch einige Daten, die das Problem in grobe Zahlen gießen, lassen sich immerhin ermitteln. Vorsichtig geschätzt, laborieren derzeit zwischen 25 und 30 Prozent der Personen in westlich geprägten Ländern an einer oder mehreren Formen von Allergien. Manche Experten schätzen sogar, dass in diesen Regionen bis zu 40 Prozent der Menschen zumindest in manchen Phasen ihres Lebens davon betroffen sind.

Für Deutschland wird die Ziffer der Patienten auf gegenwärtig 20 bis 25 Millionen geschätzt. Die überwiegende Mehrheit davon – manchen Quellen zufolge mindestens 80 Prozent – muss sich mit Pollenallergien aller Art herumschlagen. Um die 40 Prozent der Erkrankten vertragen die Gegenwart eines Haustiers nicht, vor allem jene der Katze, die unangefochten an der Spitze der Allergie-Charts rangiert. Mehr als acht Millionen deutsche Katzen- oder Hundeallergiker dürfte es insgesamt geben. Gut 35 Prozent der Allergiepatienten fühlen sich von Milben im Hausstaub gepeinigt. Auf den hinteren Rängen finden sich Überreaktionen auf Schimmelpilze, Nahrungsmittel und eine Vielzahl weiterer Substanzen meist natürlichen Ursprungs. Die hohen Prozentwerte ergeben sich aus den zahlreichen Überschneidungen der Krankheitsbilder: Denn immer mehr Menschen sind »polysensibilisiert«, wie Ärzte sagen. Sie reagieren nicht bloß auf ein Allergen, sondern auf mehrere zugleich.

Am häufigsten äußern sich Allergien in Form von Heuschnupfen, jedenfalls unter Erwachsenen. Kinder hingegen werden besonders vom atopischen Ekzem geplagt, umgangssprachlich Neurodermitis genannt. Die furchtbar juckenden Hautausschläge bilden – zusammen mit Nahrungsmittelallergien – oft den Auftakt zu einer lebenslangen Allergikerkarriere. Zwischen 15 und 20 Prozent der Kinder bedürfen aufgrund einer Neurodermitis ärztlicher Zuwendung, rund 10 Prozent vertragen Kuhmilch oder Hühnereiweiß nicht. In späteren Jahren verflüchtigen sich diese Leiden häufig von allein, weshalb im Erwachsenenalter maximal 5 Prozent der Bevölkerung damit zu schaffen haben – sich dafür aber nicht nur Heuschnupfen einhandeln, die allergische Rhinitis, sondern manchmal auch noch Asthma. Die chronische Atemnot kommt irgendwann im Lauf des Lebens bei mehr als einem Drittel der Heuschnupfenpatienten hinzu.

Allergien sind aber nicht nur eine dramatische gesundheitliche Last, sondern auch eine ökonomische. Je nach Berechnungsmethode geht man heute davon aus, dass allergische Erkrankungen allein in Europa jährlich direkte und indirekte Kosten von 100 bis 150 Milliarden Euro verursachen. Die Summe setzt sich aus den eigentlichen Diagnose- und Behandlungskosten sowie aus dem Kostenäquivalent von Arbeitstagen zusammen, die der europäischen Wirtschaft jedes Jahr entgehen, weil Angestellte, die sich von allergischen Symptomen niedergestreckt fühlen, den Dienst versagen müssen. In Deutschland lässt sich etwa jede zehnte Krankschreibung auf eine Allergie zurückführen.

Tatsächlich ist die Lebensqualität der Patienten besonders in der Pollensaison erheblich eingeschränkt, wie zum Beispiel eine österreichische Umfrage unter Betroffenen zeigte. Fast 20 Prozent der Befragten gaben an, »sehr beeinträchtigt« zu sein, weitere 30 Prozent erachteten sich als »ziemlich beeinträchtigt«. Andere Untersuchungen erbrachten Hinweise auf eine merkliche Abnahme der Konzentrations-, Merk- und Leistungsfähigkeit während der Zeit des Pollenflugs, Studien zufolge um 30 bis 50 Prozent. Allergien vernebeln demnach buchstäblich das Gehirn – mitunter eben so schlimm, dass die betroffenen Menschen nicht mehr imstande sind, ihren Job auszuüben. Übers Jahr sammeln sich in den europäischen Unternehmen deshalb um die 100 Millionen Krankenstandstage an. In eine anschaulichere Größe umgerechnet: Dieser Ausfall an Produktivität entspräche mehr als 270 000 Arbeitsjahren. In dieser Ziffer hat die komplette Lebenszeit von fast 3 500 Menschen Platz. Hinzu kommen außerdem Fehlzeiten von Kindern an den Schulen. Für viele Jugendliche bedeutet dieses allergiebedingte Versäumen von Unterrichtsstunden einen schwer aufzuholenden Nachteil bei der Ausbildung und Vorbereitung aufs Berufsleben. Immerhin kann die Lernleistung empfindlich beeinträchtigt sein, wenn der Kopf während der Pollensaison von Dauerentzündungen gequält wird.

Es besteht also nicht der geringste Zweifel daran, dass Allergien ein eminenter medizinischer wie auch volkswirtschaftlicher Faktor sind. Doch hat das Problem wirklich erst in jüngerer Zeit so massiv zugenommen, wie gemeinhin gedacht und gerne kolportiert wird? Eines ist zunächst gewiss: Ein gesellschaftliches Dauerthema sind Allergien heute allemal – fast egal, mit wem in welchen Kreisen man sich gerade unterhält. Ob unter Freunden, Bekannten, Verwandten oder Berufskollegen – man erörtert Fallgeschichten und die Heftigkeit der aktuellen Heuschnupfensaison, klagt über den gerade erbarmungswürdigen Gesamtzustand. Man tauscht Tipps über Medikamente und Hausmittel aus, reicht Visitenkarten von spezialisierten Ärzten weiter, berät über den Nutzen eben getesteter Allergie- und Pollenwarn-Apps. Und man denkt: Das war doch nicht immer so, oder? Kann sich jemand an einen Großvater erinnern, der jedes Frühjahr heulend und schniefend durch die Gegend lief? Ist es nicht vielmehr so, dass die ältere Generation oft kopfschüttelnd meint, Allergien hätten früher einfach nicht existiert? Oder nahmen die Leute damals Krankheitssymptome einfach nicht so ernst und akzeptierten sie stillschweigend als schicksalhaft – ganz anders als die Menschen des 21. Jahrhunderts, die der Gesundheit generell einen höheren Stellenwert beimessen?

Der verbreitete subjektive Eindruck trügt nicht: De facto ist längst unumstritten, dass die Zunahme der Patientenzahlen eine reale ist – und eine rapide noch dazu. In Ländern wie Deutschland und Österreich hat sich allein die Rate der Heuschnupfengeplagten zwischen Ende der 1980er-Jahre und dem Jahrtausendwechsel etwa verdoppelt, jene der Asthmapatienten mehr als verdreifacht. Seit Mitte des 20. Jahrhunderts ist die Zahl der Allergiker in den Industrienationen unseres Planeten sogar um den Faktor 20 emporgeschnellt, was eine geradezu explosionsartige Steigerung bedeutet. Man kann also ohne Übertreibung sagen: Aus einem vormaligen Nischenproblem ist ein Volksleiden geworden, eine der gravierendsten Zivilisationskrankheiten aller Zeiten.

Die »Seuche« ist tatsächlich um den Erdball gerast, hat immer mehr Landstriche erfasst und immer weitere Gesellschaftsschichten durchdrungen – und zwar überall nach demselben Muster: Zuerst waren die Wohlhabenden dran, anschließend die Mittelklasse, zuletzt auch die weniger Privilegierten. Und während nun die Patientenzahlen in unseren Breiten auf sehr hohem Niveau zu stagnieren scheinen, holen die Schwellenländer allmählich auf, vor allem, was die urbanen Ballungszentren dieser Staaten anbelangt.

Dieses erstaunliche Phänomen wurde immer wieder durch Langzeitstudien bestätigt, die Abertausende von Menschen einschlossen und miteinander verglichen. Aber warum werden gebildete Menschen in Großstädten viel häufiger von Heuschnupfen, Asthma oder Neurodermitis ereilt als die Bevölkerung in ländlich geprägten Regionen? Das zählte lange zu den kniffligsten Rätseln der Allergieforschung, und über Jahrzehnte zerbrachen sich die Wissenschaftler vergeblich darüber den Kopf. Es ist schon verblüffend: Da kann die moderne Medizin unter dem Mikroskop hauchfeine durchtrennte Nerven zusammenflicken, sie kann ganze Körperteile verpflanzen und sogar Prothesen entwickeln, die von der Kraft der Gedanken gesteuert werden. Doch sie konnte über weite Phasen ihrer Geschichte nicht beantworten, weshalb immer mehr Menschen niesen, wenn Pollenkörner ihre Nasenschleimhäute touchieren – und war oft kaum weniger ratlos als die Patienten selbst. Allergien waren ein Mysterium, wirr in der Symptomatik, chaotisch im Verlauf – eine Krankheit, die sich boshaft allen Erklärungen widersetzte.

Natürlich unternahmen Mediziner zu allen Zeiten enorme Anstrengungen, um den Ursachen dieses Immunleidens auf die Spur zu kommen. Schon vor Hunderten Jahren fertigten detektivisch begabte Ärzte penible Notizen über die – damals noch sehr seltenen – Fälle von »Heufieber« und Atemnot an und grenzten die Zahl möglicher Auslöser Stück für Stück ein. Doch erst in jüngerer Vergangenheit konnte die Wissenschaft, nicht zuletzt unter dem Eindruck der gewaltigen Zunahme des Problems, eine Vielzahl von ausschlaggebenden Faktoren ermitteln – solche, die bestimmten Menschen eine Neigung zur Allergie in die Wiege legen, und andere, welche die konkrete Erkrankung steuern und daran schuld sind, dass immer mehr unserer Zeitgenossen davon betroffen sind. Maßgeblich geholfen haben dabei die modernen Methoden der Molekularbiologie, die es erstmals erlaubt hat, tief in organische Strukturen einzudringen, Bruchstücke von Zellen zu betrachten und der Körperchemie beim Arbeiten zuzusehen. So trugen Forscher Puzzlestein um Puzzlestein zusammen, und endlich formt sich ein stimmiges Gesamtbild.

Das bedeutet freilich längst nicht, dass inzwischen alle Zusammenhänge verstanden und erschöpfend erklärt wären. Vielmehr gewinnen Wissenschaftler permanent neue erhellende und oft verblüffende Einsichten in die Mechanismen und Wirkweisen von Allergien. Sogar bisher gänzlich unbekannte Formen werden noch entdeckt. Erst vor wenigen Jahren war die Medizin mit einer Serie höchst merkwürdiger Patientengeschichten konfrontiert. Sie alle ähnelten einander frappant: Jemand verzehrt am Abend eine üppige Mahlzeit, zum Beispiel ein saftiges Steak oder einen fetten Hamburger. Mitten in der Nacht wacht er auf. Ihm ist übel, schwindlig, die Haut juckt und ist übersät von Rötungen. Bevor sich der Ärmste ausgiebig wundern kann, bricht sein Kreislauf zusammen, und er kollabiert.

Was ist geschehen? Verdorbenes Essen? Womöglich eine Herzattacke? Nein, wie sich nach akribischer Recherche herausstellte, handelt es sich um eine allergische Reaktion, und zwar vermutlich ausgelöst durch einen Zeckenbiss. Erst auf Umwegen kann solch ein Biss bei Fleischessern einen anaphylaktischen Schock hervorrufen: Zecken übertragen mit ihrem Speichel eine Zuckerverbindung namens alpha-Gal. Gegen diesen Zucker wiederum produziert das Immunsystem bei manchen Personen Antikörper – und zwar genau solche, wie sie bei allergischen Reaktionen entstehen. Nun enthält auch rotes Fleisch, etwa von Schweinen oder Rindern, alpha-Gal. Zum Problem kann es unter folgenden Voraussetzungen kommen: Jemand, der von einer Zecke gebissen wurde und dessen Organismus entsprechende Antikörper hergestellt hat, nimmt ein Fleischgericht zu sich. Dadurch reagiert das im Vorfeld bereits alarmierte Immunsystem plötzlich auf das alpha-Gal im Fleisch, was wiederum zu einer allergischen Reaktion führt. So werden bisher passionierte Fleischesser quasi über Nacht gezwungen, fortan und für den Rest ihres Lebens auf Steak und Schweinebraten zu verzichten.

Die Bemühungen der internationalen Fachwelt münden aber auch darin, dass jahrzehntelang gültige Weisheiten und Empfehlungen für Patienten relativiert oder gar in ihr Gegenteil verkehrt werden müssen. So galt es als ausgemachte Sache, dass der beste Schutz gegen Nahrungsmittelallergien in der Vermeidung potenziell kritischer Lebensmittel besteht. Wer niemals in Kontakt mit Erdnüssen, Meeresfrüchten oder exotischem Obst gerät, so der Gedanke, läuft erst gar nicht Gefahr, Überempfindlichkeiten dagegen zu entwickeln. So versagten entsprechend instruierte Eltern ihren Kindern den Genuss von allen möglichen Leckereien – in der Hoffnung, ihrem Nachwuchs dadurch allergische Erkrankungen zu ersparen. Heute jedoch gibt es solide Hinweise darauf, dass dies wahrscheinlich nicht nur übertrieben, sondern sogar kontraproduktiv sein kann. Nicht ausgeschlossen, dass man mit der Praxis, Kinder gleichsam unter eine Käseglocke zu stellen, in einen Kokon zu packen, eher das Gegenteil des erwünschten Effekts erzielt.

Im Zusammenhang mit Erdnüssen, prinzipiell besonders starken Allergieauslösern, ist dies bereits nachgewiesen. Britische Forscher veröffentlichten im Februar 2015 eine Studie, für die sie zwei Gruppen von Kindern mehr als vier Jahre lang begleitet hatten. Eine der beiden Gruppen sollte strikt auf Erdnüsse verzichten, die andere durfte dreimal pro Woche kleine Nusssnacks futtern. Als die Kinder fünf Jahre alt waren, erhoben die Mediziner die Allergikerraten. Ergebnis: 17 Prozent der Kinder, denen es nie gestattet gewesen war, an einer Erdnuss zu knabbern, waren allergisch dagegen – aber nur 3 Prozent jener Kinder, die sich regelmäßig Nussriegel zwischen die Zähne geschoben hatten. Die Folgerung der Wissenschaftler lautete: Möglicherweise habe man jahrelang ausgerechnet durch den Rat zur Enthaltsamkeit bei der Ernährung die Entstehung von Allergien sogar noch gefördert.

Ganz generell wird im Hinblick auf den Speiseplan inzwischen – unspektakulär, aber eigentlich logisch – empfohlen: Man esse ausgewogen, nicht allzu einseitig und sei skeptisch gegenüber allen rigiden Diäten, die bestimmte Nahrungsmittel in Bausch und Bogen verteufeln, während sie ein paar andere als alleinige Heilsbringer anpreisen. Man streiche außerdem teure, aber nutzlose oder sogar schädliche Nahrungsergänzung. Denn die Zufuhr künstlicher Vitamine, so zeigen zum Beispiel Studien der Universität Innsbruck, kann allergische Erkrankungen noch zusätzlich vorantreiben.

Ein Wegweiser durch den Irrgarten der Allergien

Was es mit dem seltsamen Wechselspiel von Vitaminen und Allergien auf sich hat und welche tieferen Ursachen ihm zugrunde liegen, ist eines von vielen Themen, die in diesem Buch im Detail erörtert werden – ebenso wie eine Vielzahl weiterer: Seit wann gibt es Allergien? Was genau geschieht im Körper, wenn er mit Pollen, Katzenhaaren, Hausstaubmilben, Nahrungseiweißen, Medikamenten, Nickel oder einem der zahlreichen anderen kritischen Stoffe in Berührung gerät? Weshalb entwickelt ein Mensch Überempfindlichkeit gegen solch harmlose Substanzen, während sie einem anderen rein gar nichts anhaben können? Wieso unterscheiden sich selbst eineiige Zwillinge hinsichtlich ihrer Anfälligkeit für allergische Symptome?

Und, nicht zuletzt, wie erklärt sich der dramatische Anstieg der Patientenzahlen in nur wenigen Jahrzehnten, einem verschwindend kurzen Abschnitt der Menschheitsgeschichte?

Auf den folgenden Seiten werden all diese Fragen der Reihe nach erörtert, wobei stets ein Themenfeld ins andere greift, jede Einsicht auf zuvor gewonnenen Erkenntnissen fußt. So lässt sich die gesamte Geschichte der Allergieforschung nachzeichnen – von den ersten Versuchen, diese rätselhafte Erkrankung zu begreifen, bis hin zu den modernsten Methoden der Medizin unserer Tage. So wird der Bogen gespannt von historischen Überlieferungen bis zur Molekularbiologie, die winzigste Bausteine der Allergene unter die Lupe nimmt und imstande ist, sich auf dieser Basis neue Therapien auszudenken. Am Schluss lässt sich vielleicht besser verstehen, was Allergien überhaupt sind, was sie im Körper anrichten, welche Faktoren für ihre Zunahme verantwortlich sind – und was wir selber tun können, um allergischen Leiden die Stirn zu bieten.

Zuletzt hat die internationale Forschung dermaßen viel dazugelernt, dass es höchste Zeit ist, all das Wissen in kompakter Form zusammenzufassen und es Menschen außerhalb der Fachwelt zugänglich zu machen – in erster Linie den Patienten selbst, aber auch deren Angehörigen, die indirekt ebenfalls betroffen sind und in gewisser Weise mitleiden. Genauso sollen Leser auf ihre Kosten kommen, die schlicht an Einblicken in komplexe medizinische Zusammenhänge interessiert sind und ihren Horizont erweitern wollen.

Es war aber auch deshalb Zeit für dieses Buch, weil, so erstaunlich es klingt, kein einziges deutschsprachiges populärwissenschaftliches Sachbuch zum Thema existiert, jedenfalls nicht jüngeren Datums. Es gibt zwar einerseits echte Fachbücher, die sich an Studenten oder Ärzte richten, und es gibt andererseits – mehr oder minder brauchbare – Ratgeber zum alltäglichen Umgang mit Allergien. Doch ein allgemein verständliches Buch, das die aktuelle Arbeit von hoch spezialisierten Forschern aus aller Welt detailreich abbildet, fehlte bisher.

Natürlich ist es ein aussichtsloses Unterfangen, alle Studien und sämtliche Expertenmeinungen zu einem derart vielschichtigen Thema zwischen zwei Buchdeckel zu packen. Allein die Fachliteratur ist inzwischen schier unüberblickbar, und beinahe jede Arbeit enthält eine Fülle von Hinweisen auf weitere Untersuchungen, die wieder neue inhaltliche Tore aufstoßen. Man könnte vermutlich über Jahre Material sammeln, das kluge Köpfe produziert haben, und trotzdem wäre kein Ende in Sicht.

Dennoch: Die wichtigsten Strömungen und zentralen Aussagen der aktuellen Allergieforschung werden Sie in diesem Buch finden. Und sie beantworten die wohl drängendsten Fragen, die sich Allergiker stellen: Woher kommt mein Problem? Was kann ich persönlich tun? Und haben wir in absehbarer Zeit dank der Anstrengungen der Wissenschaft eine Chance, effizienter dagegen vorzugehen als bisher?

In den hinteren Abschnitten wird dieser Punkt wieder aufgenommen und im Detail beschrieben, wie die neuen Impfungen funktionieren, die eingangs erwähnt wurden. Auf dem Weg dorthin wird dargelegt, wie Forscher mit großem Eifer nach und nach enthüllten, welche Einflüsse für die Entstehung und die gegenwärtige Häufigkeit von Allergien entscheidend sind.

Den Beginn sollen jedoch die Pioniere der Pollen-, Asthma- und Heuschnupfenforschung machen – erstklassige Beobachter, denen irgendwann auffiel, dass ganz natürliche und harmlose Substanzen krank machen können.

Die Leidensgeschichte

Ein historischer Abriss der Allergieforschung

Das tiefere Verständnis des Kosmos und der Bausteine der Materie verdanken wir dem Heuschnupfen. Dieser merkwürdige Zusammenhang erklärt sich aus der Verkettung folgender Umstände: Im Frühjahr 1925 saß ein junger Mann in seinem Büro und litt an scheußlichen Allergiesymptomen: Werner Heisenberg, 23 Jahre alt, nieste ohne Unterlass, seine Augen tränten erbärmlich, das Gesicht schwoll bedrohlich an. Sein Chef an der Universität Göttingen, der berühmte Physiker Max Born, hatte Mitleid mit seinem Assistenten. Er schickte Heisenberg für ein paar Wochen zur Erholung nach Helgoland, wo der Pollenflug aufgrund der relativ kargen Vegetation erheblich reduziert ist.

Heisenberg nahm das Angebot seines Vorgesetzten mit Freude an und flüchtete auf die Insel. In den kommenden Wochen vertiefte er sich nicht nur in die Werke Goethes, sondern fand in ruhigen Nächten auch die Muße, intensiv über die Struktur und Beschaffenheit der Atome nachzudenken. Das Ergebnis seiner Grübeleien waren die Grundlagen der Quantenmechanik – jenes Fundaments der Physik, das die teils bizarren Gesetzmäßigkeiten der Materiepartikel beschreibt.

Vielleicht lernte Heisenberg während seines Kuraufenthalts auch einige Leidensgenossen kennen. Denn Helgoland galt als begehrtes Exil für all jene, denen die Blüte von Birke, Hasel oder Erle heftig zusetzte. Bereits seit

1897 fuhren Allergiegepeinigte alljährlich dorthin, und im Jahr 1900 wurde der »Heufieber-Bund von Helgoland e.V.« ins Vereinsregister eingetragen. Die lange Tradition der Patientenorganisation, aus welcher der Deutsche Allergie- und Asthmabund hervorging, zeigt deutlich, dass Allergien keineswegs nur eine Geißel unserer Tage sind. Zu Heisenbergs Zeiten hatten sie natürlich bei Weitem nicht das schier epidemische Ausmaß erreicht, mit dem wir heute konfrontiert sind. Trotzdem waren Allergien nicht gänzlich exotische Erscheinungen. Manche Schätzungen taxieren die Rate deutscher Allergiker um die Wende zum 20. Jahrhundert auf etwa 2 Prozent. Im Vergleich zu heute klingt das zwar geradezu lächerlich gering. Aber der Leidensdruck der Patienten war offenbar groß. Sonst hätten Betroffene kaum schon vor mehr als einem Jahrhundert einen Interessenverband ins Leben gerufen und Helgoland zum Frühjahrsdomizil erkoren, das während der Pollensaison Linderung versprach. Zehn Jahre nach der Gründung gehörten dem Verein bereits rund 2000 Mitglieder an.

Doch Allergien traten in noch viel ferneren Tagen auf, schon vor Tausenden von Jahren in längst verflossenen Epochen der Menschheit. Strich womöglich schon manch einer unserer nomadischen Vorfahren unter Niesanfällen durch die Savanne? Wer weiß. Ganz gewiss jedoch handelt es sich nicht ausschließlich um eine Zivilisationskrankheit. Die Zahl der Allergiker ist zwar über die Jahrzehnte kontinuierlich gestiegen, phasenweise im vorigen Jahrhundert parallel zur fortschreitenden Urbanisierung und Umwälzung unseres gesamten Lebensstils sogar rapide. Ein völlig neues Phänomen sind die unangenehmen Reaktionen des Immunsystems auf Eiweißstoffe in Pollen oder Nahrungsmitteln aber nicht.

Poesie und Anekdoten: Die allerersten Allergieberichte

Die ältesten gesicherten Belege für das Auftreten von Allergien lassen sich nicht ganz eindeutig festmachen. Mitunter werden sogar Bibelstellen und Passagen in Epen wie der *Ilias* mit allergiebedingten asthmatischen Symptomen in Verbindung gebracht, etwa wenn darin von der »Kürze des Atems« die Rede ist. Die meisten Experten sind sich allerdings einig, dass solche Ferndiagnosen allzu fantasievolle Interpretationen der alten Texte wären. Es ist nicht nur unklar, ob damit allergisches Asthma im engeren Sinn beschrieben werden sollte – man weiß nicht einmal, ob es sich womöglich um reine Poesie handelte.

Eine häufig zitierte Anekdote über einen tragischen historischen Fall eines Allergikers ist sogar sicher blanke Erfindung: Diese vielfach erwähnte Geschichte erzählt vom ägyptischen Pharao Menes, der im dritten Jahrtausend vor Christus von einer Wespe gestochen worden und daran gestorben sein soll. Dies wäre immerhin der erste dokumentierte Fall eines tödlichen anaphylaktischen Schocks. In Wirklichkeit beruht der vermeintlich überlieferte Vorfall auf einem Jux, den sich die Autoren eines Fachbuchs in den 1980er-Jahren erlaubten, wohl um zu demonstrieren, wie leicht sich die Menschen narren lassen. Denn jenes mit Hieroglyphen gespickte Bild, das von dem Zwischenfall erzählt, zeigt nicht nur eine dicke Wespe, die den bedauernswerten Herrscher frech in die Nase piekst, sondern auch allerlei Gegenstände, die im alten Ägypten eher nichts verloren hatten: Golfschläger, Kaffeetassen, Regenschirme, Injektionsnadeln, ein Fußballtor und die Londoner Tower Bridge. Die Darstellung ist aber ein schönes Beispiel dafür, wie kompletter Unsinn, wenn er nur oft und hartnäckig genug kolportiert wird, allmählich in den Fundus scheinbar gesicherten Wissens einsickert.

Deutlich überzeugender als die tödliche Wespenattacke klingt die Schilderung, wonach Britannicus, der im Jahr 41 geborene Sohn des römischen Kaisers Claudius, Tierhaarallergiker war. Kaum setzte er sich aufs Pferd, so behaupten historische Quellen, juckten und rannen seine Augen entsetzlich, und roter Ausschlag überzog Britannicus' Gesicht. Kampfeinsätzen zu Pferd war diese gesundheitliche Schwachstelle nicht besonders zuträglich.

Freilich handelt es sich bei solchen Berichten um Einzelfallschilderungen, die, sofern sie in der überlieferten Form zutreffen, nichts über die damalige Häufigkeit der Problematik verraten. Dennoch trachteten schon in der Antike Gelehrte danach, Leiden systematisch zu erfassen, die man heute dem Komplex allergischer Erkrankungen zuordnen könnte – und sannen über Abhilfe nach, vor allem in Zusammenhang mit den wohl häufigen asthmatischen Beschwerden. So empfahl ein chinesischer Chronist vor rund 4500 Jahren einen Fichtenextrakt zur Behandlung chronischer Atemnot. In einem Papyrus, der etwa 1000 Jahre danach entstand und eine Sammlung von rund 900 Rezepten enthielt, war sogar von einem Inhalationsapparat gegen »große Schwäche« die Rede, was manche Übersetzer als Asthma deuteten.

Später war Asthma wiederholt Thema im frühesten umfassenden medizinischen Nachschlagewerk: in dem ab dem fünften vorchristlichen Jahrhundert verfassten *Corpus Hippocraticum*, benannt nach dem legendären griechischen Arzt Hippokrates. Darin gab es nicht nur Erörterungen über Asthma bei Kindern und Erwachsenen, sondern auch Schilderungen der Nesselsucht, fachsprachlich Urtikaria genannt. Der Körper bedecke sich dabei »mit Quaddeln wie bei der Berührung mit Brennnesseln«, notierten die antiken Ärzte über die Hautkrankheit.

Eine besonders ausführliche, scharfsichtige und plastische Schilderung von Asthma in der Antike verfasste der griechische Arzt Aretaios um die Wende zum zweiten

Jahrhundert nach Christus – wobei heute, wie bei der Mehrzahl der historischen Berichte, nicht mehr zu rekonstruieren ist, ob Aretaios tatsächlich auf die allergisch bedingte Variante des Leidens abzielte. Immerhin beschrieb er beeindruckend detailliert die verschiedenen Schweregrade der Atemnot: vom Ringen nach Luft bei körperlicher Anstrengung bis zur prompten »Erstickungsnot«, wenn Patienten ausgestreckt im Bett lagen. Diese bedauernswerten Menschen müssten stets aufrecht sitzen, weil sonst die »Gefahr der Erstickung« drohe, überdies scheine ihnen »keine Wohnung zum Atemholen geräumig genug« zu sein. Und weiter führte Aretaios aus: »Sie atmen aufrecht stehend, als ob sie alle Luft in sich einsaugen wollten, und sie öffnen den Mund ganz weit.« Etwa 300 Jahre später rieten römische Ärzte Asthmatikern bereits zu Kuraufenthalten am Meer, weil das mediterrane Klima der furchtbaren Enge in der Brust entgegenwirke.

Historische Darstellungen der allergischen Rhinitis sind dagegen äußerst selten. Der heute extrem verbreitete Heuschnupfen scheint in ferner Vergangenheit kein großes Thema gewesen zu sein. Zumindest verraten die erhaltenen schriftlichen Überlieferungen nichts darüber. Eine der wenigen Schilderungen dazu stammt von einem persischen Arzt, der gegen Ende des ersten Jahrtausends in einem Medizinkompendium den Heuschnupfen eines Philosophen beschrieb.

Aus den späteren Abschnitten der Geschichte liegen mehr Berichte über Zeitgenossen vor, denen Allergien zu schafften machten. Manche davon sind durchaus reich an pikanten Details, besonders dann, wenn die adelige Prominenz in deren Zentrum stand. Fallweise wurden allergische Reaktionen offenbar sogar zur heimtückischen Waffe im intriganten Ränkespiel um Macht und Einfluss. So soll der skrupellose Richard III. im Jahr 1483 seine Erdbeerunverträglichkeit gezielt benutzt haben, um einen missliebigen Konkurrenten auszuschalten. Angeblich verzehrte der König zunächst eine Schale der roten Früchte, präsentierte dann die hässlichen Hautreaktionen im Kronrat und beschuldigte anschließend den verhassten Lord William Hastings eines Giftattentats. Hastings wurde zum Tode verurteilt und hingerichtet.

Wesentlich harmloser ist die Geschichte des Kardinals Oliviero Carafa, der auf den Duft von Rosen mit unerklärlichem Schnupfen reagierte. Der Geistliche, dessen Lebzeit kurz nach der Wende zum 16. Jahrhundert endete, erteilte seiner Palastgarde die strenge Order, jeden Besucher gründlich zu durchsuchen – für den Fall, dass einer auf die Idee kommen sollte, einen Strauß Rosen als Geschenk mitzubringen. Mitte des 16. Jahrhunderts verfasste ein italienischer Arzt namens Leonardo Botallo die erste ausführliche Beschreibung dieses seltsamen »Rosenfiebers«. Dem Anatomen fiel außerdem auf, dass die Patienten sonst gesund waren und sich Schnupfen und Niesreiz nur während der Rosenblüte bemerkbar machten. Um dieselbe Zeit entstand die vermutlich erste Schilderung eines Falls von »Katzenfieber«. Sogar die Katzenhaare gerieten bereits in Verdacht, der Auslöser zu sein. Ebenfalls um die Mitte dieses Jahrhunderts hatte ein Arzt aus Pavia den Einfall, mit Federn gefülltes Bettzeug könnte schuld an Asthmaanfällen sein.

So wuchs unter Medizinern und Naturforschern das Wissen um die Tatsache, dass ganz natürliche Substanzen – ob sie nun von Pflanzen stammten oder von Tieren – gravierende gesundheitliche Probleme verursachen konnten. Doch was war die Ursache dafür? Lange Zeit blieben die Auslöser im Dunkel, und die Gelehrten beschränkten sich auf Dokumentation und Spekulation. Unser auf ausgereifter Wissenschaft beruhendes Verständnis von Allergien entstand erst allmählich. Eine wichtige Voraussetzung dafür stellte die Entwicklung des Mikroskops dar. Gegen Ende des 17. Jahrhunderts gelang das

Kunststück, Pollen in gewaltiger Vergrößerung zu betrachten – zwar nicht, um den Heuschnupfen zu erforschen, sondern um die Fortpflanzung von Pflanzen zu studieren. Doch man hatte nun eine Technik zur Hand, um direkte Einblicke in diesen Mikrokosmos zu erhalten: in das »feinste Mehl«, wie die wörtliche Übersetzung des Begriffs Pollen aus dem Griechischen lautet.

All jene faszinierenden Erkenntnisse hingegen, die letztlich halfen, viele Geheimnisse um die Allergien zu lüften und, basierend darauf, wirksame Behandlungen zu entwickeln, trugen einige Pioniere der Wissenschaft seit dem Beginn des 19. Jahrhunderts zusammen.

Sommerkatarrh und Heufieber: Die Geburt einer neuen Krankheit

Die Forscher gingen nun mit mehr Systematik ans Werk. So verfasste der Londoner Arzt William Heberden Schilderungen von fünf Krankengeschichten, die im Jahr 1802 veröffentlicht wurden. Heberden führte aus, dass die Patienten an einem »Katarrh« litten, der stets nur zwischen April und Juli auftrat. Gemessen an heutigen Anforderungen an wissenschaftliche Studien ist das eine verschwindend geringe Fallzahl, doch der Brite bot immerhin mehr als rein anekdotische Berichte. Eine größere Sammlung von Leidensgeschichten erstellte gegen Ende der 1820er-Jahre Heberdens Landsmann John Bostock. Anhand von 28 Patienten beschrieb Bostock, seit seinem achten Lebensjahr selbst Allergiker, die Leitsymptome des »Sommerkatarrhs« und verwendete darin auch den Terminus »Heufieber«. Was mochte die Ursache sein? Vielleicht, so mutmaßte Bostock, hatte es ja mit den steigenden Temperaturen um diese Jahreszeit zu tun? Könnte Hitze der Auslöser des Heufiebers sein? Eine schlüssige Erklärung konnte er nicht präsentieren.

Zwar referierte Bostock seine Erkenntnisse mehrfach vor Fachauditorien, breitere Aufmerksamkeit erregten seine Arbeiten in den nächsten paar Jahren aber nicht. Erst sein Fachkollege John Elliotson stieß 1833 wieder auf dessen Hypothesen und dachte sie weiter. Beispielsweise gelangte er zur Ansicht, dass gar nicht das Heu all die Beschwerden verursachte, sondern viel eher die Blüte von Gräsern. Elliotson kam somit dem Zusammenhang von Pollenbelastung und Allergien auf die Spur.

Experimentell erhärtet wurde diese Theorie vier Jahrzehnte später von Charles Harrison Blackley, einem homöopathisch orientierten Arzt, der selber an Heuschnupfen litt. Blackley hatte an einem Frühjahrstag an einem Büschel Gräser geschnüffelt. Als ihn sogleich Niesanfälle ereilten, beschloss er, der Sache auf den Grund zu gehen. Über einen Zeitraum von 14 Jahren stellte er ausgiebige Studien an, wobei er anhand zahlreicher Substanzen ausprobierte, was ihn zum Niesen brachte und was nicht. Unter anderem roch er an verschiedenen Ölen, an Lavendel und chemischen Stoffen. Weiterhin zog er Temperaturschwankungen, Luftströme und das Licht in Betracht. Doch lediglich die Gräser reizten seine Nase. Blackley war sich der Bedeutung von Pollen bewusst und konstruierte sogar »Pollenfallen«, um die Menge des an einem bestimmten Ort auftretenden Blütenstaubs zu messen. Dazu beschichtete er Glasplatten mit Glycerin und befestigte sie an exponierter Stelle. Anschließend las er Monat für Monat ab, wie viel Pollen an seiner Vorrichtung klebte. Derart entstand der Prototyp eines Pollenflugkalenders.

Etwas vor Blackleys Forschungen, im Jahr 1862, veröffentlichte der Gießener Arzt Philipp Phoebus ein fast 300 Seiten starkes Werk zum Thema Frühsommerkatarrh. Phoebus' Vorgehensweise war außerordentlich methodisch und professionell: Er verschickte Fragebögen an Betroffene, wertete die bisherige Literatur aus und erstellte ein Kompendium von 154 Heufieberfällen. Bemerkenswert aktuell klingt seine Einschätzung, wonach die Krankheit »häufiger bei Wohlhabenden, Gebildeten, Vornehmen als unter den entgegengesetzten Verhältnissen« zu beobachten sei.

Zu Beginn des 20. Jahrhunderts ging es dann praktisch Schlag auf Schlag: 1902 führten die Franzosen Charles Richet und Paul Portier Experimente mit eigentlich grausigen Resultaten durch – nicht ahnend, dass sie dadurch auf eines der Grundprinzipien allergischer Reaktionen stoßen würden. Damals versuchten Wissenschaftler allerorten, Impfungen und deren Wirkung zu testen, und so injizierten Richet und Portier Hunden abgeschwächte Dosen des Gifts von Seeanemonen. Doch statt auf diese Weise, wie erhofft, eine Immunisierung zu erzeugen, geschah das krasse Gegenteil: Nach der zweiten oder dritten Impfung verfielen die Hunde in einen Schockzustand und verendeten binnen Minuten.

Was war passiert? Der Kontakt mit den Giftstoffen hatte, anders als erwartet, nicht eine Schutzfunktion bewirkt, sondern das Immunsystem scharf gemacht und dazu verleitet, massiv auf das Toxin zu reagieren. Statt der geplanten Vorbeugung, einer Prophylaxe gegen das Seeanemonengift, hatte man es mit deren exaktem Gegenstück zu tun: mit einer »Anaphylaxie«, wie die Forscher den hochgradig unerwünschten Effekt tauften. Heute kennen ihn vor allem Patienten, die auf Insektengifte oder Erdnüsse allergisch reagieren: Unter Umständen droht ihnen dadurch ein lebensgefährlicher anaphylaktischer Schock.

Ein Jahr nach der Entdeckung der Franzosen kam der Physiologe Nicolas Maurice Arthus dahinter, dass gar nicht das Gift selbst der springende Punkt war. Arthus stellte fest, dass auch harmlose Substanzen wie Milch, mehrfach in die Haut von Kaninchen injiziert, zu Abwehrreaktionen an der Einstichstelle führen konnten. Es musste offensichtlich eine Wechselwirkung zwischen dem Organismus von Säugetieren und Fremdstoffen geben, mit denen er in Berührung kam.

»Anders reagieren«: Ein genialer Arzt erfindet den Begriff »Allergie«

Die genaueren Hintergründe dieser verblüffenden Reaktionen erhellte ein österreichischer Kinderarzt. Clemens von Pirquet war ein bemerkenswerter Mann, Wissenschaftler und Wohltäter zugleich. Gegen den Willen seiner adeligen Eltern wählte er das Studium der Humanmedizin, erfand den ersten Hauttest, reformierte in seinen späteren Berufsjahren die Krankenpflege und richtete Freiluftstationen für Tuberkulosekranke ein. Die größte Befriedigung empfand Pirquet nicht, wenn man ihm eine gut dotierte Position oder einen ehrenvollen Titel antrug, sondern stets dann, wenn er das Gefühl hatte, seinen Patienten wirklich geholfen zu haben.

Nach dem Studium spezialisierte sich Pirquet auf die Kinderheilkunde und interessierte sich ganz besonders für Infektionskrankheiten, die in dieser Zeit ein großes Thema waren. Vor allem die Tuberkulose wütete unter den Menschen: Mitunter waren gut 40 Prozent aller Spitalbetten in den Großstädten mit Opfern der Schwindsucht belegt.

Zu den herausragenden Talenten des Mediziners zählte eine vorzügliche Beobachtungsgabe. Häufig saß Pirquet in den Krankenzimmern und verfolgte aufmerksam die gesundheitlichen Verläufe seiner kleinen Patienten. Dabei fiel ihm ein erstaunliches Phänomen auf: Man behandelte damals Infektionen wie die Diphtherie mit hohen Dosen eines Pferdeserums. Die Therapie griff, doch leider gab es manchmal Nebenwirkungen wie etwa Hautausschläge, was man »Serumkrankheit« nannte.

Pirquets Verdienst war es, dass er bemerkte, dass die Zeit bis zum Auftreten dieser Ausschläge erheblich variieren konnte – und zwar abhängig davon, ob das Serum einmal oder zweimal gespritzt wurde. Bei der erstmaligen Injektion dauerte es um die zehn Tage, bis sich Quaddeln bildeten, beim zweiten Mal sprossen die Ausschläge jedoch praktisch sofort. Am Serum konnte es nicht liegen, denn es handelte sich stets um dasselbe. Also musste noch ein weiterer, bisher unbekannter Faktor mitspielen. Was wäre, überlegte Pirquet, wenn auch die Reaktion des Körpers auf ein- oder zweifachen Kontakt mit der Substanz von Bedeutung wäre? Wenn der Organismus beim zweiten Mal »anders« reagierte, griechisch »allos«? Für dieses »anders reagieren« erfand Pirquet im Jahr 1906 ein neues Wort: den Terminus »Allergie«.

Er schrieb: »Wir brauchen ein neues Wort für die Zustandsänderung, die der Organismus durch die Bekanntschaft mit irgendeinem organischen, lebenden oder leblosen Gift erfährt.« Und weiter: »Für diesen allgemeinen Begriff der veränderten Reaktionsfähigkeit schlage ich den Ausdruck Allergie vor.«

Diese Erkenntnis war epochal: Pirquet stellte eindeutig fest, dass der Körper eine Art Wechselbeziehung mit Substanzen eingehen kann, die ihm von außen zugeführt werden. Und dass die Antwort des Organismus nach dem Erstkontakt mit eben jenen Substanzen anders ausfallen kann als zuvor. Freilich hatte Pirquet bei seinen Beobachtungen keineswegs vorwiegend Allergien im heutigen Sinne im Visier, sondern die Folgen der Behandlung von Infektionskrankheiten durch bakterielle Erreger. Doch das Prinzip, auf welches er dabei stieß, ist zugleich eines der wesentlichen Merkmale allergischer Reaktionen: Wir beginnen nicht zu niesen, wenn zum ersten Mal der Blütenstaub unsere Schleimhäute kitzelt. Vielmehr verändert sich dadurch bei manchen Menschen das Immunsystem dahingehend, dass im Grunde harmloser Pollen künftig als Feind betrachtet wird. Derart umprogrammiert und in Alarmbereitschaft versetzt, sind alle Voraussetzungen für die Entwicklung einer Allergie erfüllt. Ab sofort kann es sein, dass die Immunabwehr die vermeintlich gefährlichen Eindringlinge bei jedem weiteren Kontakt mit aller Macht angreift, was die allergischen Symptome verursacht.

Der geniale österreichische Kinderarzt hatte damit die wichtigste Gemeinsamkeit nahezu aller Allergien entdeckt, ob nun solche auf Pollen oder Bienenstiche: den typischen Verlauf in zwei Phasen. Zuerst muss das Immunsystem gegenüber bestimmten Reizstoffen » sensibilisiert« werden, bevor es künftig in der Lage ist, auf diese Substanzen allergisch zu reagieren. Dieses Prinzip wird auf den folgenden Seiten noch häufiger deutlich.

Nur ein Jahr nach seiner Wortschöpfung vollbrachte Pirquet eine weitere Meisterleistung. Um herauszufinden, ob eine Person an Tuberkulose litt oder nicht – was für weitere medizinische Maßnahmen von Bedeutung war –, erfand er eine Methode, die im Grunde bis heute fester Bestandteil der klinischen Praxis ist. Er träufelte zunächst ein Eiweiß, das man aus Tuberkelbakterien gewonnen hatte, auf die Haut seiner Schützlinge. Dann ritzte er die Haut sanft ein und wartete 48 Stunden. Bildeten sich in dieser Zeit Knötchen, wertete Pirquet dies als Indiz für eine Infektion. Nicht, dass er die Zusammenhänge gekannt hätte, die dieser Immunreaktion zugrunde lagen. Aber er hatte einen ebenso simplen wie zuverlässigen Hauttest erfunden, dessen Prinzip bis heute auch in der Allergiediagnostik zum Einsatz kommt. Fast jeder Patient kennt die manchmal qualvolle Prozedur des »Prick-Tests«: Der Arzt tropft aus einer Pipette mögliche Allergieauslöser auf die Unterarme, kratzt die benetzten Stellen ein wenig an, und dann muss man geduldig ausharren und warten, ob die Haut zu jucken und sich zu röten beginnt.

Nur wenig später befassten sich britische Wissen-schaftler gezielt mit der Untersuchung und Behandlung allergischer Erkrankungen im eigentlichen Sinn. Zwar verfolgten auch sie ein Konzept, das der Bekämpfung klassischer Infektionen ähnelte – dennoch begründeten sie damit letztlich die bis heute gängige Therapie von Allergien.

Ein alter Gedanke: Die Impfung gegen Allergien

Zu dieser Zeit hatten die Forscher schon einige Erkenntnisse über Allergien gesammelt. Nicht zuletzt wussten sie inzwischen dank Blackleys Studien, dass das Heufieber durch Pollen ausgelöst wurde. Doch was genau darin mochte der Übeltäter sein? Eine Art Pollengift womöglich, ein mysteriöses Toxin, das im Blut oder in den Körperzellen nur bestimmter Menschen gebildet oder aktiviert wird? Das vermutete der Amerikaner William Philipp Dunbar, der ab 1892 am Hamburger Hygiene-Institut forschte. Dunbar dachte daher an ein Gegengift, um Allergien zu heilen: In Analogie zu Antitoxinen, mit denen man die Wirkung von Giften neutralisiert, stellte er sich um die Jahrhundertwende ein »Pollantin« vor, das die Symptome einer Pollenvergiftung bekämpfen sollte.

Der Brite Leonard Noon griff Dunbars Pollantin-These auf und überlegte, wie man die Wirkung der Pollenschadstoffe aufheben oder zumindest abschwächen könnte. Vielleicht klappte es ja mit derselben Methode, mit der man Infektionen wie die Pocken behandelte, also mit einer Impfung? Noon gelang es, aus kleinen Mengen von Gräserpollen einen Extrakt zu brauen, den er von Allergien geplagten Menschen unter die Haut injizierte – und zwar im Abstand von jeweils einigen Tagen und in kontinuierlich höheren Dosen. Die Grundidee ist heute noch so gültig wie zu Noons Lebzeiten: Der Forscher zielte darauf ab, Schritt für Schritt eine Toleranz gegenüber Pollen aufzubauen. Der Körper der Patienten sollte sich an den Kontakt mit dem Blütenstaub allmählich gewöhnen. Mittels Testung der Hautreaktionen seiner Patienten prüfte Noon laufend, ob und wie sehr sich deren Empfindlichkeit gegenüber den Pollensubstanzen im Zuge der Therapie veränderte. Und siehe da: Bei beachtlichen 75 Prozent der Personen wollte Noon eine Besserung der Symptome festgestellt haben.

Im Juni 1911 veröffentlichte er seine Erkenntnisse im medizinischen Fachjournal *The Lancet.* Das war die Geburtsstunde der Desensibilisierung gegen Allergien (auch wenn der Begriff selbst erst vier Jahre später geprägt und anschließend in »Hyposensibilisierung« umgetauft wurde) und der sogenannten Spezifischen Immuntherapie, wie sie immer noch angewandt wird. Noon war zwar eigentlich im Irrtum, was die biochemischen Auslöser von Allergien betrifft, doch mit dem Prinzip der Gewöhnung des Körpers an die Reizstoffe lag er richtig. Nach seinem frühen Tod 1913 führte Noons Kollege John Freeman die Studien fort. Er konnte die bisherigen Resultate erhärten, wodurch er wesentlich dazu beitrug, dass das Verfahren Einzug in die medizinische Praxis hielt.

Noon und Freeman gingen als die Begründer der Immuntherapie in die Medizingeschichte ein, doch offenbar war schon Dunbar auf der richtigen Spur gewesen, zumindest, was die Behandlung von Allergien betraf. Mithilfe der damaligen Labortechnologien isolierte er bereits 1903 Pollenbestandteile und verabreichte, ähnlich wie die Briten, einem Assistenten Extrakte daraus. Leider ereilten sein Opfer derart heftige Allergiesymptome, dass Dunbar die Versuche abbrach.

Die Arbeiten von Noon und Freeman verliehen der Allergieforschung gewaltigen Schub. 1915 erschien in den USA erstmals eine allergologische Fachzeitschrift, zwei Jahre später eröffnete in Boston die erste Spezialklinik zur Behandlung von Heuschnupfen und Asthma, und nach und nach untersuchten die Wissenschaftler immer mehr Auslöser allergischer Leiden im Detail, darunter Haare und Speichel von Tieren, Nahrungsmittelbestandteile und den Hausstaub. Den unumstößlichen Beweis dafür, dass Staub Allergien hervorrufen kann, erbrachte der Holländer Willem Storm van Leeuwen 1923, nachdem er drei Asthmatiker zur Luftkur nach St. Moritz verfrachtet hatte. Die Beschwerden der Patienten verflogen in der Schweiz fast augenblicklich – bis der Mediziner eine Büchse öffnete, die er aus Holland mitgebracht hatte: Darin befand sich gewöhnlicher Hausstaub, und das Asthma kehrte schlagartig zurück. Dass Milben im Staub respektive deren Kot Schuld daran tragen, wurde allerdings erst 40 Jahre später dargelegt, übrigens ebenfalls von niederländischen Forschern.

Einen weiteren Meilenstein bei der Enthüllung der Mechanismen von Allergien setzten Carl Prausnitz und Heinz Küstner zu Beginn der 1920er-Jahre am Hygiene-Institut in Breslau. Die beiden Forscher waren, wie gar nicht wenige ihrer Fachkollegen, selbst Betroffene: Prausnitz litt an einer Pollenallergie, Küstner reagierte überempfindlich auf Fisch. Die Wissenschaftler dachten sich ein Experiment aus und scheuten dabei auch kein persönliches Risiko. Prausnitz, der Pollenallergiker, injizierte sich ein wenig Serum des Fischallergikers Küstner und tags darauf zusätzlich einen verdünnten Fischextrakt. Die Folgen dieser seltsamen Variante einer Bluttransfusion waren rasch zu sehen: Hautrötungen, Schwellungen und Juckreiz. Wenn nun eine Allergie mittels Serum von einem Menschen auf einen anderen übertragen werden konnte, musste im Blut ein Schlüssel zur Ausprägung von Allergien verborgen sein. Bloß welcher?

Dieses Rätsel knackte die Wissenschaft erst viel später, nämlich exakt vor einem halben Jahrhundert: 1966 identifizierte das japanische Forscherehepaar Kimishige und

Teruko Ishizaka jenen Antikörper, der die tragende Rolle bei Allergien spielt: Immunglobulin E (IgE), einen Marker, den jeder kennt, der schon einmal einen Allergietest durchlaufen hat. Je höher der IgE-Wert, desto größer ist auch die Neigung zur Allergie.

Die Japaner hatten damit die eminente Bedeutung des Immunsystems bei der Entstehung allergischer Reaktionen erkannt – eine weitere wichtige Einsicht, die unser modernes Verständnis dieses verwirrenden Krankheitskomplexes nachhaltig beeinflusst hat.

Das Chaos im Körper

Wenn das Immunsystem Amok läuft: Stationen
einer Allergikerkarriere

Wie so oft im Leben geht es um Sex. Einziger Daseinszweck
eines Pollenkorns ist es, zielsicher den Weg zu den weiblichen Organen einer Pflanze zu finden. Dabei bedienen
sich die Mikrosporen, wie die einzelnen Partikel des Blütenstaubs unter Biologen heißen, raffinierter Strategien.
Die je nach Sorte knapp zehn bis gut 250 Mikrometer
(Tausendstel Millimeter) großen Pollenkörner, deren
robuste Zellwand die männlichen Keimzellen schützend
umschließt, spannen geschickt willfährige Helfer ein, um
beachtliche Distanzen effizient zu bewältigen. Sie segeln
mit dem Wind zum Fruchtblatt eines floralen Sexualpart-
ners, was Wissenschaftler als Anemogamie bezeichnen.
Sie gleiten übers Wasser – der Fachbegriff hierfür lautet
Hydrogamie – oder nutzen Insekten und Vögel als Taxis,
was Experten unter dem Begriff Zoogamie kennen. Schätzungen zufolge ist alleine die Bestäubung von Nutzpflanzen durch Insekten dafür verantwortlich, dass in der
Europäischen Union jährlich Ernten im Wert von 14 Milliarden Euro eingebracht werden.

Pollenkörner sind meist solo unterwegs, formieren sich
aber gelegentlich auch zu kleinen Gruppen, wobei sie
Teamgrößen in den geraden Zahlen 2, 4, 8, 16 sowie 32
bevorzugen. Landet ein Pollenkorn – so lautet die sprach-
lich korrekte Bezeichnung für eine einzelne Mikrospore,
»Pollen« dagegen ist ein Sammelbegriff für mehrere Pol-

lenkörner – schließlich auf der Narbe eines Fruchtblatts, saugt es Feuchtigkeit auf. Spezielle Substanzen im Pollen bewirken eine hervorragende Wasserlöslichkeit, was die Befruchtung erleichtert und zugleich die Ursache dafür ist, dass der Pollen vor allem die feuchten Schleimhäute des Menschen anvisiert. Durch eine Art Sollbruchstelle im Pollenkorn wächst nun über viele Stunden der sogenannte Pollenschlauch, der letztendlich bis zu den weiblichen Samenanlagen reicht. Durch diesen Schlauch gleiten die Spermazellen zur Eizelle. Erst die erfolgreiche Befruchtung stellt sicher, dass Obst, Gemüse und Getreide gedeihen können.

Pollen entfaltet aber auch auf andere Art segensreiche Wirkung. Klimaforscher, Botaniker und Geologen können Erkenntnisse über frühere Abschnitte der Erdgeschichte gewinnen, indem sie viele Millionen Jahre alten Blütenstaub analysieren. Fest eingeschlossen in Torf, Sedimente oder Eismassen überdauert Pollen große Zeiträume und verrät den Palynologen, wie die Vertreter dieses Forschungszweigs heißen, welche Vegetation in einer fernen Epoche unseres Planeten dominierte. Aufgrund von Pollenuntersuchungen wissen wir, dass in Mitteleuropa nach der letzten Eiszeit zunächst Birken und Kiefern vorherrschten, später Eichen und Buchen. Die Häufigkeit und die Verbreitung einzelner Pflanzenarten wiederum erlauben Rückschlüsse auf die klimatischen Verhältnisse.

Weil manche Pollentypen Stacheln oder winzige Widerhaken besitzen, haften sie besonders gut an eher groben Textilien. Diesen Umstand macht man sich zunutze, um herauszufinden, in welcher Weltgegend zum Beispiel Jeans hergestellt wurden. Derart gelang es bereits, Produktfälschungen von Luxusmarken nachzuweisen. Sogar Handschriftanalysen sind fallweise möglich: In Tinte versunkene und damit auf Papier verewigte Pollenkörner können preisgeben, wo und zu welcher Jahreszeit ein Dokument verfasst wurde.

Selbst bei der Aufklärung von Verbrechen kann Pollen helfen. Blütenstaub klebt wochen- oder gar monatelang an der Kleidung wie auch an Schuhen, sodass Kriminalisten und Labortechniker im Idealfall ermitteln können, an welchem Ort sich ein Verdächtiger, ein Opfer oder ein tatrelevanter Gegenstand zur fraglichen Zeit befand. Schließlich wachsen viele Pflanzen nur in bestimmten Regionen, und der Pollenflug ist bei den meisten Arten auf relativ schmale Zeitfenster begrenzt.

Der weltweit erste Mordfall, der durch eine Pollenanalyse gelöst wurde, trug sich 1959 in Österreich zu. Ein Mann geriet in Verdacht, einen Freund aufgrund von Meinungsverschiedenheiten erschossen zu haben. Der Verdächtige jedoch behauptete, es sei ein Unfall gewesen – unbeabsichtigt habe sich ein Schuss aus seiner Pistole gelöst. Der Mann wollte den Beamten allerdings partout nicht verraten, wo die Leiche lag. Ständig tischte er neue Versionen über den Verbleib des Toten auf. Die Ermittler fuhren von Ort zu Ort, gruben Waldstück um Waldstück auf und kehrten stets unverrichteter Dinge zurück. Die Polizisten hatten schon beachtliche Teile der Landschaft rund um Wien umgeackert, als ihnen ein Professor für Paläobotanik zu Hilfe eilte. Dieser stellte Pollen von den Schuhen des Verdächtigen sicher und kam bald dahinter, dass es sich um eine sehr spezielle Walnusssorte handelte, die nur aus einem einzigen Ort nördlich von Wien stammen konnte. Als die Kriminalisten ihren Verdächtigen mit dem Ortsnamen konfrontierten, knickte er, völlig perplex, ein und führte die Polizisten zur Leiche. Diese hatte ein Einschussloch exakt zwischen den Augen – somit war es offenkundig kaltblütiger Mord gewesen und kein Missgeschick.

Nicht nur derart überführte Straftäter verfluchen wohl die Allgegenwart von Pollen in unserer Umwelt, sondern vor allem jene Menschen, denen Allergien schwer zu schaffen machen. Schon 40 bis 50 eingeatmete Pollenkörner können genügen, um einen allergischen Anfall zu provozieren. Hochsensible Personen reagieren manchmal sogar auf ein knappes Dutzend Mikrosporen. Bei Ragweed, jenem nach Europa eingeschleppten und wie Unkraut wuchernden Korbblütler, reichen mitunter wenige Pollenkörner pro Kubikmeter Luft aus, um Atemnot und grippeähnliche Beschwerden zu erzeugen. Weil Ragweed bis in den Herbst hinein blüht, glauben Betroffene oft, sie seien direkt im Anschluss an die Heuschnupfensaison von der ersten Virenwelle des Jahres ereilt worden.

Ein Entkommen ist für Allergiker praktisch unmöglich: In großflächig bewaldeten Gebieten rieseln zur Blütezeit Abertausende Tonnen Pollen herab. Eine einzige Hasel schüttet pro Samenspeicher – das sind die auffälligen würstchenförmigen »Kätzchen« – mehr als zwei Millionen Pollenkörner aus. Allerdings kann der Pollengehalt der Pflanzen von Jahr zu Jahr schwanken, was dazu beiträgt, dass die Patienten nicht in jeder Saison gleichermaßen stark leiden. Während einer durchschnittlichen Gräserblüte inhalieren wir aber nahezu jeden Tag bis zu 10 000 Mikrosporen – mit den bekannt lästigen Folgen wie beißender Nase und Heuschnupfen, geröteten, juckenden und aufgequollenen Augen oder allergischem Asthma bis hin zu schwerer Atemnot besonders in den Nachtstunden. Ein und derselbe Auslöser kann also eine ganze Palette von Beschwerden hervorrufen und verschiedene Stellen und Funktionen des Körpers beeinträchtigen.

Doch woher rührt diese im Grunde unsinnige und kontraproduktive Reaktion? Und welche biochemischen Prozesse laufen im Detail ab, wenn Auslöser von Allergien den Organismus quälen?

Fatale Fehleinschätzung

Allergien beruhen immer auf einer Antwort des Immunsystems auf ein Allergen, ganz egal, um welche Sorte eines solchen es sich handelt. Stets spielt das Immunsystem verrückt und bekämpft einen Feind, der eigentlich gar keiner ist. Zu mehr als 40 Prozent handelt es sich dabei um Blütenstaub. Als Quelle kommt theoretisch nahezu die gesamte Flora infrage. Unter den Bäumen ist die Birke der größte Übeltäter, aber auch Hasel, Esche und Erle spielen in unseren Breiten eine Rolle, selbst wenn ihr allergenes Potenzial vergleichsweise nur mäßig stark ausgeprägt ist. Nadelhölzer haben geringe bis gar keine Bedeutung, ganz im Gegensatz zur Vielfalt an Gräsern, die, je nach Art, vom Frühjahr bis in den Frühherbst auf den Wiesen blühen. Schätzungen zufolge reagieren mehr als die Hälfte der Pollenallergiker auf Süßgräser wie Ruch-, Knäuel-, Rispen-, Liesch-, Hundszahn- oder Fuchsschwanzgras. Das Pollenprofil dieser Gräser ist sehr ähnlich, was die unerfreuliche Konsequenz hat, dass jemand, der auf eines davon reagiert, häufig gegen so gut wie all diese Gewächse Überempfindlichkeiten entwickelt. Doch wogegen genau rebelliert eigentlich der Körper?

Er wehrt sich nicht gegen den Pollen einer Pflanze in seiner Gesamtheit, sondern gegen winzige Bruchstücke davon: Dabei handelt es sich um Proteine, also um Eiweißverbindungen. Jedes Pollenkorn besteht zu gewissen Teilen aus Proteinen, wobei maximal ein Fünftel dieser Eiweiße allergische Reaktionen hervorruft. Die sogenannten Haupt- oder Majorallergene – jene Substanzen, auf die eine Mehrheit der Allergiker reagiert – machen nicht einmal 1 Prozent der Gesamtmasse der Mikrosporen aus und tragen doch Schuld an einer gewaltigen Misere, die sich quer durch die Bevölkerung zieht. Das Majorallergen der Birke zum Beispiel heißt »Bet v 1«, benannt nach *Betula verrucosa,* dem früheren lateinischen Begriff für diese Birkenart. Die Bezeichnung des Baums wurde zwar mittlerweile in *Betula pendula* geändert, jene des Allergens allerdings nicht angepasst, weshalb das Kürzel »Bet v 1« immer noch gültig ist. Es wird aufgrund der medizinischen Bedeutung der Birkenpollenallergie noch häufig vorkommen.

Dass Allergiker weniger auf eine bestimmte Pflanze als auf spezielle molekulare Zutaten darin reagieren, veranschaulicht auch die Tatsache, dass Betroffene zum Beispiel auch in völlig unerwarteter Situation auf das kritische Eiweiß der Birke treffen – beziehungsweise auf fast dasselbe: Denn es ist eng verwandt mit einem bestimmten Sojaprotein. Dies gilt als Ursache dafür, dass viele Menschen, bei denen die Birke Beschwerden auslöst, auch Soja nicht vertragen. So verschieden die beiden Gewächse sein mögen, ihr Allergenprofil ist teils sehr ähnlich. Angesichts des Umstands, dass Soja zuletzt eine steile Karriere als Trendnahrungsmittel hinlegte, fühlen sich Ärzte inzwischen veranlasst, in diesem Fall eindringlich vor dem Verzehr zu warnen, zumal kaum ein Patient den Zusammenhang erahnt: Das vermeintlich gesunde Soja könne pures Gift für Birkenpollenallergiker sein.

Zusätzlich zu den Haupt- kennt man auch Nebenallergene, die indirekt eine Rolle spielen: vor allem im Zusammenhang mit Kreuzreaktionen, die dafür verantwortlich sind, wenn ein Birkenallergiker auch Äpfel, Tomaten, Haselnüsse und Möhren schlecht verträgt (siehe dazu auch die Tabelle in der folgenden Übersicht). Gut ein Drittel aller Menschen, denen die Birkenblüte zusetzt, muss auch diese Nahrungsmittel meiden, wobei sich die Kreuzallergien oft erst in späteren Phasen einer Allergikerkarriere bemerkbar machen. Experten nennen diese Form der Reaktion eine »pollenassoziierte Nahrungsmittelallergie«.

Kreuzallergien

Viele Pollenallergiker kennen das Gefühl: Ein Biss in einen Apfel oder in eine Marille, und fast augenblicklich spürt man ein lästiges Kribbeln am Gaumen. Die Ursache dafür ist eine Kreuzreaktion: Molekulare Ähnlichkeiten von Allergenen – etwa von solchen in Birkenpollen sowie in Kern- und Steinobst – führen dazu, dass sowohl der Pollenflug als auch der Genuss bestimmter Obstsorten Probleme bereitet. Zum Beispiel sind wichtige Regionen im Hauptprotein der Birke (»Bet v 1«) mit Abschnitten von Eiweißen im Apfel (»Mal d 1«) verwandt. Diese Schlüsselstellen in den Allergenen heißen Epitope. Die Ähnlichkeit der molekularen Strukturen bewirkt, dass man auf Birke und Apfel zugleich reagiert. Rund 30 Prozent der Allergiker leiden an solchen Kreuzreaktionen. Man nennt dies »pollenassoziierte Nahrungsmittelallergie«, und es ist die häufigste Form einer Überempfindlichkeit gegenüber Nahrungsmitteln.

Diese Variante muss scharf von tatsächlichen Nahrungsmittelallergien getrennt werden. Allerdings sind erst moderne Diagnoseverfahren überhaupt in der Lage, diese Unterschiede festzustellen. Die Differenzierung ist enorm wichtig, weil echte Nahrungsmittelallergien, etwa gegen Erdnüsse (konkret etwa das Protein »Ara h 2«), lebensbedrohlich sein können. Eine Kreuzreaktion auf Erdnüsse (in dem Fall »Ara h 8«) verläuft dagegen mild und ist auf lokale Reizungen im Mund reduziert.

Die Behandlung der Hauptallergien nützt gegen Kreuzallergien meist leider nur wenig. Daher bleibt als Gegenmaßnahme vor allem die Vermeidung oder der nur moderate Genuss der kritischen Lebensmittel. Ein wenig darf man ruhig experimentieren, wenn man den Speiseplan nicht allzu sehr einschränken will und nachgewiesen ist, dass man lediglich eine Kreuzallergie hat (und nicht eine »echte« Allergie gegen ein Nahrungsmittel). So kann die Intensität der Reaktion etwa auf einen Apfel durchaus von der Sorte abhängen. Auch Kochen oder kurzfristiges Erwärmen in der Mikrowelle hilft: Viele Proteine, die Kreuzreaktionen auslösen, sind nicht hitzebeständig und werden dadurch unschädlich gemacht. Auch die Magensäure bekommt gewissen Allergenen nicht gut, weshalb sie zwar in der Mundhöhle ein Jucken auslösen, nicht aber, sobald man das Lebensmittel verschluckt hat.

Auf jeden Fall sind Kreuzallergien für den Patienten verwirrend. Selbst wenn man weiß, auf welche Pflanzen man reagiert, kann man die Querverbindungen zu all den damit assoziierten Nahrungsmitteln nur schwer überblicken. Die unerfreuliche Folge ist häufig, dass man ziemlich ratlos ist und sich fragt, warum bestimmte Obst- oder Gemüsesorten das Befinden beeinträchtigen, während der Körper andere problemlos toleriert. Hier deshalb ein Überblick über wichtige Allergieauslöser und die zugehörigen Kreuzreaktionen: ein Leitfaden zur groben Orientierung.

Die Tabelle gibt Aufschluss über mögliche Kreuzreaktionen. Allerdings müssen die aufgelisteten Nahrungsmittel keineswegs bei jedem Allergiker Symptome auslösen.

Allergie	Kreuzreaktion
Baumpollen (Birke, Erle, Hasel)	Apfel*, Pfirsich, Aprikose, Pfirsich, Birne, Kirsche, Pflaume, Soja, Kiwi, Feige, Karotte, Sellerie, Kartoffel, Haselnuss, Erdnuss, Walnuss, Paranuss, Mandel, Petersilie, Kümmel, Fenchel, Koriander, Anis
Gräser- und Getreidepollen	Tomate, Kartoffel, Sellerie, Soja, Erbse, Erdnuss, Sonnenblumenkerne, rohes Getreide
Beifuß	Karotte, Sellerie, Zwiebel, Paprika, Kohl, Broccoli, Knoblauch, Petersilie, Pfeffer, Kümmel, Fenchel, Koriander, Basilikum, Anis, Zimt, Kamille, Senf
Ragweed	Melone, Gurke, Banane, Zucchini
Hausstaubmilbe	Meeresfrüchte (z. B. Shrimps, Garnelen, Scampi, Hummer, Muscheln), Schnecken, Muscheln
Katze, Hund	Fleisch, Milch
Insektengift	Honig
Latex	Banane, Kiwi, Feige, Edelkastanie, Avocado

* Bei Obst und Gemüse ist der Rohzustand gemeint; gekocht bereiten die meisten dieser Nahrungsmittel überwiegend keine Probleme.

Demgegenüber gibt es auch echte Nahrungsmittelallergien, wobei der Organismus vor allem mit den Hauptallergenen von Milch, Ei, Nüssen oder Fisch nicht zurande kommt. Hühnereiweiß ist beispielsweise kritisch, weil es nicht nur in Speisen steckt, sondern überdies lange Zeit in der Arzneimittelherstellung Verwendung fand. Manche Menschen mussten deshalb bei bestimmten Behandlungen achtgeben – etwa bei Impfungen, die dieses Protein enthielten.

Die genannten Lebensmittel werden für annähernd 90 Prozent der Überreaktionen verantwortlich gemacht. Insgesamt hat man aber fast 200 Auslöser im Essen katalogisiert, und prinzipiell kann sogar fast jedes Nahrungsmittel eine Allergie verursachen – respektive die Proteine darin. In jüngerer Vergangenheit entsteht in der Öffentlichkeit der Eindruck, als würde besonders diese Allergieform geradezu dramatische Ausmaße annehmen, was nur sehr bedingt stimmt. Zwar registrieren Experten tatsächlich einen Anstieg solcher Allergien, besonders in den Ländern der westlichen Welt. Hier sind Nahrungsmittelallergien für eine Art zweite Welle von Überempfindlichkeiten verantwortlich. Kletterte die Ziffer der Pollenpatienten bereits in den vergangenen Jahrzehnten merklich empor, folgt nun zeitversetzt ein zweiter Schwung von Leidensgeschichten, die aus dem Verzehr von Lebensmitteln resultieren (während in manchen Schwellenländern mit dem Anstieg der Pollenallergien gerade die erste Welle übers Land schwappt).

Trotzdem betreffen Nahrungsmittelallergien glücklicherweise nur relativ wenige Menschen. Berechnungen aus dem Jahr 2014 zufolge dürften in unseren Breiten höchstens 5 Prozent der Erwachsenen daran laborieren. Kinder schleppen diese Erkrankung deutlich häufiger mit sich herum: 8 bis 10 Prozent von ihnen reagieren übersensibel, meist auf Ei und Kuhmilch(eiweiß). Allerdings sind gerade dies Allergien, die später in vielen Fällen einfach von selbst wieder verschwinden. Ganz im Gegensatz zu den schwerwiegenderen Reaktionen auf Lebensmittel wie Erdnüsse: Diese gesundheitliche Last bleibt fast immer auch im Erwachsenenalter erhalten, und die Patienten müssen teuflisch aufpassen, was sie sich in den Mund schieben: Schon winzige Spuren dieser Nüsse können dazu führen, dass die damit aufgenommenen Proteine heftigste Schwellungen und sogar Schockzustände hervorrufen. Hinzu kommt die verwirrende Tatsache, dass Erdnuss nicht gleich Erdnuss ist: Je nach Sorte können die Symptome schlimm oder milde ausfallen, weil Dosis und Komposition der Allergieauslöser variieren.

Dass die Empfindlichkeiten gegenüber der Nahrung in einem gewissen Maß zunehmen, könnte unter anderem an der wachsenden Vielfalt in den Supermarktregalen liegen: Je größer die Auswahl an Früchten und Gemüse aus den fernsten Winkeln dieser Welt, desto mehr steigt, rein statistisch, die Wahrscheinlichkeit, dass diese Produkte Eiweißstoffe enthalten, die unser Körper nicht verträgt.

Der verbreitete Eindruck, Nahrungsmittelallergien seien heute zu einem wahren Volksleiden geworden, entsteht aber auch durch eine unscharfe Verwendung des Begriffs »Allergie«. Längst nicht alles, was umgangssprachlich als solche bezeichnet wird, ist auch eine. Tatsächlich haben viele Beschwerden, die man gerne auf allergische Reaktionen zurückführt, nicht das Geringste damit zu tun. Dabei wäre eine saubere Trennung im Grunde simpel: Nur wenn das Immunsystem mitspielt, liegt eine Allergie vor, in allen anderen Fällen nicht. Das ist keine akademische Wortklauberei, sondern in der täglichen Praxis entscheidend für Diagnostik und Therapie.

Doch oft werden die Krankheitsbilder leichtfertig miteinander vermengt, nicht zuletzt in Illustriertenberichten, in denen Betroffene mit großer Geste und blumigen Worten ihre angeblichen Allergien schildern. Gar nicht selten ist das nicht nur eine grob vereinfachte, sondern sogar krass irreführende Darstellung der Fakten, die Patienten letztlich schadet. Denn sie werden dadurch auf eine falsche Fährte gelockt, laufen in der Folge von Arzt zu Arzt, um ihre vermeintliche Allergie nachweisen zu lassen – und sind frustriert, wenn sie einen negativen Allergiebefund und damit keine medizinische Erklärung für ihre Symptome erhalten.

Besonders häufig lesen wir in jüngerer Vergangenheit von allergischen Reaktionen auf Milch und Obst. Um Allergien handelt es sich dabei aber in den seltensten Fällen. Wer mit Darmgrummen, Durchfällen oder Blähungen auf den Milchzucker Laktose oder den Fruchtzucker Fruktose reagiert, hat in der Regel eine Intoleranz entwickelt – eine Unverträglichkeit, die darin besteht, dass der Körper diese Substanzen nicht angemessen abbauen kann. Schuld sind Fehler im Enzymhaushalt. Das Immunsystem ist indes nicht beteiligt (im Gegensatz zu einer Milch*allergie*, die sich speziell gegen Proteine richtet), weshalb keine Allergie vorliegt.

Eine Art Sonderstellung kommt dem Klebereiweiß Gluten zu, das in vielen Getreidesorten und damit in wichtigen Lebensmitteln wie Brot und Pasta enthalten ist. Beeinträchtigungen des Wohlbefindens durch Gluten haben zuletzt enorme Aufmerksamkeit erfahren. Zum Glück ist die Zahl der vorschnellen Selbstdiagnosen sehr viel höher als jene der tatsächlichen Patienten. Wer wirklich an der durch Gluten verursachten Zöliakie erkrankt, ist zweifellos ein bedauernswerter Zeitgenosse, weil sein Speiseplan extrem eingeschränkt ist – eine Allergie im landläufigen Sinne, die mit jener auf Pollen vergleichbar wäre, hat er aber nicht. Eine Zöliakie äußert sich in einer genetisch bedingten und durch bestimmte Immunzellen gesteuerten Entzündung, die das Weizeneiweiß Gluten hervorruft. In der Folge kommt es zu chronischen Schädigungen der Schleimhaut des Dünndarms. Antikörper spielen sekundär ebenfalls eine Rolle (und sind auch bei der Diagnostik wichtig), allerdings nicht jener Typ, der bei Pollenallergien relevant ist. Die Unterschiede zwischen den Antikörperklassen werden später noch genauer erörtert.

Bei bestimmten fälschlicherweise den Allergien zugeordneten Leiden sprechen Experten auch von »Pseudoallergien«. Damit ist nicht gemeint, dass sich die Patienten ihr Unwohlsein bloß einbilden, sondern dass die Symptome zwar jenen einer Allergie ähneln, aber eben keine solche vorliegt. In diese Kategorie fällt zum Beispiel eine Überempfindlichkeit gegen den Botenstoff Histamin, der in Käse, Sauerkraut, einigen Nüssen und Rotwein natürlich enthalten ist. Auch Erdbeeren können Pseudoallergien verursachen, weil sie die Freisetzung körpereigener Histamine anregen. Der Genuss all dieser Lebensmittel kann Beschwerden wie Ausschlag, Schwindel und Kopfschmerz hervorrufen. Von Histamin wird später noch die Rede sein, weil ihm auch bei echten Allergien große Bedeutung zukommt.

Die Hautfresser

Während Nahrungsmittelallergien vergleichsweise selten sind, stellt die Milbe ein wesentlich größeres Problem dar. Auch hier sind Proteine die Übeltäter, nicht aber die Tiere selbst. Eine Milbe misst zwar nur 0,3 Millimeter, doch ein zur Inhalation geeignetes Format ist das nicht. Tatsächlich verläuft eine Milbenallergie über ein paar Umwege: Wir reiben, besonders beim Schlafen, pro Tag ein bis zwei Gramm Schuppen von unserer Haut. Diese Schuppen stellen eine ausgezeichnete Nahrungsquelle für die Milbe dar. Nach den Mahlzeiten scheidet sie Kot aus, wobei jede Milbe in ihrer etwa zweimonatigen Lebenszeit ungefähr das Zweihundertfache ihres Körpergewichts an Exkrementen produziert.

Die Kotballen beinhalten unter anderem die für Allergiker kritischen Eiweißstoffe – speziell ein Protein namens »Der p 1« – und finden sich, sobald sie getrocknet sind, überall in unserer Wohnumgebung: besonders im Hausstaub und in Matratzen, Polstern, Plüschtieren und Teppichen, wo gerne ein feucht-warmes Klima herrscht. Die Milben der in unseren Breiten wichtigsten Art *Dermatophagoides pteronyssinus* (der Name ist perfekt gewählt und bedeutet Hautfresser) schätzen Temperaturen jenseits der 20 Grad und eine Luftfeuchtigkeit von 70 bis 80 Prozent. Wer also sein Schlafzimmer immer schön einheizt und Lüften für ebenso überflüssigen Luxus hält wie ein oftmaliges Wechseln der Bettwäsche, sorgt zuverlässig dafür, dass sich die Hautfresser behaglich einrichten. In einem einzigen Gramm Hausstaub können 5000 bis 10 000 Milben umherwuseln, Matratzen werden von bis zu zwei Millionen Exemplaren besiedelt.

Manche Experten monieren, die Milbe werde als Allergie- und speziell als Asthmaauslöser oft unterschätzt, nicht zuletzt, weil moderne Stadtmenschen immer mehr Zeit in geschlossenen Räumen verbringen und allein dadurch eher Gefahr laufen, mit den Reizstoffen intensiver und über längere Zeiträume konfrontiert zu sein. Der renommierte amerikanische Allergieforscher Thomas Platts-Mills von der University of Virginia kritisiert, dass Kinder heute bis zu 95 Prozent ihrer Zeit im Inneren von Gebäuden verbringen, sei es zu Hause, in der Schule oder in Freizeiteinrichtungen. Nach neuestem Stand der Technik ausgestaltete Bauwerke würden zudem, weil perfekt isoliert, den Luftaustausch erheblich einschränken. Das deshalb feuchtere Wohnklima ergebe zusammen mit Spannteppichen und weichen Fernsehsofas eine tückische Mischung – und biete ein ausgezeichnetes Milbenmilieu. Typische Folgen sind Symptome wie Schnupfen und eine verstopfte Nase, besonders während der Abend- und frühen Morgenstunden. Wer feststellt, dass ihn diese lästigen Probleme mehr oder minder ganzjährig plagen, sollte eine Milbenallergie zumindest in Betracht ziehen.

Bei Tierhaarallergien, deren mit Abstand wichtigster Verursacher die Katze ist, rufen Eiweißbestandteile von Hautschuppen und aus dem Speichel der Haustiere die unerwünschten Reaktionen hervor. Die Eiweiße lagern sich am Fell an, flattern allmählich davon und kontaminieren die Wohnumgebung. Bei Schimmelpilzen wie Aspergillus und Alternaria wiederum können die eiweißhaltigen Sporen sehr heftige allergische Reaktionen auslösen. Aufgrund ihrer geringen Größe – bei manchen Arten erreichen die Sporen nicht mehr als drei oder vier Mikrometer – können in einem einzigen Kubikmeter Luft 100 000 und noch mehr Sporen schweben. Im Inneren von Gebäuden ist die Belastung mitunter noch dramatisch höher: Pro Gramm Hausstaub lassen sich fallweise mehr als drei Millionen dieser Allergene messen. Und letztlich sind auch die bisweilen lebensbedrohlichen Insektengiftallergien nichts anderes als Immunantworten auf Eiweißstoffe. Eines der Allergene, die ein Bienen- oder auch Wespenstich überträgt, heißt Phospholipase A. Es handelt sich dabei um ein Enzym, und das ist erst recht wieder ein Protein.

Doch warum rufen stets nur einige wenige unter Abertausenden von Proteinen allergische Reaktionen hervor? Wieso rebelliert das Immunsystem gegen einen Eiweißstoff, während es ein anderer völlig kalt lässt? Interessanterweise ist die Frage, weshalb bloß ein winziger Prozentsatz der Eiweißstoffe das Zeug zum Allergen hat, nicht restlos geklärt. Einige Schlüsselmerkmale lassen sich dennoch nennen: So muss ein Protein zunächst »immunogen« und damit in der Lage sein, das Immunsystem, meist durch Inhalation, überhaupt auf den Plan zu rufen. Wichtig ist dabei nicht zuletzt die Wasserlöslichkeit, eine

Eigenschaft, die freilich auf sehr viele Proteine zutrifft. Die Löslichkeit in Feuchtigkeit ist die Voraussetzung dafür, dass ein Allergen seine Wirkung in den Schleimhäuten entfalten kann. Und schließlich hängt die Allergenität von Eiweißen quasi vom Angebot ab: davon, welche Pflanzen in einem bestimmten Landstrich gedeihen. Dass wir häufig auf die Birke reagieren, liegt schlicht auch an den großen Birkenbeständen in unseren Breiten. In Afrika hingegen, wo Birken nicht heimisch sind, treten keine Birkenallergien auf. Bekannt ist überdies das Phänomen, dass Menschen ihre bisherigen Allergien gegen andere »eintauschen«, wenn sie in eine ferne Weltregion übersiedeln. Das Immunsystem wählt gewissermaßen aus dem lokal verfügbaren Sortiment an Problemstoffen und richtet danach seine Überreaktion.

Ein faszinierendes Wunderwerk der Biologie

Waren die Pioniere der Allergieforschung in früheren Jahrhunderten vorwiegend auf Observation oder Mutmaßung beschränkt und schon hochgradig begeistert, wenn ihnen das Mikroskop ein kleines Fenster in diesen geheimnisvollen Mikrokosmos öffnete, beobachten die Wissenschaftler inzwischen einzelne Moleküle bei der Arbeit. Sie sehen zu, wie Abwehrzellen durch Blutgefäße und Lymphbahnen schwimmen, stets wachsam auf der Suche nach Eindringlingen, die es zu identifizieren und gegebenenfalls zu vernichten gilt. Dabei bewegen sich diese Zellen stets zielsicher auf jenen Körperteil zu, dem Ungemach droht.

Das Immunsystem ist ein wahres Wunderwerk der Biologie: faszinierend, hochkomplex – und in vielerlei Hinsicht immer noch unverstanden. Ständig fördert die Forschung neue erstaunliche Erkenntnisse darüber zutage, bei wie vielen Phänomenen das Immunsystem eine tragende Rolle spielt. Vor einigen Jahren berichteten Mediziner des St. Vincent's University Hospital im irischen Dublin beispielsweise, dass Fettsucht möglicherweise nicht nur auf Fehlernährung zurückzuführen ist, sondern ihre Wurzeln auch in einer aus dem Tritt geratenen Immunabwehr haben könnte. Anhand von Blutproben fanden die Wissenschaftler heraus, dass stark übergewichtige Personen eine auffallend geringere Zahl bestimmter Immunzellen besitzen. Studien an Mäusen bestätigten die Vermutung: Unterdrückten die Forscher die Produktion dieses Typs sogenannter Killerzellen, schlug fettreiche Kost signifikant stärker an als bei nicht manipulierten Artgenossen. Im Februar 2015 wiederum dokumentierten deutsche Experten, wie andauernder Stress durch Einfluss auf Hormone und Botenstoffe die Funktion von Immunzellen beeinträchtigt – was mit eine Erklärung für die praktische Erfahrung sein könnte, dass wir nach Stressphasen leichter erkranken.

Doch auch wenn das Wissen über die vielfältigen Wirkzusammenhänge ständig wächst: Die Grundfunktionen unserer Abwehr sind längst gut verstanden. In einem gesunden Körper sorgen ganze Armeen hoch spezialisierter Immunzellen dafür, dass Aggressoren wie Viren, Bakterien und Würmer präzise erkannt und gezielt vernichtet werden. Der großartige Trick der Evolution dabei ist, dass ein intaktes Immunsystem genau weiß, welche Eindringlinge es als bedrohlich einstufen muss und welche nicht.

Die Abwehreinheiten des Immunsystems

Ein kleines Lexikon der wichtigsten Zellen unseres Immunsystems zeigt auf, welche Aufgaben sie erfüllen und wie sie an der Entstehung von Allergien mitwirken.

Antigenpräsentierende Zellen (APC): Zu dieser Gruppe zählen vor allem dendritische Zellen (auch Dendriten genannt), B-Lymphozyten und Makrophagen (Fresszellen). Sie patrouillieren durch den Körper und halten Ausschau nach verdächtigen Eindringlingen. Erspähen sie einen solchen, fällt ihnen die Aufgabe zu, andere Körperzellen auf den potenziellen Krankheitserreger hinzuweisen: Dendriten und Makrophagen präsentieren zu diesem Zweck Teile dieser Fremdkörper (Antigene; im Fall einer Allergie heißen sie Allergene) auf ihrer Zelloberfläche. So werden weitere Immunzellen herbeigerufen. APC fungieren damit als erster Erkennungsdienst der Körperabwehr.

T-Lymphozyten: Diese Immunzellen gehören zu den weißen Blutkörperchen und werden im Thymus produziert, was der Buchstabe T anzeigt. Die T-Zellen werden wachsam, wenn sie von antigenpräsentierenden Zellen über Fremdkörper wie Allergene in Kenntnis gesetzt wurden. T-Lymphozyten können zu weiteren Subtypen heranreifen, die Krankheitserreger, aber auch Allergene direkt bekämpfen oder ihre Bekämpfung unterstützen. Diese Unterklassen sind dann auf unterschiedliche Krankheitserreger spezialisiert.

T-Helferzellen: T-Helferzellen des Typs 1 (Th1) richten sich vor allem gegen Viren und Bakterien. T-Helferzellen des Typs 2 (Th2) dagegen zielen unter anderem auf Parasiten. Sie treten aber auch gegen Allergene in Aktion. Bei Konfrontation mit Allergieauslösern produzieren Th2-Zellen bestimmte Botenstoffe, die Zytokine. Zu diesen Botenstoffen zählen Interleukine, etwa Interleukin 4 (IL-4) und Interleukin 13 (IL-13). Allergien werden generell auch als gestörte Balance zwischen Th1- und Th2-Zellen betrachtet, wobei es zu einer übermäßigen Verschiebung der Immunreaktion Richtung Typ 2 kommt: Je größer die Angriffslust des Th2-Arms der Immunabwehr ist, desto höher ist auch das Risiko für allergische Leiden.

B-Lymphozyten: Diese Immunzellen entstehen im Knochenmark

(B steht für den englischen Begriff *bone marrow*). B-Zellen werden durch die Botenstoffe der Th2-Zellen alarmiert und bilden Antikörper, die sich gegen Eindringlinge wenden. Bei Allergien ist eine bestimmte Kategorie von Antikörpern wichtig: die Immunglobuline der Klasse E (IgE). B-Zellen besitzen außerdem eine Gedächtnisfunktion: Sie merken sich die Struktur potenziell gefährlicher Erreger und können dieses Wissen bei neuerlichem Kontakt abrufen.

Mastzellen: Es handelt sich um Abwehrzellen, die sich besonders in der Haut und den Schleimhäuten finden. Sie besitzen Rezeptoren an ihrer Oberfläche, an die IgE-Antikörper stark binden können. Zwecks Bekämpfung von Allergenen schütten Mastzellen den Botenstoff Histamin aus. Dieser allergische Mediator steckt in kleinen Bläschen der Mastzelle, Granula genannt. Kommen Allergene mit den IgE-Antikörpern auf der Oberflächenmembran der Mastzelle in Kontakt, erfolgt ein Signal zur Freisetzung von Histamin. Dieser Vorgang heißt Degranulation und leitet die eigentliche allergische Entzündung ein.

Eosinophile Granulozyten: Diese Zellen, kurz auch Eosinophile genannt, gehören zu den weißen Blutkörperchen. Sie spielen eine wichtige Rolle bei Gewebeabbau, Heilungsprozessen, der Abwehr von Parasiten, aber auch bei Allergien, wobei sie an Entzündungsreaktionen beteiligt sind. Eine ursächliche Verbindung von Asthma und Eosinophilen gilt als nachgewiesen. Im Blut von Allergikern ist die Konzentration dieser Zellen oft erhöht. Th2-Zellen können über Botenstoffe (Interleukine) die Aktivität von Eosinophilen anregen.

Regulatorische T-Zellen: Die Aufgabe dieser Untergruppe von T-Zellen ist es, entzündliche Prozesse zu dämpfen. Können die regulatorischen Zellen (kurz T_{REG}) ihre Funktion nicht ordnungsgemäß ausüben, kann es zu überschießenden Entzündungen kommen. Beispiele dafür sind nicht nur Allergien, sondern auch Autoimmunerkrankungen, bei denen das Immunsystem körpereigenes Gewebe angreift und zerstört.

Natürliche Killerzellen: NK-Zellen sind große Lymphozyten, die sich besonders gegen Krebs- und virusinfizierte Zellen richten. Sie können einen Botenstoff namens Interferon-gamma produzieren. Dieses Zytokin unterstützt weitere Zellen wie Makrophagen bei der Abwehr von Feinden, dämpft aber auch die Aktivität von Th2-Zellen.

Grundsätzlich unterscheiden Wissenschaftler zwischen zwei großen Abteilungen des Immunsystems: Eine davon ist das angeborene (auch unspezifische) Immunsystem, das fix einprogrammiert und auf Lebenszeit unveränderlich ist. Zu seiner Ausstattung zählen bestimmte Zellen und Signalstoffe ebenso wie die Hautbarriere, die eine wichtige Schutzschicht bildet, um Außenfeinde abzuhalten. Heute weiß man, dass die angeborene Abwehr auch eine Rolle bei Allergien spielt. Die zweite Abteilung ist das adaptive (oder spezifische) Immunsystem, das erst nach und nach trainiert werden muss. Die erste Lektion lernt es schon während der frühkindlichen Entwicklung, gleichsam der Grundschule der Immunzellen: Hier wird es darauf getrimmt, zwischen körpereigenen und körperfremden Strukturen zu unterscheiden. Dabei ereignet sich eine radikale Auslese: All jene Zellen, die sich als nicht ausreichend gelehrig erweisen und die überlebensnotwendige Unterscheidung zwischen »eigen« und »fremd« nicht beherrschen, werden gnadenlos eliminiert. Jene hingegen, welche die erste Lektion begriffen haben, erfahren eine höhere Ausbildung. Diese Spezialisierung erfolgt im Knochenmark und im Thymus, wo maßgeschneiderte Zellen heranreifen: die Lymphozyten, die klar definierte Jobs zu erledigen haben.

Läuft in der ersten Ausbildungsphase etwas schief, kann es dazu kommen, dass das Abwehrsystem Gewebe des eigenen Körpers angreift und allmählich zerstört. Genau das geschieht bei Autoimmunerkrankungen – darunter furchtbare Leiden wie Multiple Sklerose, Diabetes Typ-1 und chronisch-entzündliche Darmkrankheiten. Das Immunsystem eines Allergikers weiß zwar zwischen eigenem und fremdem Gewebe zu differenzieren, doch es läuft ebenfalls auf unangemessene Weise aus dem Ruder. Schuld daran ist ebenso eine nachhaltig verwirrte Abwehr, die einem fatalen Irrtum bei der Beurteilung bestimmter Substanzen unterliegt.

Solche Fremdkörper, die unseren Organismus in Mitleidenschaft ziehen können, heißen Antigene. Im Falle einer Allergie bezeichnen Fachleute das Antigen als Allergen. Eben weil man biologische Vorgänge bis ins kleinste Detail auf zellulärer Ebene studieren kann, weiß man genau, wie eine allergische Reaktion abläuft – in Form eines mehrstufigen Prozesses, wobei diverse Kompanien unserer Abwehrarmee in einem komplexen Reigen zusammenspielen.

Die erste Station ist aber nicht die Allergie selbst. Zunächst wird das Immunsystem dazu verleitet, einer Verwechslung von Freund und Feind aufzusitzen: Der künftige Patient tritt in die Phase der »Sensibilisierung« ein und entwickelt eine Neigung zu allergischen Erkrankungen.

Das Ballett der Körperzellen

Was geschieht nun im Detail, wenn der Körper in Kontakt mit Proteinen kommt, die allergenes Potenzial besitzen? Die Wissenschaft kann das heute mit fast unglaublicher Präzision beschreiben.

Bleiben wir beim Beispiel eines Pollenkorns, da die Reaktion auf Blütenstaub die mit Abstand häufigste Allergie darstellt. Die optimale Andockstelle für Mikrosporen bieten die Schleimhäute. Denn sie sind feucht und erlauben dem trockenen Pollen, vorzüglich daran zu haften. Haben Pollenpartikel derart unseren Körper geentert, wird zunächst eine Patrouille des Immunsystems alarmiert (siehe auch die Grafik »Wie eine Allergie entsteht«). Dabei handelt es sich einerseits um die Makrophagen, auch Fresszellen genannt. Ihnen fällt allgemein die Aufgabe zu, Eindringlinge aller Art – ganz buchstäblich – zu verschlingen. In dieser Funktion agieren sie als Aufräumkommando und Müllabfuhr des Immunsystems. Zusammen mit ihren Partnern, den Dendriten, verrichten die Fresszellen aber noch einen zweiten Job: Sie greifen sich illegale Einwanderer und führen sie einer weiteren Spezialtruppe vor. Makrophagen und Dendriten präsentieren dieser zweiten Gruppe von Immunzellen die Allergene, weshalb sie auch antigenpräsentierende Zellen genannt werden, kurz APC.

Die Präsentation erfolgt gegenüber den Lymphozyten, die zu den weißen Blutkörperchen zählen und vor allem in den Lymphknoten sitzen. Von besonderem Belang ist im Zusammenhang mit Allergien eine bestimmte Kategorie der Lymphozyten, die sogenannten T-Zellen. Der Buchstabe »T« verweist darauf, dass diese Zellen im Thymus heranreifen.

Die T-Zellen können sich noch weiter spezialisieren, und zwar zu sogenannten T-Helferzellen, die sich neuerlich in Untergruppen aufsplitten und unterschiedliche Aufgaben verrichten. Helferzellen des Typs 1, abgekürzt Th1, sind wichtig bei der Abwehr von Viren und Bakterien. Ihre Geschwister hingegen, die Zellen des Typs 2 (Th2), richten sich gegen Parasiten wie etwa Würmer. Und sie sind außerdem der molekulare Schlüssel zur allergischen Reaktion: Allen diesen Erkrankungen ist gemeinsam, dass sie eine Typ-2-Immunantwort hervorrufen. Soweit man weiß, ist das wohl die einzige Gemeinsamkeit, der kleinste gemeinsame Nenner sämtlicher Allergien: So verwirrend vielfältig die Auslöser sein mögen, so unterschiedlich die Symptome ausfallen können – stets geht dem herzhaften Niesen, den Rötungen, dem Jucken, den brennenden Augen eine Aktivierung von Th2-Zellen voran.

Antigenpräsentierende und T-Zellen gehen im weiteren Verlauf eine strategische Kooperation ein. Erstere servieren das Allergen auf ihrer Zelloberfläche, und anhand biochemischer Strukturen, die sich dort ablesen lassen, entscheiden Letztere, wie nun zu verfahren ist. Hält dieser T-Lymphozyt es für angebracht, Abwehrmaßnahmen einzuleiten, braucht er weitere Verbündete, weshalb noch eine andere Kategorie von Immunzellen vorgestellt werden muss: die B-Lymphozyten, wobei »B« für den englischen Begriff *bone marrow* steht – für das Knochenmark, das als Brutstätte für diese Zellen dient.

Die B-Lymphozyten spielen nicht nur bei Allergien eine Schlüsselrolle. Sie haben außerdem eine bemerkenswerte Eigenschaft, die wesentlich ist, wenn der Mensch gegen Infektionskrankheiten wie die Grippe oder die Masern kämpft: Diese Zellen besitzen eine Art Gedächtnis und merken sich bis zu einem gewissen Grad die Steckbriefe der Feinde, die uns attackieren. Greift der Feind ein zweites Mal an, kann sich das Immunsystem die aufwendige erkennungsdienstliche Tätigkeit sparen und stattdessen sofort und direkt zum Gegenschlag ausholen. Dieser Merkfähigkeit verdanken wir, dass wir gegen viele Viren immun sind, wenn wir schon einmal eine Infektion mit ihnen durchlitten haben. Auch die Wirksamkeit von Schutzimpfungen beruht auf diesem molekularen Gedächtnis. Und dank ihrer Memory-Funktion speichern die B-Zellen die Profile von Allergenen ebenfalls ab.

Die B-Lymphozyten können schließlich mithilfe von Signal- und Botenstoffen, sogenannten Zytokinen, den Befehl zur Aktivierung des eigentlichen Waffenarsenals gegen Allergene geben: zur Produktion von Antikörpern, jenen Eiweißstoffen, die generell für die Bekämpfung von Viren, Bakterien und sonstigen Krankheitserregern zuständig sind. In Bezug auf Allergien ist vor allem eine Kategorie dieser Y-förmigen Moleküle relevant: Immunglobuline der Klasse E, kurz IgE. Diese Antikörper sind, gemeinsam mit den Th2-Zellen, die wichtigsten Werkzeuge unseres Körpers beim konzertierten Feldzug gegen Allergieauslöser.

Der ursprüngliche biologische Zweck der IgE-Antikörper wird bis heute kontrovers diskutiert. Während

Wie eine Allergie entsteht

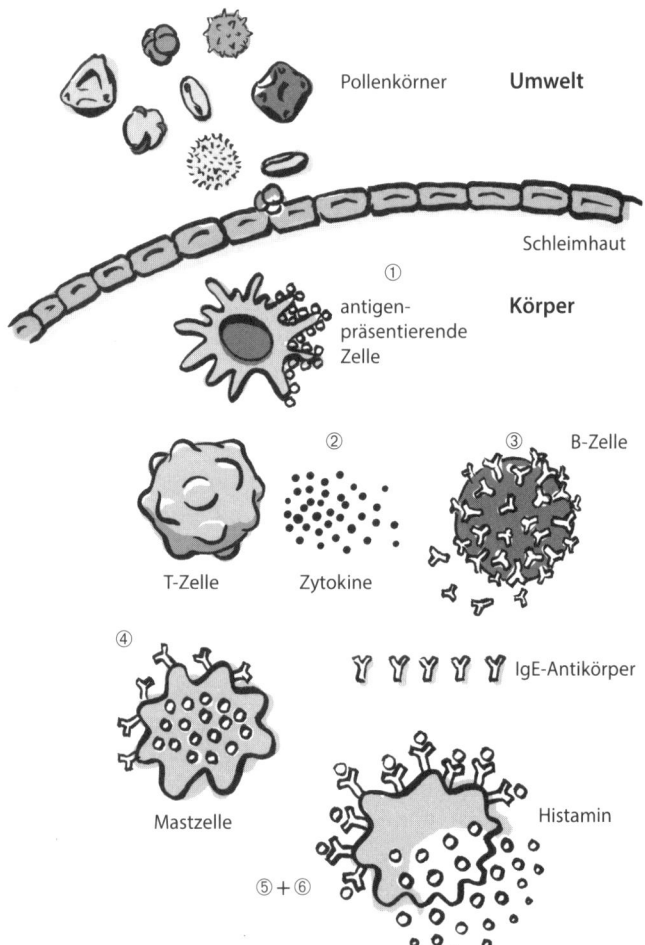

Pollenkörner **Umwelt**

Schleimhaut

① antigen-präsentierende Zelle **Körper**

T-Zelle

② Zytokine

③ B-Zelle

④ IgE-Antikörper

Mastzelle

⑤ + ⑥ Histamin

Vom ersten Pollenkontakt bis zum Heuschnupfen: So lernt der Körper, harmlose Eiweiße als Gefahr einzustufen.

1. Ein Allergen, zum Beispiel Eiweiße von Pollenkörnern, gerät in Kontakt mit der Schleimhaut, etwa in der Nase. Antigenpräsentierende Zellen erkennen das Allergen und präsentieren es auf ihrer Zelloberfläche.
2. Diese Information ruft T-Lymphozyten auf den Plan, die nun Helferzellen des Typs 2 (Th2) heranreifen lassen. Die Th2-Zellen produzieren Botenstoffe: sogenannte Zytokine.
3. Die Botenstoffe veranlassen eine weitere Gruppe von Immunzellen, die B-Lymphozyten, zur Herstellung von Antikörpern der Klasse E (IgE). Außerdem speichern die B-Zellen das molekulare Profil des Allergens ab.
4. Die IgE-Antikörper heften sich an die Oberfläche von Mastzellen. Damit ist die Phase der »Sensibilisierung« abgeschlossen: Das Immunsystem wurde in Bezug auf ein Allergen alarmiert.
5. Tritt das Allergen künftig in den Körper ein, gerät es in Berührung mit den IgE-Antikörpern auf der Oberfläche der Mastzellen. Das Allergen passt dabei exakt auf die Struktur der Antikörper – wie ein Schlüssel ins Schloss.
6. Dieser Kontakt löst einen weiteren Befehl aus: Aus kleinen Bläschen (Granula) im Inneren der Mastzelle wird der Botenstoff Histamin ausgeschüttet. Dies ist die eigentliche allergische Reaktion (»Effektorphase«) und führt zu den bekannten Symptomen wie Heuschnupfen, Augentränen oder Asthma.

manche Forscher von einer blanken Verirrung der Evolution ausgehen, vertreten andere die Ansicht, der einstige Sinn sei in der Abwehr von Giftstoffen und Parasiten zu suchen. Sie würden sich somit gegen Gefahrenherde richten, die möglichst rasche und heftige Gegenmaßnahmen erfordern. Genau in dieser Funktion, glauben viele Wissenschaftler, könnte eine evolutionäre Erklärung für die Entstehung von Allergien zu suchen sein. Eine Allergie wäre dieser Theorie zufolge eine quasi pervertierte Form der eigentlich sinnvollen Blitzabwehr von bedrohlichen Aggressoren (siehe zu diesem Thema auch das Kapitel »Der Sinn der Triefnase«). Dazu passen die typischen Begleiterscheinungen eines allergischen Anfalls: Augenblickliches heftiges Niesen bewirkt dieser These zufolge, dass Eindringlinge in einem kräftigen Schwall und mit hohem Tempo aus dem Organismus geschleudert werden. Tränende Augen und rinnende Nasen wiederum schwemmen die Reizstoffe von den Eintrittspforten des Körpers hinweg.

Mit der Bereitstellung der IgE-Antikörper ist die Sensibilisierungsphase abgeschlossen und die Voraussetzung geschaffen, dass der Mensch überhaupt allergisch reagieren kann. Das Immunsystem wurde auf die – leider dumme – Idee gebracht, dass Proteine, etwa im Pollen, eine Bedrohung sein können, und es hat sich zudem gemerkt, dass es gegen solche Eiweiße scharf gemacht wurde. Bei einer künftigen Begegnung mit diesen kann es die Erinnerung theoretisch sofort abrufen und die hochgerüstete Antikörperarmee losschicken. Vorerst jedoch verharren die Antikörper gleichsam in den Startlöchern und warten darauf, ob sie eines Tages zum Einsatz abkommandiert werden.

Die schlafende Bestie

Genau diese immunologische Situation spiegelt ein Test wider, der bei Verdacht auf eine Allergie üblicherweise durchgeführt wird. Dabei wird die Konzentration von IgE-Antikörpern im Blut bestimmt. Fällt der Wert hoch aus, bedeutet das aber noch lange nicht, dass man eine Allergie hat. Ein hoher IgE-Spiegel sagt wenig darüber aus, ob man niesen, weinen und schnäuzen wird, wenn Pollenkörner an den Schleimhäuten kratzen. Es gibt erstaunlich viele Menschen, deren Blutbild enorme IgE-

Werte zeigt, die aber keinerlei Beschwerden haben. Ein entsprechendes Messergebnis verrät zunächst nur, dass der gerade geschilderte Prozess abgespult wurde: dass das Immunsystem der betreffenden Person einem Allergen nicht mehr gleichgültig gegenübersteht. Die Körperabwehr hat das Allergen nicht von vornherein als irrelevant eingestuft, sondern sich für eine Bereitschaft zur Empfindlichkeit entschieden – eben für eine Sensibilisierung. Damit zählt man nun grundsätzlich zum Kreis der sogenannten Atopiker: zu jenen Menschen, die eine Laufbahn als Allergiker einschlagen können. Begonnen hat die Karriere allerdings noch nicht.

Wann aber erfolgt jener finale Schritt, der aus einem potenziellen Allergiker einen tatsächlichen macht? Lange Zeit dachte man, diese Frage eindeutig beantworten zu können: Man stellte sich die Allergie als rasche Abfolge zweier unmittelbar miteinander verknüpfter Ereignisse vor: zuerst die Sensibilisierung, dann, im unvermeidlichen nächsten Kapitel, die allergische Reaktion. Dies ist jenes Prinzip, das der Kinderarzt Clemens von Pirquet schon vor mehr als 100 Jahren beschrieb: Bei neuerlichem Kontakt mit einem bestimmten Schadstoff reagiert der Organismus auffällig anders – » allos « – als beim ersten Mal. Und so galt es als Faktum, dass Heuschnupfen, Augenjucken oder Atemnot einsetzen, sobald ein Zweitkontakt mit einem kritischen Allergen stattfindet: bei der Erstberührung Alarmzustand, beim zweiten Aufeinandertreffen sogleich all die bekannten Symptome.

Doch gar so simpel dürfte die Sachlage nicht sein. Darauf deutet eine große europäische Untersuchung hin, die Forscher des schwedischen Karolinska-Instituts, der Medizinischen Universität Wien sowie Experten aus Frankreich, Norwegen und Spanien im Jahr 2014 veröffentlichten. Kern dieser Arbeit waren Daten von fast 800 Kindern, deren Krankheitsgeschichten über lange Zeiträume hinweg dokumentiert und ausgewertet wurden.

Speziell konzentrierten sich die Wissenschaftler auf eine Empfindlichkeit gegenüber dem Hauptallergen im Birkenpollen: »Bet v 1«. Die Kinder wurden im Alter von 4, 8 und 16 Jahren untersucht – und zwar sowohl im Hinblick auf ihre IgE-Werte als auch auf manifeste allergische Symptome.

Ein Resultat der Studie war, dass zwar die Wahrscheinlichkeit, an einer rinnenden Nase zu leiden, bei einem hohen IgE-Spiegel erwartungsgemäß steigt. Doch zugleich hatten überraschend wenige der Kinder, bei denen die IgE-Analyse hohe Werte zeigte, tatsächlich Beschwerden. Im Detail erhoben die Forscher folgende Zahlen: Im Alter von vier Jahren wurde bei 12,4 Prozent der Kinder eine IgE-Reaktion festgestellt. Aber nur 2,5 Prozent in dieser Altersklasse litten an einer Allergie. Als die Kinder das achte Lebensjahr erreicht hatten, war bei 17,4 Prozent von ihnen das Immunsystem sensibilisiert, doch lediglich 10,6 Prozent waren erkrankt – ein deutlicher Anstieg der Patientenzahl, aber längst nicht auf das Niveau der Sensibilisierung. Als Achtjährige hatten damit nicht einmal all jene Kinder eine Allergie, deren IgE-Wert schon vier Jahre zuvor Anlass zur Sorge gegeben hatte. Nach dem 16. Geburtstag kletterte die Anzahl der Kinder mit klarer Antikörperantwort schließlich auf 25,4 Prozent, die Rate der Allergiker betrug hingegen bloß 17,8 Prozent. Zu diesem Zeitpunkt hatten also etwa zwei Drittel der nachweislich sensibilisierten Teenager eine Allergie entwickelt.

Die Daten bergen zwei wichtige Erkenntnisse: Längst nicht alle Menschen, deren Immunsystem durch Allergene in Aufruhr versetzt wurde, prägen zwangsläufig allergische Symptome aus; und die Krankheit hinkt der Sensibilisierung oft deutlich hinterher. Erstreckt sich der Prozess der Sensibilisierung also über viel größere Zeiträume, als bisher angenommen? Verläuft er womöglich von Mensch zu Mensch völlig verschieden? Wird die Allergie doch nicht zwangsläufig sofort beim Zweitkontakt mit einem Allergen ausgelöst? Speichert das Immunsystem das Profil eines Allergens sogar über Jahre geduldig und ohne zu murren weit hinten im Langzeitgedächtnis, um dann plötzlich – warum auch immer – den Entschluss zu fassen, den Fremdkörper ab sofort nicht mehr zu tolerieren? Und wodurch würde diese Entscheidung konkret beeinflusst?

Die Resultate der erwähnten Kinderstudie gelten mit ziemlicher Sicherheit auch für die Gesamtbevölkerung. Hier wird die Diskrepanz zwischen bloßem Alarmzustand und echter Allergie fast noch augenfälliger: Bei den Kindern war lediglich die Reaktion auf ein einzelnes Allergen im Birkenpollen erhoben worden, nicht aber das breite Spektrum all der alltäglichen Allergene, die uns belasten können. Insgesamt dürften sogar bei 50 bis 60 Prozent der Menschen IgE-Antikörper im Blut zirkulieren, während jedoch maximal die Hälfte von ihnen an einer Allergie laboriert.

Diese Zusammenhänge könnten einen zusätzlichen Schlüssel zum besseren Verständnis von Allergien und deren Entstehung bergen – und letztlich zu neuen Behandlungsansätzen führen. Vielleicht muss man zwei Fragenkomplexe separat betrachten: Was legt zunächst den Grundstein für eine Neigung zur Allergie? Und, zweitens, was schließlich bewirkt in vielen, aber eben längst nicht in allen Fällen, dass daraus eine echte Krankheit wird? Welche Faktoren drängen ein vorerst stilles Leiden an die Oberfläche und wecken, bildlich gesprochen, die schlafende Bestie?

Wenn bei mindestens der Hälfte der Menschheit eine Veranlagung zur Allergie ohnehin bereits im Körper verankert ist und dort lange unauffällig schlummern kann, wäre die Sensibilisierung beinahe der Normalzustand und ein häufiger, aber oftmals stummer Begleiter des Homo sapiens. Man weiß zum Beispiel aufgrund von

Studien an Naturvölkern, dass im Blut vieler dieser Menschen große Mengen an IgE-Antikörpern zirkulieren. Der urtümliche Lebensstil fernab zivilisatorischen Komforts verhindert also nicht unbedingt, dass das Immunsystem gegenüber Allergenen alarmiert wird. Doch Allergien kennen diese Gesellschaften kaum. Essenziell wäre daher möglicherweise vor allem, aus welchen Gründen ein sehr verbreitetes latentes Problem zum konkreten wird, welche Faktoren also ausschlaggebend sind, dass von den auf Allergien vorprogrammierten Atopikern immer mehr tatsächlich erkranken. Und noch ein Stück weitergedacht: Wenn von zentraler Bedeutung ist, welche Faktoren letztlich den »Ausbruch« einer Allergie bewirken, kommt man damit vielleicht auch der Lösung eines der großen Medizinrätsel der vergangenen Jahrzehnte näher: Wie erklärt sich der stete, zeitweise rapide Anstieg allergischer Erkrankungen? Weshalb kommt der Körper von immer mehr Menschen mit ein paar läppischen Proteinen nicht zurecht?

Inzwischen steht bereits die Idee im Raum, in Zukunft nicht erst eine Krankheit zu bekämpfen, sondern gleich die Tendenz dazu im Keim zu ersticken. Dieser Ansatz liefe darauf hinaus, bei Atopikern präventiv ins Immungeschehen einzugreifen, bevor sich eine Allergie verfestigen kann.

Was aber geschieht im Körper, wenn auf Phase eins auch Phase zwei folgt, auf die Basis für eine Überempfindlichkeit also eine tatsächliche Allergie? Bisher haben mehrere Einheiten des Immunsystems die Sektion der IgE-Antikörper alarmiert. Bei einem gewissen Anteil der derart sensibilisierten Personen bleibt es aber nicht bei der Gefechtsbereitschaft, sondern es kommt auch zur Abwehrschlacht. Hat das Immunsystem einmal den folgenschweren Entschluss gefasst, gleichsam den Schalter zu drücken und die Weichen in Richtung Allergikerlaufbahn zu stellen, feuert es bei künftigen Kontakten mit einem bestimmten Allergen praktisch aus allen Rohren: In diesem Fall folgt auf die Sensibilisierung die »Effektorphase«.

Die Marschroute des Allergikers

Klammern sich – um beim gewählten Beispiel zu bleiben – nun Pollenkörner an die Schleimhäute, werden sie von den Antikörpern der Klasse IgE in Empfang genommen. Diese sitzen auf sogenannten Mastzellen, die an den Eintrittspforten des Körpers Posten beziehen und deren Oberfläche von Antikörpern übersät ist. Bis zu 500 000 IgE-Moleküle drängen sich auf einer einzigen Mastzelle. Die Antikörper packen das Allergen mit ihren schräg nach oben zeigenden »Armen«, also mit der Gabel der Ypsilon-Struktur. Dieser Kontakt lässt die Dämme brechen: Die Mastzelle explodiert förmlich, was eine wahre Sturzflut einer weiteren Substanz bewirkt. Aus der Mastzelle strömt jetzt in einem Schwall der Entzündungsbotenstoff Histamin in den Körper. Die Gefäße weiten sich, die Schleimhäute schwellen an, die Atemmuskulatur zieht sich zusammen, die Bronchien können sich verengen. Der Mensch durchleidet augenblicklich oder binnen kürzester Zeit einen allergischen Anfall, verursacht durch die plötzliche, rasante Ausschüttung von Histaminen. Genau diese biologische Kettenreaktion ist auch der Grund, warum eine der Behandlungen von Allergien auf der Verabreichung sogenannter Antihistaminika beruht: Diese Präparate sollen jene Rezeptoren blockieren, welche das Fluten des Körpers mit dem kritischen Hormon verschulden.

Wie sich so ein Anfall anfühlt, weiß jeder Allergiker nur zu gut: Konjunktivitis sagen Ärzte zu den juckenden oder brennenden Bindehäuten, saisonale Rhinitis zum Dauerschnupfen, der eine schrecklich beißende Nase bedeutet und den häufig ein Stakkato von Niesattacken begleitet. Rhinokonjunktivitis heißt die Kombination aus beidem. Andere Symptome treten im Verlauf der Jahre mitunter in wirrer Abfolge auf – quälender Hautausschlag in Form von Neurodermitis, medizinisch korrekt atopisches Ekzem genannt, Nahrungsmittelallergien oder, besonders schlimm, Asthma. Zusätzlich fühlen sich Allergiegeplagte während der Saison oft ganzheitlich miserabel und wie von der Grippe niedergestreckt. Tatsächlich finden im Zuge der Abwehrschlacht des Immunsystems heftige Entzündungsreaktionen im Organismus statt.

Als »atopischen Marsch« bezeichnet man traditionell die typische Karriere des Allergikers, wobei eine Leidensstation nach der anderen durchlaufen wird und sich mit zunehmendem Alter ein Symptom ans andere reiht. Als erste Stationen gelten dem gängigen Lehrbuchwissen zufolge das atopische Ekzem und Nahrungsmittelallergien, und zwar hauptsächlich solche gegen Kuhmilch- und Hühnereiweiß. Diese Erkrankungen setzen vorwiegend im Säuglings- oder Kleinkindalter ein, wobei eins ins andere greifen kann. Erfahrungswerte von Ärzten zeigen zum Beispiel: je gravierender eine Neurodermitis, desto höher die Wahrscheinlichkeit von Lebensmittelallergien. Umgekehrt können die Folgen einer Milch- oder Eiallergie neben Verdauungsstörungen auch Hautprobleme sein, da die Haut brüchig und durchlässig wird – was Ekzeme erst recht begünstigt (und zusätzlich bakterielle Infektionen, die den Leidensdruck nochmals erhöhen). Bis zu 10 Prozent der Kinder kämpfen mit Nahrungsmittelallergien, etwa jedes fünfte Kind in der westlichen Welt mit Neurodermitis. Zum Glück verflüchtigen sich diese Erscheinungsformen von Allergien oftmals im Lauf der Kindheit oder während der Pubertät.

Stattdessen beeinträchtigt dann die Baum- und Gräserblüte die Lebensqualität der Heranwachsenden, häufig ab dem Grundschulalter. Besonders grausam ist es, wenn der Heuschnupfen allmählich um allergisches Asthma ergänzt oder von diesem abgelöst wird – nicht nur wegen der beklemmenden Atemnot, sondern auch, weil über die Jahre Körpergewebe unwiederbringlich zerstört werden kann. »Etagenwechsel« nennen Experten diesen Wechsel des Symptomzentrums von den oberen zu den unteren Atemwegen. Zwischen 30 und 40 Prozent der Heuschnupfenpatienten entwickeln mit der Zeit allergisches Asthma, wie aus Daten der Weltgesundheitsorganisation hervorgeht. Etwa 10 Prozent der Grundschüler sind in Ländern wie Deutschland und Österreich davon betroffen. Und mit etwa 70 Prozent ist die allergische Variante heute die häufigste Form von Asthma – und damit für Ärzte, Wissenschaftler und die Gesundheitspolitik eine enorme Herausforderung.

Lange galt die Lehrmeinung, dass der atopische Marsch bei allen Patienten weitgehend gleich verläuft und die einzelnen Krankheiten einer festen Choreografie gehorchend die Bühne betreten. Heute weiß man allerdings, dass dieser Marsch keineswegs ein geordneter sein muss: Die Symptome können – alle zusammen oder nur manche davon – genauso gut völlig willkürlich auftreten, wobei sie sich an keine Reihenfolge halten müssen. Allergie ist buchstäblich Chaos im Körper.

Die Allergiker-Karriere: Der atopische Marsch

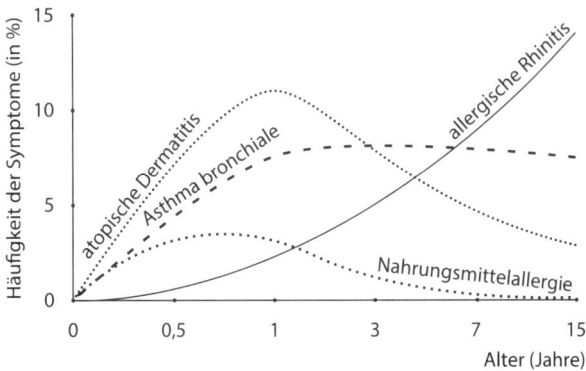

Die Grafik zeigt das gängige Schema, wonach Allergien in früher Kindheit mit einer Überempfindlichkeit gegenüber Nahrungsmitteln und mit Neurodermitis beginnen, dafür in späteren Jahren häufig Heuschnupfen oder allergisches Asthma entstehen. Jedoch halten sich Allergien nicht immer an das Schema: Weder müssen alle Krankheitsformen auftreten noch ist die Reihenfolge der Allergien in Stein gemeißelt.

Schnelle Typen, träge Typen

All die bisher geschilderten Allergien und Beschwerden werden von Medizinern der Klasse Typ-I-Allergien zugeordnet. Um Ordnung und Übersicht zu schaffen, hat die Wissenschaft vier Kategorien allergischer Reaktionen definiert, wobei weniger das einzelne Symptom oder die Art des Allergens von Belang ist, sondern die Antwort des Körpers auf einen Reizstoff. Unter Typ I fallen Nahrungsmittel-, Pollen-, Tierhaar- und Milbenallergien ebenso wie Allergien gegenüber dem Gift von Bienen, Wespen oder Hummeln – Letztere von besonderer Brisanz, weil dem Insektenstich akutes Kreislaufversagen folgen kann, der berüchtigte anaphylaktische Schock. Gemeinsam ist den Krankheitsbildern dieses Typs, dass sie alle mit der massiven Ausschüttung von IgE-Antikörpern einhergehen und die Antwort des Immunsystems auf das jeweilige Allergen sehr plötzlich eintritt. Aus diesem Grund trägt diese Kategorie zusätzlich auch die Bezeichnung »Soforttyp-Allergien«.

Sie sind die mit Abstand häufigsten und zugleich jene, die auf Anhieb mit dem grassierenden Volksleiden in Verbindung gebracht werden. Daher handelt dieses Buch in weiterer Folge hauptsächlich von diesem Krankheitskomplex. Der Vollständigkeit halber seien dennoch auch die anderen Formen von Allergien kurz erwähnt: Typ II ist insofern gravierend, als er zellzerstörende Wirkung entfaltet. Allergene Stoffe lagern sich an der Oberfläche von Körperzellen an und können diese unmittelbar vernichten. Klassische Auslöser sind Medikamente wie Schmerzmittel und Penicillin, die sich an Blutzellen heften, was nach deren Zerstörung zu Blutarmut oder zur Beeinträchtigung der Blutgerinnung führen kann. Arzneimittel sind oft auch die Ursache für Typ-III-Allergien, wobei hier Antikörper der Klassen IgG und IgM eine zentrale Rolle spielen, die Fieber, Gelenkschmerzen und schwere Entzündungen erzeugen können. In diese Gruppe fallen auch bestimmte Reaktionen auf Schimmelpilzsporen, die Stallarbeiter und Bauern unter der Bezeichnung »Farmerlunge« leidvoll kennen: Organische Partikel von geschimmeltem und wieder getrocknetem Heu dringen in die Atemwege ein und lösen Symptome aus, die einer Lungenentzündung ähneln.

Die Allergien des Typs IV stehen zwar an letzter Position, rangieren aber hinsichtlich ihrer Verbreitung an zweiter Stelle. Der Volksmund kennt sie unter der Bezeichnung Kontaktallergien. Die Angaben über die Zahl der Betroffenen schwanken, aber bei moderater Schätzung kann man davon ausgehen, dass etwa 15 Prozent der Bevölkerung im Lauf ihres Lebens daran erkranken. Im

Gegensatz zu den anderen Allergieformen werfen sich hier keine Antikörper ins Gefecht. Stattdessen kommt es zu einer Reaktion der Immunzellen, die Entzündungen nach sich zieht – verbunden mit Juckreiz, Rötungen, Bläschen und nässenden Hautstellen. Signifikant für diese Form ist, dass die Allergie nicht sofort, sondern zeitverzögert auftritt: Zwischen Allergenkontakt und Reaktion können viele Stunden oder sogar Tage vergehen, weshalb solche Überreaktionen auch »Spättyp-Allergien« genannt werden.

Das Immunsystem rebelliert dabei gegen winzige Moleküle, Haptene genannt, welche die Haut durchdringen und sich an Eiweißstoffe binden. Erst aufgrund dieses Vorgangs entfalten die Fremdkörper allergenes Potenzial. Heute sind mehr als 4000 Substanzen bekannt, die Kontaktallergien hervorrufen können. Als mit Abstand wichtigster Auslöser gilt Nickel, enthalten unter anderem in Schmuck, Besteck, Hosenknöpfen, Zahnspangen, BH-Verschlüssen und Brillengestellen. Kobalt wiederum ist zum Beispiel in Farben enthalten – in Textilfarben ebenso wie in Haarfärbemitteln. Weitere Auslöser sind verschiedenste Duftstoffe, Lacke und Kleber. Doch auch die Natur hat einige »Erfindungen« zu bieten, welche die Haut von Allergikern reizen können: Teebaumöl etwa, den Bienenkitt Propolis und sogar die Ringelblume, die viele Menschen just als vermeintlich hautschonende Salbe auftragen. Ein bedeutendes Allergen ist überdies Latex, das oftmals dem Personal in Gesundheits- und Pflegeberufen zusetzt, weil dieses zum Tragen von Handschuhen aus diesem Naturkautschuk angehalten ist.

Doch Vorsicht – wie bei Nahrungsmittelallergien gilt auch hier: Vieles, was gemeinhin als Kontaktallergie bezeichnet wird, ist in Wirklichkeit gar keine. Das trifft vor allem auf eine ganze Reihe von hautbedingten Berufskrankheiten zu, die gerne in einem Atemzug mit Allergien genannt werden. Sehr oft handelt es sich dabei um »Irritanzien«: um Stoffe, häufig Chemikalien wie Konservierungsmittel, welche die Haut reizen und schädigen, ohne dass es jedoch zu einer Immunreaktion kommt. Wenn eine solche ausbleibt, handelt es sich aber um keine Allergie. Die Unterscheidung ist enorm wichtig, weil sie die Basis für eine wirksame Behandlung bietet, jedoch keineswegs immer einfach – auch für Ärzte grenzt es oft an wahre Detektivarbeit, den konkreten Auslöser aufzuspüren und zu ermitteln, ob er eine Immunantwort provoziert oder nicht.

Auch viele weitere Symptome werden im Alltag oft zu Unrecht als Allergien bezeichnet. Wer zum Beispiel auf seiner Haut Rötungen, Knötchen oder mit Wasser gefüllte Quaddeln entdeckt, sobald er an die Sonne geht, hat im Regelfall keine Allergie. Zu 90 Prozent sind die gemeinhin als »Sonnenlichtallergie« bezeichneten und meist stark juckenden Hautveränderungen durch eine sogenannte polymorphe Lichtdermatose bedingt, deren Ursachen als weitgehend unklar gelten. Nur eine Minderheit der Patienten ist von photoallergischen Reaktionen betroffen, die man tatsächlich dem Komplex der Allergien zurechnet: Hier verbinden sich auf die Haut aufgebrachte Substanzen – etwa Wasch- oder Sonnenschutzmittelbestandteile – mit körpereigenen Eiweißen und lösen eine Kontaktallergie aus.

Aber nicht nur UV-Licht kann auf der Haut Bläschen, Pusteln und Quaddeln erzeugen – Symptome, für die Ärzte den Sammelbegriff Urtikaria oder Nesselsucht gebrauchen. Auch Einwirkungen wie Wärme, Kälte, Druck und sogar Wasser können unsere Körperoberfläche angreifen, wobei manchmal ebenfalls Histamin eine Rolle spielt. Doch eine echte »Kälteallergie« gibt es ebenso wenig wie die bis heute ziemlich mysteriöse »Wasserallergie«: Diese Erscheinungsformen zählen samt und sonders zu den Pseudoallergien. Nur eine Minderheit aller Urtikaria-Fälle ist allergisch bedingt und damit auf eine Verkettung sehr klar definierter Reaktionen des Immunsystems zurückzuführen.

Alle geschilderten tatsächlichen Allergien, egal welchen Typs, haben zumindest eines gemeinsam: In jedem Fall handelt es sich um eine Fehlprogrammierung des Immunsystems, um eine fatal falsche Verschaltung zellulärer Knotenpunkte. Die für Forscher und Patienten gleichermaßen brennende Frage lautet nun: Was liefert letztendlich den Impuls zu dieser Entgleisung? Sicher ist zunächst: Es gibt nicht einen singulären Auslöser, eine Art roten Knopf der Abwehr, der irrtümlich oder fahrlässig gedrückt würde. Gewiss ist aber auch: Die Wissenschaft gewinnt in letzter Zeit tiefe Einsichten in jene Prozesse, die den Menschen zum Allergiker stempeln – und scheint sich inzwischen auf einem guten Weg zu befinden, die Ursachen für Allergien wirklich entschlüsseln zu können.

Der Allergie-Code

Schlüsselstellen im Erbgut stellen die Weichen für
Heuschnupfen und Asthma

Man könnte meinen, es handle sich um eine raffinierte
Geheimsprache. IL6R DENNDJB ILiRLi PDE4D TSLP
SLC22A4/RAD50/IL13 steht da beispielsweise zu lesen.
Weiter lautet die mysteriöse Botschaft: HLA-DRA/DRQ
CDHR3 IL33 C11orf30/LRRC32. Und das ist nur ein
Bruchteil der langen monotonen Kolonnen von Chiffren,
die ganze Seiten füllen. Die Buchstaben- und Ziffern-
kombinationen stammen aber nicht aus einem Agen-
tenthriller, sondern bezeichnen menschliche Gene: Stellen
im Erbgut, die in Zusammenhang mit Heuschnupfen,
Asthma und Neurodermitis stehen. Kleine, aber entscheidende Veränderungen dieser Gene sollen dafür verantwortlich sein, dass manche Menschen eine Neigung zu
allergischen Krankheiten entwickeln, während andere
davon verschont bleiben. Viele Dutzend solcher Positionen im genetischen Code haben Forscher mittlerweile
ermittelt und katalogisiert – zahlreiche weitere werden
sicherlich folgen.

Dass die Genetik eine wesentliche Rolle bei Allergien
spielt, wird seit Langem vermutet. Bereits vor einem Jahrhundert fanden Wissenschaftler erste Hinweise darauf.
Im Jahr 1916 ergab eine Studie mit mehr als 600 Pro-
banden, die gegenüber Allergenen sensibilisiert waren,
dass fast die Hälfte von ihnen familiär vorbelastet war.
Allergien haben demnach eine erbliche Komponente,

konstatierte man schon damals, und diese genetische Basis kann von den Eltern an die Kinder weitergereicht werden.

Heute ist der Einfluss der genetischen Ausstattung unstrittig. Je nachdem, ob ein Elternteil betroffen ist oder beide Eltern zur Allergie neigen, wird auch dem Nachwuchs eine gewisse Wahrscheinlichkeit dafür in die Wiege gelegt. Die konkreten Prozentangaben für dieses Risiko schwanken, weil manche Forscher die Rolle der Gene gewichtiger einschätzen als andere. Doch zumindest Richtwerte lassen sich nennen: Ist entweder der Vater oder die Mutter sensibel gegenüber Pollen oder anderen Reizstoffen, müssen die Kinder damit rechnen, zu 30 bis 50 Prozent ebenfalls diese erbliche Last aufgebürdet zu bekommen. Sind beide Eltern zur Allergie verdammt, beträgt die Gefahr, dass auch die Kinder darunter leiden werden, bis zu 80 Prozent.

Doch welche Gene sind es genau, die Allergien oder die Veranlagung dazu durch die Generationen reisen lassen? Und was stellen sie im Körper an? Erst in jüngerer Vergangenheit können die Wissenschaftler solchen Fragen mit einiger Präzision auf den Grund gehen. Möglich machen dies moderne Methoden der Molekularbiologie, die es erlauben, große Abschnitte unseres Genoms rasch und kostengünstig zu analysieren. Als Hauptinstrument für dieses Unterfangen haben sich zuletzt sogenannte genomweite Assoziationsstudien etabliert. Dieser Typ wissenschaftlicher Arbeiten vergleicht die Erbgutdaten von zwei Gruppen miteinander: jene gesunder Menschen mit solchen von Personen, die an einer Krankheit leiden, zum Beispiel Allergien. Springen auffällige Abweichungen zwischen den Gruppen ins Auge, darf man davon ausgehen, auf Genmuster gestoßen zu sein, die mit der jeweiligen Krankheit einhergehen. Zwar findet man auf diese Weise nicht ursächliche Zusammenhänge, also keine unumstößlichen Faktenbeweise, es lassen sich aber augenfällige Beziehungen zwischen Symptomen und Genvarianten herstellen, die gleichzeitig auftreten. Sind die untersuchten Populationen groß genug – oft werden in solche Studien 10 000 und mehr Personen einbezogen –, hat man wohl zentrale molekulare Wegmarken aufgespürt, die für den studierten Krankheitskomplex wahrscheinlich charakteristisch sind.

Einen Überblick über die bisherigen genomweiten Assoziationsstudien zum Thema Allergien verfassten britische Forscher im Jahr 2014. Sie sichteten Dutzende einschlägige Arbeiten aus vielen Teilen der Welt und listeten penibel all die verdächtigen Genvarianten sowie deren wichtigste Aufgaben auf. Gemeinsam ist mehreren dieser Gene, dass sie eine Rolle bei Entzündungsprozessen spielen, bei der Reaktion von Körpergewebe auf allergische Reize sowie bei der Ausprägung von T-Zellen – jener Immunzellen, welche die Körperabwehr Richtung Allergie lenken. Die englischen Wissenschaftler verwiesen ferner auf Genmuster, die gehäuft bei Asthmatikern auftreten (etwa Variationen auf Chromosom 17), und ebenso auf solche, die besonders bei Menschen mit Heuschnupfen oder Neurodermitis vorkommen (unter anderem auf den Chromosomen 1, 5 und 11).

All die Erkenntnisse untermauern nicht zuletzt den Umstand, dass man wohl vergeblich nach einem singulären »Allergie-Gen« sucht. Es gibt keinen biologischen Hauptschalter, der die Weichen für oder gegen allergische Krankheiten stellt. Beteiligt ist vielmehr ein ganzer Reigen von Genen, die verschiedene Körperfunktionen beeinflussen. Und nicht immer tun sie dies auf gleiche Weise. Wie sich eine bestimmte Kerbe im Erbgut auswirkt, kann durch zahlreiche Faktoren bedingt sein, zum Beispiel durch die ethnische Zugehörigkeit: Was bei Europäern das Asthmarisiko steigert, kann in anderen Weltregionen ohne Belang sein oder sogar vor chronischer Atemnot schützen. »Flip-Flop-Effekt« wird dies genannt. Vorerst handelt es sich hier um vergleichende Beobachtungen, die tieferen Ursachen für dieses Phänomen liegen allerdings noch im Dunkeln.

Die britischen Forscher besprachen außerdem Studien mit einem anderen Schwerpunkt: Diese Sorte von Arbeiten zielte weniger auf einen Zusammenhang zwischen Abschnitten im Erbgut und einer konkreten Krankheit ab, sondern prüfte vor allem genetische Einflüsse auf die Voraussetzungen dafür: auf den Prozess der Sensibilisierung und erhöhte Spiegel von Immunglobulinen der Klasse E. Das Fazit lautete auch hier: Die Gene scheinen eindeutig mitzubestimmen, ob der Organismus eine Bereitschaft zur allergischen Reaktion entwickelt. Spezielle Bedeutung scheinen Gene der Gruppe HLA zu besitzen, mehrheitlich auf Chromosom Nummer 6 beheimatet, die unter anderem daran mitwirken, dass der Körper Allergene und andere körperfremde Stoffe erkennt.

Die meisten Forscher glauben heute, dass dieser Wirkungsbereich der Genetik der wichtigere ist. Vererbt werde hauptsächlich nicht eine allergische Erkrankung – etwa Heuschnupfen oder Asthma –, sondern eine Atopie: die Neigung unseres Immunsystems, irgendwann im Leben auf Pollen, Milben oder Bestandteile von Katzenhaaren zu reagieren. Hier tritt neuerlich jener wichtige Umstand zutage, der bereits im vorigen Kapitel Thema war: Die grundsätzliche Fähigkeit der Körperabwehr, harmlose Stoffe aus der Umwelt mit speziellen Immunzellen und Antikörpern zu bekämpfen, muss sauber von der erst nach wiederholtem Kontakt mit diesen Substanzen auftretenden Krankheit getrennt werden. Und der Weg von der Atopie zu manifesten Symptomen kann ein weiter sein.

Im Wesentlichen bedeutet dies: Wir bekommen zwar die generelle Veranlagung als unerwünschte Mitgift unserer Eltern mit auf den Lebensweg, und zwar als Fracht in unserem Erbgut. Bei annähernd der Hälfte der Bevölkerung schlummert dieses Potenzial im Organismus – was aber nicht unbedingt gesundheitliche Relevanz erlangen muss. Ob und worunter wir in späteren Jahren tatsächlich leiden werden, steht auf einem ganz anderen Blatt. Darauf deuten zum Beispiel Studien an eineiigen Zwillingen hin. Da genetisch praktisch identisch, müsste in deren Erbmaterial auch dieselbe Bürde stecken. In der Tat trifft dies in Bezug auf die atopische Prägung zu, aber kaum auf konkrete allergische Erkrankungen. Unter rund 7000 eineiigen Zwillingen zeigte sich, dass etwa Heuschnupfen nur selten beide Geschwister gleichermaßen betraf: Nieste ein Zwilling aufgrund des jährlichen Pollenflugs, betrug die Wahrscheinlichkeit bloß 5 Prozent, dass der andere ebenfalls an genau dieser Form einer Allergie laborierte.

Vielleicht ist der auch genetisch bedeutsame Unterschied zwischen Atopie und Allergie eine Erklärung für ein großes Rätsel, vor dem viele Allergiker stehen: Die meisten von ihnen durchforsten irgendwann den eigenen Stammbaum nach Leidensgenossen. Oft werden sie nicht fündig und bleiben ratlos mit der Frage zurück: Warum nur leide ich so entsetzlich, obwohl niemand sonst in der Verwandtschaft betroffen zu sein scheint, weder Vater noch Mutter, weder Großeltern noch Onkel oder Tanten? Oder hatten frühere Generationen bloß nicht über ihre Beschwerden gesprochen, still gelitten und ihren Zustand als gottgegeben akzeptiert?

Schon möglich, aber die Lösung könnte ebenso gut darin zu suchen sein, dass andere Familienmitglieder sehr wohl auch die entsprechende Neigung latent in sich trugen oder tragen, aber nie handfeste Erkrankungen auftraten. So blieb das Problem gewissermaßen unter der Decke, und keinem Verwandten wäre je eingefallen, sich einer Diagnostik zu unterziehen und etwa den IgE-Antikörperspiegel bestimmen zu lassen. Dass beim Nachwuchs schließlich eine lange unauffällig im Erbgut verankerte Veranlagung an die Oberfläche drängt, sorgt dann für großes Erstaunen – und liegt vermutlich weniger an den Genen als an Umwelteinflüssen (denen die nächsten Kapitel gewidmet sind).

Zu dieser Einschätzung gelangten auch dänische Forscher, die im Sommer 2013 die Resultate einer Genomanalyse von rund 30 000 Personen präsentierten. Zunächst berichteten die Wissenschaftler, zehn der Hauptgene für allergische Erkrankungen identifiziert zu haben. Sämtliche dieser Gene seien eng mit der Steuerung des Immunsystems verknüpft. Bei Allergikern könne man feststellen, dass auf den zehn verdächtigen Stellen im Erbmaterial einzelne DNA-Bausteine durch abgewandelte Formen ersetzt seien – kleine, aber offenbar entscheidende Veränderungen. In ihrer Konklusio hoben die Experten hervor, dass all die untersuchten Menschen zwar eine Vielzahl konkreter Allergien hätten. Vererbt werde ihrer Ansicht nach trotzdem »in erster Linie die Tendenz, zum Allergiker zu werden, und nicht eine spezielle Allergie«.

Auch wenn zweifelsohne ein ganzes molekulares Orchester an Genen am Fundament für Allergien mitwirkt, kristallisiert sich im schier unüberblickbaren Wildwuchs molekularer Schalter in jüngerer Vergangenheit einer doch als überdurchschnittlich bedeutsam heraus. Er dient der Bildung eines Eiweißstoffs namens Filaggrin und genießt momentan die volle Aufmerksamkeit der Fachwelt.

Die Haut, ein löchriger Schutzwall

Die oberen Hautschichten bieten Schutz vor verschiedensten äußeren Einflüssen. Sie wirken wie ein Wall gegen mechanische Beschädigungen, gegen Chemikalien und Schadstoffe, die sonst ungehindert in den Körper eindringen könnten. Um uns vor solchen Gefahren zu bewahren, benötigen wir eine intakte Hornschicht, und diese wird nicht zuletzt vom Protein Filaggrin gebildet. Damit solche Proteine ihren Job zuverlässig verrichten können, bedarf es wiederum spezieller Gene – denn diese enthalten die Bauanleitung für die Proteine. Liegt ein Gendefekt vor, kommt es zu Fehlern bei der Proteinherstellung. Im Fall von Filaggrin hat dies zur Folge, dass die natürliche Barrierefunktion der Haut beeinträchtigt ist.

Dass hier ein Zusammenhang zu Allergien bestehen könnte, vermuten Forscher seit etwa einem Jahrzehnt. Damals fiel Ärzten auf, dass Menschen mit schadhafter Oberhaut – was sich oft durch sehr trockene, schuppende Haut bemerkbar macht – zugleich auffallend häufig von Neurodermitis betroffen sind, dem atopischen Ekzem, an dem in urbanen Regionen zeitweise fast jedes fünfte Kind leidet. Sollte eventuell nicht nur eine überschießende Immunantwort, sondern auch eine gestörte Hautbarriere an den furchtbar juckenden allergischen Ausschlägen schuld sein? Oder wäre es sogar denkbar, dass beides Hand in Hand ginge?

Genau das nehmen heute manche Wissenschaftler an. Unter Münchner Schülern zeigte sich zum Beispiel, dass immerhin 8 Prozent von ihnen einen genetisch bedingten Mangel an Filaggrin aufwiesen – und zugleich ein dreifach erhöhtes Risiko für ein atopisches Ekzem. Andere Studien belegten, dass bei bis zu 40 Prozent der Neurodermitispatienten Filaggrin nachteilig mutiert ist. Interessanterweise bestehen außerdem Querverbindungen zu anderen Allergien. Patienten mit atopischem Ekzem und mutierten Filaggrin-Varianten sind später auch für Asthma anfälliger. Das ist insofern bemerkenswert, als Filaggrin in den Lungen gar nicht vorkommt. Außerdem haben Menschen mit Filaggrin-Defekten ein erhöhtes Risiko für Heuschnupfen, Kontaktallergien gegen Nickel und generell für eine allergische Sensibilisierung.

Es scheint fast, als wäre dieses Eiweiß eine Art Rohstoff, dessen Fäden sich durch den Organismus spinnen können und die Knotenpunkte allergischer Reaktionen miteinander vernetzen.

Die inzwischen gut dokumentierte Wirkungskette von Filaggrin passt auch ausnehmend gut zum Verlauf des klassischen atopischen Marschs: In einer frühen Phase treten dabei neben Nahrungsmittelallergien häufig Hautprobleme auf, gefolgt oder abgelöst von anderen allergischen Symptomen in den späteren Lebensetappen – alles auffällige Parallelen zum Filaggrin-Mechanismus. Sind genetisch bedingte Schäden in der Haut womöglich ein Schlüsselfaktor, eine molekulare Basis, die gleichsam den Startpunkt des weiteren Geschehens und einer Allergikerkarriere markiert? Und wie ließe sich dies mit der klassischen Theorie in Einklang bringen, wonach Allergien in erster Linie auf einem aus der Balance geratenen Immunsystem beruhen?

Mittlerweile gibt es folgende Vermutung, die allerdings noch näherer Untersuchung bedarf: Eine fehlerhafte Oberhautschicht lässt Fremdkörper eher eindringen, und das erleichtert auch Allergenen die Passage in den Körper. Diese Substanzen rufen das Immunsystem auf den Plan, fördern Entzündungen und führen zu einer Sensibilisierung gegenüber den Reizstoffen aus der Umwelt – mit all den weiter oben beschriebenen Folgen wie einer Alarmierung der Helferzellen des Typs 2 und einer Hochrüstung der Armee der IgE-Antikörper. Ein schadhafter Filaggrin-Mechanismus würde dieser Theorie zufolge dazu beitragen, dass das Immunsystem aufgrund einer löchrigen Hautbarriere leichter und intensiver mit Allergieauslösern in Kontakt gerät, wodurch schlicht die Wahrscheinlichkeit steigt, dass Überempfindlichkeiten entstehen. Die gestörte Proteinherstellung wäre demnach ein zusätzlicher Motor der Allergieentwicklung. In Experimenten an Mäusen konnte bereits gezeigt werden, dass jene Tiere eher auf einen Allergiereiz reagieren, denen intaktes Filaggrin fehlt. Inzwischen wird außerdem diskutiert, ob nicht nur die äußere Haut, sondern auch die Schleimhäute von dieser Kaskade an Fehlsteuerungen betroffen sein könnten – und ob damit in der Folge eine allzu durchlässige Nasen- oder Darmschleimhaut Heuschnupfen respektive Nahrungsmittelallergien Vorschub leistet.

Zwar beruhen viele dieser Annahmen vorerst noch auf Spekulation. Dennoch überlegen Wissenschaftler bereits jetzt, ob Filaggrin einen Ansatzpunkt für neue Therapien eröffnen könnte. Wenn die Hautbarriere gestört ist, könnte man vielleicht ein Reparaturprogramm starten, etwa in Form von Cremes, die über die Haut wirken und die schadhaften Proteine wieder zusammenflicken.

Wenn die Umwelt die Gene manipuliert

Es sind aber nicht nur die Gene allein, die sich aufgrund von – per Definition zufälligen – Mutationen verändern und den Menschen in die Richtung einer Erkrankung leiten. Ein Spezialgebiet der Genetik befasst sich darüber hinaus mit einer Art Brücke zwischen molekularen und äußeren Faktoren. »Epigenetik« heißt dieses Fach, das untersucht, inwiefern die Umwelt auf unsere genetische Ausstattung einwirkt. Epigenetische Einflüsse führen nicht zu echten Abwandlungen des DNA-Strangs, greifen also nicht in den Code selbst ein. Stattdessen kontrollieren und entscheiden sie mit, wie aktiv ein bestimmtes Gen ist und in welchem Umfang es seine Funktion ausüben kann. Bezogen auf Allergien bedeutet das zum Beispiel: Sind infolge externen Einflusses Gene besonders tatendurstig, die an der Regulierung von IgE-Antikörpern beteiligt sind, kann dies Folgen für die Heftigkeit der allergischen Reaktion haben.

Genau solche epigenetischen Veränderungen konnten Wissenschaftler mittlerweile identifizieren. Im Februar 2015 druckte das Fachjournal *Nature* eine Studie von Forschern aus England, Kanada, Schweden und den USA. Die Experten hatten Blutzellen von Asthmatikern analysiert und fanden 34 Gene, die durch einen Vorgang namens Methylierung veranlasst werden, größere Mengen IgE-Antikörper herzustellen – was den Schweregrad allergischer Symptome verschärft. Die Methylierung gilt als eine der wichtigsten epigenetischen Veränderungen. Dabei kommt es durch äußere Einflüsse zu einer biochemischen Modifizierung bestimmter Stellen in der Erbsubstanz. Die Genaktivität kann dadurch sowohl gesteigert als auch herabgesetzt werden, und beides kann negative gesundheitliche Folgen zeitigen.

Außerdem stellte das Forscherteam fest, dass einige der 34 Gene eine spezielle Sorte weißer Blutzellen aktivieren: die Eosinophilen, von denen man weiß, dass sie Entzündungsreaktionen in den Atemwegen von Asthmapatienten vorantreiben. Auch diese Erkenntnis, hoffen die Wissenschaftler, könnte Grundlage künftiger Therapien sein, die darauf abzielen würden, diese Blutzellen zu neutralisieren.

Ebenfalls im Februar 2015 beschrieben Mediziner der amerikanischen Johns Hopkins Bloomberg School of Public Health eine Genomregion, die offenbar eine wichtige Rolle bei einer der gravierendsten Allergieformen spielt: bei einer Überreaktion auf Erdnüsse, die potenziell tödlich enden kann. Ein paar Nussbrösel oder bloß eine Kontamination anderer Lebensmittel mit Erdnussspuren kann genügen, und die Schleimhäute schwellen an, den Patienten bleibt die Luft weg, der Kreislauf sackt ab. Im schlimmsten Fall folgt ein gefürchteter anaphylaktischer Schock. Erdnussallergien bleiben meist lebenslang eine Bedrohung.

Die Wissenschaftler prüften rund eine Million Stellen

im Erbmaterial und grenzten dann Gene aus der Gruppe HLA auf Chromosom Nummer 6 ein – Gene, auf die bereits die weiter oben zitierte Studie britischer Forscher verwiesen hatte. Allerdings entwickeln keineswegs alle Menschen mit einer Mutation auf diesen Genen tatsächlich eine Allergie, wie die US-Mediziner weiter ausführten. Es müsse eine zusätzliche Einflussgröße mitwirken, damit aus einer genetischen Neigung eine spürbare Krankheit werde. Und dies sei auch hier eine Methylierung der DNA – also neuerlich epigenetische Faktoren: Phänomene aus der Umwelt, die diesen Prozess in Gang setzen. Vermutlich würden solche Wechselwirkungen zwischen Umwelt und Erbgut sogar schon vor der Geburt im Mutterleib sowie in der allerfrühesten Lebensetappe virulent, ergänzten die Forscher. Wie wir in den nächsten Kapiteln sehen werden, dürften dies tatsächlich die entscheidenden Phasen für die Ausprägung von Allergien sein (oder aber für deren Verhinderung).

Nach und nach konnte die Wissenschaft immer mehr epigenetische Schlüsselstellen dingfest machen, darunter etwa eine reduzierte Aktivität auf einem Gen namens FOXP3. Dieses Gen gilt als möglicher Schalter bei der Entwicklung von Atopien und ist vonnöten, um Entzündungen zu dämpfen. Ist diese Funktion beeinträchtigt – auch in diesem Fall durch Methylierung –, versagt das Gen bei der Aufgabe, entzündliche Prozesse in Schach zu halten.

Man könnte noch weitere Beispiele für Wirkungen der Umwelt auf die Genetik anführen, doch im Grunde geht es immer um dasselbe Prinzip: Einflüsse aus der Umgebung, in der wir leben, erzeugen Rückkoppelungen auf unser biologisches Rüstzeug. Und bei Allergien besteht dieses Feedback zum Beispiel in einer unangemessenen Ausschüttung von Antikörpern der Klasse IgE.

Die große, vielleicht alles entscheidende Frage lautet nun: Welche Umweltfaktoren mögen das sein? Nur wenn wir darauf plausible Antworten finden, lässt sich die dramatisch steigende Zahl der Allergiker in den vergangenen Dekaden erklären. Die Gene bereiten zwar den Boden und bilden die Basis für ein entgleistes Immunsystem. Doch sie lösen keine Epidemie quer durch die zivilisierten Länder aus. Gene speichern Veränderungen, aber das geschieht gemächlich und nicht sprunghaft bei Abermillionen von Menschen innerhalb weniger Jahrzehnte. Die Genetik könnte auch nicht erhellen, warum beispielsweise Kinder aus eher kleinen und sozial bessergestellten Familien häufiger an Neurodermitis leiden als solche aus größeren Familienverbänden aus weniger gut situierten Gesellschaftsschichten.

Um solche Phänomene zu erklären, bedarf es, da herrscht heute weitgehend Einigkeit, externer Mitspieler aus der Umwelt, welche die Rolle eines Verstärkers übernehmen. Man hat inzwischen auch eine überzeugende Vorstellung davon, welche Faktoren dafür infrage kommen. So ist bekannt, dass Umweltgifte wie Polyzyklische Aromatische Kohlenwasserstoffe das erwähnte Gen FOXP3 traktieren. Ähnliches Potenzial dürften andere Schadstoffe besitzen. Tabakrauch wird beispielsweise ebenfalls als Trigger epigenetischer Veränderungen verdächtigt.

Und schließlich dürfte vor allem ein ganzer Kosmos wundersamer und für unsere Sinnesorgane nicht wahrnehmbarer Geschöpfe daran beteiligt sein, unsere Umweltbedingungen so zu gestalten, dass Allergien entweder befördert werden oder ihnen Einhalt geboten wird. Es handelt sich hier um ein gigantisches Paralleluniversum von Kreaturen, die uns auf Schritt und Tritt umhüllen und begleiten.

Die Macht der Mikroben

Kleine Begleiter mit großer Wirkung – besonders auf dem Bauernhof

Schützt Geschirrspülen vor Allergien? Dieser zunächst seltsam klingenden Frage ging ein Team schwedischer Forscher nach, das die Krankengeschichten und Lebensumstände von mehr als 1000 Kindern im Alter von sieben bis acht Jahren untersuchte. Im Februar 2015 veröffentlichten die Mediziner ihre Resultate, und die Antwort lautete: Ja, womöglich blockiert Geschirrspülen die Entwicklung von Allergien tatsächlich bis zu einem gewissen Grad, und zwar unter folgender Voraussetzung: wenn man die Teller von Hand wäscht statt in der Spülmaschine.

Die Wissenschaftler gelangten zu diesem Fazit, indem sie Fragebögen auswerteten, in denen die Eltern der Kinder von der Allergiehäufigkeit ihres Nachwuchses berichteten. Das durchaus beachtliche Ergebnis: In jenen Familien, in denen Maschinen die ungeliebte Hausarbeit erledigten, litten auffallend mehr Kinder an Heuschnupfen, Asthma oder Neurodermitis als in der Vergleichsgruppe, in der wie zu Omas Zeiten händisch geschrubbt wurde.

Was könnte eine plausible Erklärung für die Daten der schwedischen Mediziner sein? Handelt es sich um das rein zufällige Zusammentreffen zweier Umstände ohne ursächliche Verknüpfung? Oder bedingt, warum auch immer, einer den anderen? Und lässt sich in diesem Fall

93

wissenschaftlich argumentieren, wie eine banale Praxis wie das Geschirrspülen Krankheiten fördern oder aber bremsen soll? Die Forscher glauben, dass die zweite Variante zutrifft. Ihrer Annahme zufolge liegt der Knackpunkt im Kontakt mit Keimen, und dieser hätte im Hinblick auf Allergien positive Effekte: Ist es in einem Haushalt üblich, Teller und Tassen manuell zu reinigen, geraten die Familienmitglieder häufiger mit allerlei Mikroben in Berührung als bei der Verwendung der Spülmaschine. Und während Letztere eine nahezu sterile Säuberung gewährleistet, gelingt der Abwasch per Hand nie so perfekt und führt daher nicht zu annähernd klinisch reinem Geschirr und Besteck.

Die Forscher führten noch weitere Befunde an, welche ihre These stützten, wonach die Keimdichte eine entscheidende Rolle spielt: Familien, deren Kinder seltener von Allergien betroffen waren, bezogen zum Beispiel gerne Eier und Milch direkt vom Bauernhof, und in ihrer Mitte lebten oft Haustiere. »Traditionelles Kochen« nannten die Mediziner jene Praxis, die ihrer Analyse zufolge der Entstehung von Heuschnupfen oder allergischem Asthma entgegenwirkt – und meinten mit ihrer Wortschöpfung nicht nur die Küche selbst, sondern generell einen Lebensstil, der tendenziell dem unserer Vorfahren in einer noch eher bäuerlich orientierten Gesellschaft ähnelt: einer Welt, in der die Menschen unbehandelte Nahrung verzehrten, auf Schritt und Tritt von Tieren umgeben waren und nicht fast panisch danach trachteten, jeden Keim in ihrem Umfeld brachial zu vernichten. Die Folgen der unterschiedlichen Haushalts- und Ernährungsgewohnheiten spiegeln sich offenbar in den Allergikerraten: In jenen Familien aus der Studie, die gleich mehrere Faktoren »traditionellen Kochens« beherzigten, litten nicht einmal halb so viele Kinder an Allergien wie in Familienverbänden, die auf penible Hygiene schworen.

Die Kernaussage der Schweden reiht sich ziemlich nahtlos in eine beständig wachsende Zahl wissenschaftlicher Arbeiten ein, die mehr oder minder zum selben Schluss gelangen: Jene moderne Lebensweise, die in den vergangenen fünf bis sechs Jahrzehnten immer mehr Gebiete der westlichen Welt durchdrungen hat, geprägt von Urbanisierung, einer sukzessiven Entfremdung von der Natur und dem Postulat bisweilen radikaler Hygiene, hat auch ihre Schattenseiten – und zwar in Hinblick auf ein unterfordertes, gewissermaßen verkümmertes und irritiertes Immunsystem, das die Entwicklung allergischer Reaktionen leichter zulässt.

Auf den ersten Blick könnte das wie eine Verklärung der guten alten Zeit erscheinen und die Worte mancher Angehöriger der älteren Generation ins Gedächtnis rufen, die gerne und mit leicht verächtlichem Unterton behaupten, so etwas Dekadentes wie Allergien habe in ihrer Jugend nicht existiert. Inzwischen spricht viel dafür, dass bei diesen Zeitgenossen nicht bloß die Erinnerung verblasst ist, sondern dass sie – zumindest intuitiv – durchaus recht haben. Doch erst im vergangenen Jahrzehnt ist es den Wissenschaftlern dank akribischer Forschung Stück um Stück gelungen, den Fakten hinter anekdotischen Überlieferungen und populären Klischees auf die Spur zu kommen. Längst sind nicht alle Rätsel gelöst, doch ein Punkt tritt heute immer klarer zutage: Der Mikrokosmos an Keimen, das gigantische Universum der bizarren Kleinstlebewesen, welche jeden Winkel dieser Welt besiedeln, hat entscheidenden Einfluss auf die Anfälligkeit für Allergien. Es ist nach gegenwärtigem Stand der Wissenschaft sogar denkbar, dass es sich dabei um einen der wichtigsten Faktoren überhaupt handelt.

Es war ein langer Prozess bis zu dieser Erkenntnis. Über Jahrzehnte bissen sich die Forscher die Zähne an der Frage aus, warum Allergien überhaupt entstehen. Gewiss, eine genetische Veranlagung wurde bald als wesentliche Voraussetzung erkannt, doch sie kann nicht die erschreckende Zunahme der Patientenzahlen in jüngerer Vergangenheit erklären. Über die Jahre zogen die Experten alle möglichen Ursachen in Betracht: Luftverschmutzung, Ernährung, Chemikalien, Medikamente, Impfungen, andauernden Stress, die Psyche. Einige der diskutierten Auslöser kommen bis heute als mehr oder weniger relevante Treiber von Allergien infrage, andere, etwa Impfungen, sind definitiv vom Tisch. In Gegenden mit hoher Durchimpfungsrate ist die Zahl der Allergiker tendenziell gering.

Doch keiner der Kandidaten lieferte eine alleinige, wirklich umfassende Antwort darauf, was in unserem Körper den entscheidenden Anstoß gibt, dass das Immunsystem entgleist. Schon gar nicht wurde der Grund für das nahezu epidemische Ausmaß an Allergien deutlich, das ab den 1960er-Jahren besonders den Industrienationen zu schaffen machte. Zwar konnte die Wissenschaft immer genauer studieren, *was* im Organismus des Allergikers bei einer Konfrontation mit kritischen Reizstoffen passiert, und sie konnte mit permanent steigender Detailschärfe abbilden, *wie* Armeen von Immunzellen auf Allergene reagieren. Doch sie hatte über lange Zeit eigentlich keine plausible Vorstellung davon, *warum* all dies geschieht. Weshalb läuft die seit Abertausenden von Jahren so sorgsam austarierte Immunabwehr von immer mehr Menschen plötzlich aus dem Ruder, bloß weil Pollenproteine an ihren Schleimhäuten kleben? Gewiss, auch in fernen Epochen gab es bedauernswerte Personen, die von Asthma, Rosenfieber und Sommerkatarrh gequält wurden. Doch verglichen mit den Patientenzahlen des vergangenen halben Jahrhunderts waren dies exotische Leiden.

Ein Hinweis, welche Personen es am ehesten trifft, steckt schon in den historischen Berichten: Jener Geistliche, der aus gesundheitlichen Gründen keine Besucher vorließ, wenn sie Rosen als Präsent mitbrachten, gehörte naturgemäß einer Oberschicht an, ebenso wie viele Ärzte, die sich nicht zuletzt deshalb für das mysteriöse Krankheitsbild interessierten, weil sie selbst davon betroffen waren. Es handelte sich um eine gesellschaftliche Elite, und diese genoss eher das Privileg einer gepflegten, sauberen Wohnumgebung abseits der schlichten Behausungen des gemeinen Volks. Vermutlich hätten diese Leute, wäre die Technik damals verfügbar gewesen, auch einen Geschirrspüler besessen und dadurch die Keimdichte auf ihrem edlen Besteck reduziert.

Heute haben sich die Lebensstandards umgekehrt: Die Mehrzahl der Menschen in unseren Breiten, besonders im urbanen Raum, zieht Kinder unter streng hygienischen Bedingungen groß – ein wahrer Segen, was die Abwehr von infektiösen Seuchen angeht. Doch möglicherweise liegt hier zugleich eine Wurzel für die Entstehung von Allergien. Darauf deutet jedenfalls inzwischen eine Vielzahl von Studien aus aller Welt hin, deren zentrale Aussage sich wie folgt komprimieren lässt: Der Kontakt zu Keimen hat auch sein Gutes.

Zwar würde kein seriöser Allergieforscher behaupten, alle wichtigen Fragen seien nun abgehakt und alle großen Rätsel ein für alle Mal geknackt. Allzu oft in der Wissenschaftsgeschichte mussten vermeintlich durchschlagende Erkenntnisse kleinlaut revidiert werden, wenn eine konkurrierende Theorie den Gegenbeweis antrat. Allerdings liegt in Bezug auf wesentliche Auslöser und Verstärker von Allergien mittlerweile eine wahre Fülle an Daten vor, die weitgehend in dieselbe Richtung deuten. Man kann daher guten Gewissens behaupten, dass man sich derzeit auf einer wirklich heißen Spur befindet.

Das Hygiene-Paradoxon

Am Anfang dieser Entwicklung wurden zunächst einzelne schmale Fenster zu größeren Zusammenhängen aufgestoßen. Die Idee, dass Allergien mit einem Übermaß an Hygiene in Verbindung stehen könnten, drang erstmals Anfang der 1990er-Jahre an eine breitere Öffentlichkeit. Bis dahin hatte eher die gegenteilige Annahme als plausibel gegolten: dass Keime grundsätzlich eine Bedrohung darstellen und man Krankheiten ganz generell am besten mit peinlichster Sauberkeit begegnet, Allergien automatisch eingeschlossen. Doch dann machte eine Botschaft die Runde, die rasch auf beachtliche Resonanz stieß: Sie war prägnant, pointiert und zudem ein wenig provokant. Sie lautete, salopp ausgedrückt: Esst mehr Dreck.

Diese Empfehlung fand gehörigen Niederschlag in den Medien und sickerte nach und nach ins Schatzkästchen populärer Weisheiten ein. Allmählich entstand bei vielen Menschen der Eindruck, man müsse bloß ausgiebig im Schmutz wühlen, um von Allergien verschont zu bleiben. Dies wäre allerdings eine grob vereinfachte, allzu freizügige und verzerrte Interpretation der Sachlage. Nie hat ein ernsthafter Wissenschaftler behauptet, Dreck im Allgemeinen sei gesund und schütze vor Allergien. In Wahrheit waren ursprünglich in relativ engem zeitlichen Abstand einige Studien erschienen, die eingefahrene Vorstellungen in Bezug auf einige spezielle Aspekte von Hygiene in Zweifel zogen und den Beginn eines Paradigmenwechsels in der Allergieforschung markierten.

Die erste dieser Arbeiten stammte vom britischen Epidemiologen David P. Strachan. Sie erschien 1989, umfasste nicht einmal zwei Seiten und ließ die Fachwelt dennoch aufhorchen. Heute gilt das Papier als wegweisend und als einer der berühmtesten Beiträge zur Allergieforschung überhaupt. Fast keine Studie der Gegenwart kommt ohne den Verweis darauf aus. Strachan hatte einen umfangreichen nationalen Datensatz über fast 17 500 englische Kinder ausgewertet, die alle in derselben Märzwoche des Jahres 1958 geboren worden waren. Die Aufzeichnungen umfassten unter anderem Informationen zu Gesundheit, Familienstatus sowie sozialem Umfeld, und der Forscher konnte die Geschichten der Kinder anhand dieser Daten über einen langen Zeitraum verfolgen: bis zu deren 23. Lebensjahr. Strachan wollte wissen, ob sich daraus Umwelt- oder soziale Merkmale destillieren ließen, die auffallend häufig mit Heuschnupfen einhergingen, ob also Allergiker durch gewisse Gemeinsamkeiten hervorstachen. Es sei hoch an der Zeit, konstatierte der Forscher, nach den Ursachen für den grassierenden Trend zu Allergien zu fahnden, immerhin gelte Heuschnupfen als eine »Epidemie der postindustriellen Revolution«.

Strachan prüfte 16 Einflussfaktoren auf einen möglichen Zusammenhang mit Heuschnupfen, und bei einem davon blieb er hängen. Er war auf eine zunächst verblüffende Korrelation gestoßen: Je mehr ältere Geschwister ein Kind hatte, desto geringer war dessen Anfälligkeit für Heuschnupfen. Relevant sei damit die »Position im Haushalt«, folgerte Strachan: die Frage, das wievielte Kind seiner Eltern es war. Das jeweilige Nesthäkchen hatte stets die besten Karten, besonders dann, wenn es mit vier oder sogar noch mehr älteren Brüdern oder Schwestern aufwuchs. Dann fiel das Risiko für das Letztgeborene, auf Pollen zu reagieren, am geringsten aus. Am schlimmsten dran waren dagegen Erstgeborene und Einzelkinder.

Doch warum sollten Allergierisiko und die Kinderzahl respektive die Position im Familienclan zusammenhängen? Strachan äußerte folgende Idee: Hat jemand Geschwister, schleppen diese häufig Infektionen nach Hause, sei es aus einer Tagesstätte oder aus der Schule. Und je mehr ältere Geschwister man hat, desto dichter ist das

Virenbombardement, dem das Immunsystem des jeweils Jüngsten ausgesetzt ist. Eine derart trainierte, durch wiederkehrende Infektionen auf Trab gehaltene Abwehr könnte schlicht fitter, robuster und ausgeglichener sein – und in der Folge auch weniger empfänglich für Allergene. Vielleicht käme dieser Effekt sogar schon vorgeburtlich zum Tragen, überlegte Strachan: nämlich dann, wenn sich eine schwangere Frau Grippeviren von ihren anderen, bereits älteren Kindern einfängt. In jedem Fall seien kinderreiche Familien eher Brutstätten für Infektionen als kleinere.

Ausschlaggebend für die massive Zunahme allergischer Erkrankungen in der jüngeren Vergangenheit sei womöglich, argumentierte Strachan weiter, dass die Familien im Verlauf des vorigen Jahrhunderts immer mehr geschrumpft seien. Haushalte mit einer stattlichen Kinderschar würden indes zusehends zur Rarität. Die »Hygiene« bezog sich in der britischen Studie also hauptsächlich auf eine seltenere Konfrontation des Immunsystems mit Krankheitserregern, und zwar aufgrund sukzessive abnehmender Familiengröße. Dieser Gedanke sollte später unter dem Terminus »Hygienehypothese« ins Lexikon der Allergieforschung eingehen.

Der Mauerfall: Eine einmalige Chance für Allergieforscher

Im selben Jahr, in dem David Strachan die Gesundheitsdaten der englischen Kinder auswertete, veränderte ein politisches Großereignis die Weltgeschichte. Es eröffnete auch Wissenschaftlern ein vormals verschlossenes Feld der Betätigung: Die Berliner Mauer fiel, und die strikte Trennung von Ost- und Westdeutschland war Vergangenheit. Für Forscher bot sich dadurch insofern eine einmalige Gelegenheit, als sie nun zwei Bevölkerungsgruppen vergleichen konnten, die exakt derselben Volksgruppe angehörten, deren Lebensumstände sich aber über Jahrzehnte erheblich voneinander unterschieden hatten. Das bedeutete: Würde man signifikante Abweichungen zwischen Ost- und Westdeutschen finden, zum Beispiel im Hinblick auf deren Gesundheitszustand, wären diese kaum biologischer Natur, sondern vor allem auf die jeweils landestypischen Verhältnisse zurückzuführen.

Gleich zu Beginn der 1990er-Jahre interessierten sich Mediziner auch für die Allergikerraten in den beiden Teilen des Landes. Außerdem suchten sie nach Parametern in den jeweiligen Regionen, die als Motor oder aber als Bremse für die Entwicklung von Heuschnupfen, Asthma oder Neurodermitis infrage kämen. Schon die ersten Studien dieser Art erbrachten ein Ergebnis, das sämtlichen Erwartungen eklatant widersprach: Obwohl die Umweltbelastung in vielen Gegenden des ehemaligen Ostdeutschland, etwa im Industriezentrum Bitterfeld, dramatisch höher war als jene im Westen, litten die Menschen deutlich weniger unter bestimmten allergischen Symptomen. Dabei hatte lange als unstrittig gegolten, dass gravierende Luftverschmutzung, wie sie durch Schwerindustrie entsteht, ein wesentlicher Treiber für Allergien sei.

In den Folgejahren wurden noch weitere Vergleichsstudien durchgeführt, sodass man nicht nur die Situation zum Zeitpunkt des Mauerfalls analysieren konnte, sondern auch den weiteren Verlauf bis ungefähr zur Jahrtausendwende. Und nun zeigte sich plötzlich eine weitere überraschende Tendenz: Während sich die Sanitär- und ökologischen Standards in der ehemaligen DDR allmählich dem westlichen Niveau annäherten, nahm dort zugleich und besonders unter Kindern die Neigung zu einigen Formen von Allergien zu – bis die Zahl der jugendlichen Allergiker mit jener im Westen annähernd gleichzog.

In der öffentlichen Wahrnehmung entstand aufgrund

dieser Erkenntnisse bisweilen sogar der Eindruck, Umweltverschmutzung würde vor Allergien schützen. Das ist freilich nicht der Fall. Das gleichzeitige Auftreten zweier Faktoren bedeutet längst nicht, dass diese auch ursächlich miteinander verknüpft sind. Das sei, als würde man die schrumpfende Storchenpopulation an einem Ort mit einem Geburtenrückgang im selben Dorf in Zusammenhang bringen, nur weil man beide Phänomene zugleich feststellt, sagt Ursula Krämer. Die Düsseldorfer Epidemiologin war zentral in die bisher umfassendste Auswertung sämtlichen bisher verfügbaren Studienmaterials zum Thema Allergien in Ost- und Westdeutschland eingebunden. Im Jahr 2014 veröffentlichten Krämer und ihre Kollegen eine große Zusammenschau vieler Arbeiten, die seit der Zeit des Mauerfalls durchgeführt worden waren.

In erster Linie wollten die Forscher wissen: Welche allergischen Leiden kamen im Osten vor der Wende wirklich seltener vor? Und welche Symptome traten danach häufiger auf? Die Wissenschaftler stießen auf zwei Diagnosebilder: Heuschnupfen und eine Sensibilisierung gegenüber Birkenpollen. Beides war im Osten durchgängig seltener als im Westen. Unter Kindern, die nach der Wiedervereinigung zur Welt kamen, verbreiteten sich diese Leiden im Lauf der 1990er-Jahre sukzessive, bis sie allmählich westliches Ausmaß erreichten. Unter den Erwachsenen hingegen blieben die Unterschiede bis heute bestehen: Die älteren Jahrgänge in den neuen Bundesländern bekamen auch nach dem Mauerfall nicht auffallend häufiger Heuschnupfen.

Was andere Ausprägungen von Allergien betraf, traten keine klaren Tendenzen zutage: weder im Hinblick auf Asthma noch auf eine Gräserpollenempfindlichkeit. Auf Hausstaubmilben reagierten die Kinder in manchen Orten Ostdeutschlands sogar sensibler als ihre Altersgenossen jenseits der Grenze. Auch was Neurodermitis betraf, war die Jugend der Ex-DDR im Schnitt ärmer dran.

Blieben also Heuschnupfen und die Überempfindlichkeit gegenüber der Birkenblüte. Was mochte nun der Grund dafür sein, dass diese Diagnosen im Osten ein geringeres Problem darstellten? Die Wissenschaftler untersuchten 23 mögliche Einflüsse, darunter die Umweltverschmutzung, die Menge des in den jeweiligen Regionen ausgeschütteten Pollens, die Belastung durch Hausstaubmilben, zudem Wurminfektionen, die Ernährung und den Besuch von Kindertagesstätten. Doch nichts davon kam als jener »erklärende Faktor« infrage, nach dem die Experten Ausschau hielten. Am Schluss blieben zwei Punkte übrig, und es sind vermutlich nicht diejenigen, auf die man intuitiv sofort tippen würde. Sie hießen »Heizen und Kochen« sowie »Einzelkind«.

Mit »Heizen und Kochen« war gemeint, welche Brennstoffe die Menschen verwendeten. Während im Westen Zentralheizungen längst gängiger Standard waren, benutzte die Bevölkerung in Ostdeutschland vor dem Mauerfall häufig noch Einzelöfen, die mit fossilen Energieträgern wie Holz oder Kohle befeuert wurden. Man wärmte zudem meist nur einzelne Zimmer, und auch die nur tagsüber. In den Nachtstunden blieben die Räume kalt. Die Folge waren starke Temperaturschwankungen zwischen Tag und Nacht – was wiederum dazu führte, wie die Forscher um Ursula Krämer vermuten, dass Erkältungsviren leichteres Spiel hatten: Die Menschen hatten wohl öfter mit Infektionen zu kämpfen. Und ein dadurch gefordertes, gut ausgelastetes Immunsystem gerät weniger leicht auf Abwege, verstrickt sich seltener in Nebenfronten wie Allergien. Nach der Wiedervereinigung sank das Risiko dafür, weil die Einzelöfen nach und nach modernen Heizungen wichen, die es gestatteten, die Wohnräume gleichmäßig zu temperieren.

Am Faktor »Einzelkind« lassen sich ebenfalls Indizien

dafür ablesen, warum die Rate der jungen Allergiker nach der Wende allmählich auf westliches Niveau kletterte. Hatten bis Ende der 1980er-Jahre knapp 34 Prozent der ostdeutschen Familien nur ein Kind, war dieser Lebensentwurf bis zum Jahrtausendwechsel in fast 44 Prozent der Haushalte üblich. Hier könnte exakt jener Umstand zum Tragen gekommen sein, den auch David Strachan als entscheidend betrachtete: Mehr Kinder bedeutet mehr infektiöse Keime im Haushalt. Weil die Kinderzahl im Osten aber bis zum Jahr 2000 um rund zehn Prozentpunkte sank, reduzierten sich die potenziellen Kontakte zu Krankheitserregern im Familienkreis. Und dies wiederum stand, rein statistisch, in signifikantem Zusammenhang mit dem Anstieg von Heuschnupfen und einer Empfindlichkeit gegenüber der Birkenblüte im Osten.

In zentralen Punkten deckten sich also Strachans Pionierarbeit und die Vergleiche von West- und Ostdeutschland: Eine häufige Konfrontation des Immunsystems mit Keimen scheint bis zu einem gewissen Grad vor Allergien zu schützen. Ein weiterer Umstand sei nochmals hervorgehoben, weil er sich später als höchst bedeutsam erweisen sollte: Nur unter den Kindern war die Allergieanfälligkeit nach der Wende signifikant gestiegen. Besonders bei den Jüngsten hatte sich der Schwenk des Lebensstils zu westlichen Standards demnach merklich auf die Gesundheit ausgewirkt. Bei den Erwachsenen hingegen blieben die Unterschiede zwischen Ost und West bestehen. Eine Lehre daraus könnte sein, folgerten die Forscher um Krämer, dass die Weichen für eine Allergikerkarriere schon in der frühen Kindheit gestellt werden und man später kaum mehr Einfluss darauf hat.

Bauern und Heuschnupfen: Eine echte Rarität

Im Verlauf der 1990er-Jahre und zu Beginn des neuen Jahrtausends folgte eine Serie weiterer Arbeiten, die dem Themenkomplex ein neues Kapitel hinzufügten – und dem Begriff »Keime« eine erweiterte Bedeutung verliehen. Was die Forscher im Rahmen dieser Studien herausfanden, ist der Fachwelt heute unter der Bezeichnung »Bauernhofeffekt« geläufig. Inhaltliches Herzstück dieses Phänomens war die Beobachtung, dass die bäuerliche Bevölkerung sehr selten unter allergischen Beschwerden leidet. So sind Bauern im Schnitt maximal halb so oft von Heuschnupfen betroffen wie andere Berufsgruppen. Manche Untersuchungen beziffern das Allergierisiko für Bauernkinder – im Vergleich zu Kindern, die nicht auf einem Hof aufwachsen – sogar nur mit einem Drittel.

In eine der frühen Studien zu diesem Thema, erschienen 2001 im Medizinjournal *The Lancet,* waren die Daten von mehr als 800 Kindern aus Deutschland, Österreich und der Schweiz eingeflossen. 319 dieser Kinder lebten auf traditionellen, mehrheitlich als Familienbetriebe geführten Bauernhöfen samt Rindern, Schweinen, Schafen, Pferden oder Geflügel. 493 Kinder dagegen wohnten zwar in denselben ländlichen Gebieten, hatten aber keine Bauern als Eltern. Das Forscherteam ermittelte die Allergieneigung der beiden Gruppen, indem es die Eltern einen Fragebogen ausfüllen ließ und außerdem die IgE-Werte im Blut bestimmte – jene Antikörper, die in Aufruhr geraten, wenn das Immunsystem auf Allergene reagiert. Das Ergebnis fiel eindeutig aus: Unter den Bauernkindern waren Asthma, Heuschnupfen sowie eine alarmierte Immunabwehr viel weniger verbreitet als unter den Altersgenossen abseits der Bauernhöfe.

Dieser Vergleich erlaubte den Schluss, dass das Leben auf einem Bauernhof, verbunden mit ständigem engem Kontakt zu Tieren, der Entwicklung von Allergien offenbar entgegenwirkt. Die Experten vermuteten außerdem, dass die typischen Mikroben auf einem Bauernhof, die sich im Stall, im Futter und auf dem Vieh selbst tummeln, einen entscheidenden Beitrag zur Schutzwirkung liefern. Möglicherweise, so führten die Experten aus, handle es sich um Bestandteile der Zellwand von Bakterien, die das Immunsystem in eine günstige Richtung modulieren. Die Wissenschaftler erwähnten auch das Zusammenspiel jener Körperzellen, denen großer Einfluss im Umgang mit Außenfeinden – ob nun echten wie Viren oder vermeintlichen wie Pollen – zugeschrieben wird: Helferzellen der Typen Th1 und Th2 sowie antigenpräsentierende Zellen.

Auch in anderen Weltgegenden bemerkten Forscher, dass das bäuerliche Leben mit wenig Allergien einhergeht. Ein Beispiel ist die Gemeinschaft der Amish in Nordamerika. Ihre Mitglieder beziehen nahezu alles, was sie Tag für Tag benötigen, aus der eigenen Landwirtschaft: Sie bauen Nutzpflanzen an, halten Schlachtvieh und Kühe, deren Milch im Rohzustand genossen wird. Die Amish verzichten weitgehend auf elektrischen Strom, Kraftfahrzeuge und andere Errungenschaften der Moderne. Schwangere Frauen stehen bis kurz vor der Niederkunft im Stall, und kaum ist ein Kind geboren, wird es wieder dorthin mitgeschleppt, während sich die Erwachsenen um die Hofarbeit kümmern. Zugleich sind Allergien unter Angehörigen der Amish eine extrem exotische Erscheinung. Auch Asthmatiker sind mit etwa 5 Prozent der Amish eine Rarität.

Egal, in welche Weltgegend man blickt: Die Tendenz scheint überall dieselbe zu sein. In den Dörfern der Mongolei ist die Zahl der Allergiker relativ niedrig, in der Hauptstadt Ulan Bator dagegen vergleichsweise hoch. Und wenn Bauern aus den ländlichen Regionen Chinas in große Städte übersiedeln, besonders in Megacities wie Hongkong, lässt sich beobachten, wie sie sich dort allmählich Allergien zulegen.

Der Bauernhofeffekt scheint also ebenfalls auf dem Kontakt mit bestimmten Keimen zu beruhen – wenn auch anderen als jenen, die David Strachan im Visier hatte. Denn nun ging es nicht um Viren oder sonstige Erreger typischer Infektionskrankheiten, sondern um »gute« Keime, die dem Menschen helfen können, die Abwehrkräfte zu trainieren und in sinnvolle Bahnen zu lenken. Zunächst war dies eine unkonventionelle Sichtweise, denn Bakterien und andere Mikroben haben gemeinhin ein miserables Image: Sie gelten als ekelhaft und gefährlich und gewiss nicht als Verbündete des Menschen.

Mittlerweile hat sich diese Ansicht allerdings ziemlich radikal gewandelt, und diese veränderte Betrachtungsweise könnte auch der Schlüssel sein, die Entstehung von Allergien zu begreifen – beziehungsweise vor allem deren rasante Zunahme im vergangenen halben Jahrhundert.

Hundert Billionen hilfreiche Freunde

Seit gut einem Jahrzehnt ist die Beziehung von Mensch und Mikrobenwelt Gegenstand intensiver Forschung. Eine fast unerhört klingende Zwischenbilanz der bisherigen Studien lautet: Wir sind alleine gar nicht lebensfähig, sondern brauchen die Gesellschaft einer schier unüberschaubaren Zahl von Keimen, um mit der Umwelt auf unserem Planeten zurande zu kommen. Früher hatte man den Menschen als eine Art biologische Insel erachtet, als robuste autarke Spezies, die dank ihrer genetischen und organischen Potenz selbstständig in der Lage ist, ihr Dasein auf Erden zu meistern – und auch die Fähigkeit besitzt, aus eigener Kraft Krankheiten und schädliche Einflüsse abzuwehren.

Doch das dürfte ein gewaltiger Irrtum gewesen sein. Der Mensch existiert in wilder Ehe mit einer unsichtbaren Begleiterschar. Und der Kontakt ist viel enger, als man meinen möchte: Wir sind nicht nur andauernd mit Keimen konfrontiert, sondern stehen in engstem Austausch mit ihnen. Man könnte beinahe sagen: Wir sind eins mit einer uns komplett einhüllenden Mikrobenwelt, mit einem gigantischen Universum an Bakterien und sonstigen Parasiten, die auf und in uns wohnen. Inzwischen betrachtet man den Menschen als eine Art »Superorganismus«, als hochkomplexes biologisches Netzwerk und wandelnde Symbiose von Homo sapiens und Keimen.

Allein die Zahl der in unserem Darm, auf der Haut, in den Atemwegen und im Genitaltrakt heimischen Mikroben sprengt jede Vorstellungskraft: Der Planet Mensch ist von etwa 100 Billionen Mikroorganismen bewohnt. Er trägt damit zehnmal mehr Keime umher, als er eigene Zellen besitzt. Weiter schätzen Forscher, dass ein gesunder Mensch 500 bis 1000 Bakterienarten beherbergt. Die Menge der Gene all der Untermieter übersteigt jene in unserem eigenen genetischen Code bei Weitem: In uns steckt mindestens 100-mal mehr fremdes Genmaterial als eigenes.

»Mikrobiom« heißt dieser so faszinierende wie geheimnisvolle Kosmos winziger Geschöpfe, die uns seit Urzeiten in wechselnder Zusammensetzung begleiten. Zu den erstaunlichsten Ergebnissen der Erforschung des Mikrobioms zählt die Tatsache, dass die meisten dieser Fremdlinge keine Bedrohung darstellen, sondern unsere Partner sind. »Kommensalen« lautet der Fachbegriff für diese freundlichen Zeitgenossen, und wir leben nicht nur in friedlicher Koexistenz mit ihnen, sondern profitieren voneinander: Der Mensch gewährt ihnen gewissermaßen Kost und Logis und darf dafür auf ihre Unterstützung zählen, wenn es zum Beispiel um die Verwertung von Nahrung geht, um die Steuerung bestimmter Körperfunktionen und auch um die Harmonie mit der Umgebung. Wären wir zum Beispiel nicht eine Kooperation mit einer Mikrobe namens *Bacteroides thetaiotaomicron* eingegangen, fiele uns der Genuss von Orangen und Äpfeln schwer: Mithilfe von Enzymen unterstützt uns diese Bakterie bei der Verwertung von pflanzlichem Zucker.

In gewisser Hinsicht stellt das Mikrobiom eine Schnittstelle zwischen dem Körper und der Außenwelt dar. Es liegen sogar Hinweise darauf vor, dass Bakterien manchmal das Kommando übernehmen, sich quasi die Fernbedienung schnappen: Zuckermoleküle in der Zellwand von *Bacteroides fragilis* können den Befehl zur vermehrten Produktion von Immunzellen erteilen – und greifen damit aktiv ins humane Abwehrsystem ein. Mutualismus heißt diese Arbeitsteilung zwischen Bakterien und dem menschlichen Körper, und wenn sie aus dem Lot gerät, bereitet dies den Boden für diffuses Unwohlsein oder für manifeste Krankheiten.

Viele Forscher glauben heute, dass unsere Gesundheit vielleicht mehr mit einem intakten, solide ausbalancierten Mikrobenhaushalt zu tun hat als mit einer günstigen genetischen Ausstattung. Weshalb ist ein Mensch anfällig für ein Leiden, das einen anderen niemals ereilen würde? Natürlich spielen die Gene eine Rolle, und selbstverständlich kommt dem Lebenswandel Bedeutung zu, aber mindestens ebenso wichtig könnte die spezifische Komposition der Kommensalen sein. Denn jeder von uns hat sein eigenes Mikrobiom, seinen unverwechselbaren mikrobiellen Fingerabdruck. Selbst eineiige Zwillinge unterscheiden sich in dieser Hinsicht sehr deutlich. Diese Differenzen könnten zumindest teilweise erklären, warum die Neigungen zu bestimmten Krankheiten so verschieden – man könnte auch sagen: ungerecht – verteilt sind. Und Allergien dürften diesbezüglich keine Ausnahme darstellen.

Wir erwerben unsere ganz persönlichen Mitbewohner durch die Wahl des Wohnorts sowie die Landschaft, in der dieser liegt, durch die Verwandten, Freunde und Tiere, die uns umgeben, durch die Nahrung, die wir zu uns nehmen. Auf der anderen Seite drücken wir der Heimat aber auch einen individuellen bakteriellen Stempel auf. So zeigte eine im Frühjahr 2015 im Fachjournal *Science* publizierte Studie, dass sich der Mikrobenkosmos in einem Haus rasch ändert, wenn neue Bewohner einziehen. Der Mensch kolonisiert also auch die Umwelt mit seiner Mikroflora.

In einem evolutionsgeschichtlich verschwindend kurzen Abschnitt seiner Existenz, nämlich im vergangenen Jahrhundert, hat der Mensch massiv in das über Abertausende von Jahren gewachsene Gleichgewicht eingegriffen und die Eintracht von Mensch und Mikrobe gestört – wenn auch mit besten Absichten: Mit Antibiotika gelang es ab den 1940er-Jahren erstmals, furchtbare Seuchen in Schach zu halten. Die Bakterienkiller retteten Millionen Menschen das Leben. Aber der Einsatz der hocheffizienten Medikamente (zumindest waren sie das lange Zeit; heute stellen antibiotikaresistente Bakterien eine enorme Herausforderung dar) hatte seinen Preis: Diese Präparate verändern zwangsläufig das sensible Gefüge im Mikrobenhaushalt und beeinträchtigen auch die Kommensalen.

Ein sehr anschauliches Beispiel für den Feldzug des Menschen gegen Keime ist das Bakterium *Helicobacter pylori*. Es zeigt überdies, dass Mikroorganismen gewissermaßen zwei Gesichter haben können. Wie viele von ihnen kann *H. pylori* gewaltigen Schaden anrichten, weil er zu den Auslösern von Magengeschwüren zählt. Er entfaltet aber auch positive Wirkung, wobei die Wissenschaft diesen Effekt erst in jüngster Zeit zu schätzen weiß – eigentlich fast zu spät, denn man hat den Winzling mit aller Macht bekämpft: Trugen Mitte des 20. Jahrhunderts noch etwa 80 Prozent der Amerikaner die Mikrobe in sich, sind es heute nur noch 6 Prozent. Um die

Entwicklung von Geschwüren zu unterbinden, hat man *H. pylori* aus dem menschlichen Gedärm nahezu eliminiert.

Tatsächlich sank über die Jahrzehnte die Zahl der Magengeschwüre drastisch. Doch erst heute weiß man, dass man wohl nicht nur einen Krankheitserreger, sondern auch einen wichtigen Verbündeten empfindlich getroffen hat. *H. pylori* ist unter anderem an der Steuerung zweier Hormone beteiligt. Eines signalisiert Hungergefühl, das zweite Sättigung. Die beiden Hormone fungieren als Appetitanzeiger unseres Körpers. Wird das Magenbakterium durch Antibiotika ausgemerzt, versagt dieses Regulierungssystem: Viele Menschen merken dann kaum mehr, wann der Sättigungsgrad erreicht ist. Aus diesem Grund steht die Vermutung im Raum, dass die Ausrottung von *H. pylori* mit der grassierenden Fettleibigkeit besonders unter Jugendlichen in Verbindung steht.

Ein weiterer nachhaltig beleidigter Freund dürfte das bereits erwähnte Bakterium *Bacteroides fragilis* sein. Eine seiner Aufgaben besteht in der Ankurbelung der Produktion sogenannter regulatorischer T-Zellen, die auch bei Allergien eine Rolle spielen. Allgemein sind diese Zellen wichtig, um entzündliche Prozesse in Schach zu halten. Verrichtet *B. fragilis* seinen Job nicht ordentlich, geraten andere Immunzellen außer Rand und Band – und greifen recht undifferenziert alles an, was ihren Weg kreuzt, auch körpereigenes Gewebe. Es wäre daher gut denkbar, dass eine Reduktion von *B. fragilis* im Mikrobiom die Entstehung von Autoimmunerkrankungen begünstigt. Manche Forscher führen den Anstieg von Leiden wie der chronisch-entzündlichen Darmerkrankung Morbus Crohn und von Diabetes Typ 1 auf eine Ausdünnung der Darmflora zurück. In Studien an Mäusen konnte bereits demonstriert werden, was geschieht, wenn die kleinen Darmbewohner fehlen: Bei keimfrei aufgezogenen Nagern ist die Immunabwehr defekt. Führten ihnen die Wissenschaftler Bakterien wie *B. fragilis* zu, erstarkten die T-Zellen wieder.

Der Konsum von Antibiotika ist freilich nur eine Variante, um die Mikrobenwelt zu irritieren. Hinzu kommen andere Faktoren, beispielsweise die wachsende Häufigkeit von Kaiserschnittgeburten. Etwa ein Drittel aller Kinder kommt in westlich orientierten Ländern per Sectio zur Welt, und das bedeutet: nahezu keimfrei. Auch auf jenen Umstand, der einst schon David Strachan aufgefallen war, wird heute immer wieder verwiesen: Die Kinder unserer Ära haben im Schnitt weniger Geschwister als jene früherer Generationen. Und damit sinkt die Wahrscheinlichkeit, mit Keimen in Kontakt zu geraten. »Immer mehr Menschen wachsen in einer mikrobiell verarmten Umgebung auf«, konstatierte das Magazin *Spektrum der Wissenschaft*.

Doch warum fällt all dies erst heute auf? Die Bedeutung der Mikrobenwelt wurde schlicht deshalb unterschätzt, weil es bis vor Kurzem schwierig bis unmöglich war, sie präzise zu untersuchen. Viele Keime lassen sich im Labor nicht studieren, weil sie nur im Milieu des menschlichen Körpers gedeihen. Erst die Molekularbiologie hat den Wissenschaftlern Werkzeuge in die Hand gegeben, um in diesen Mikrokosmos vorzudringen. Und dies hat schließlich zu einem wahren Boom der Forschung auf diesem Gebiet geführt, auch in Bezug auf die Ursachen von Allergien.

Auf der Spur der guten Bakterien

»Das Mikrobiom ist momentan eine sehr hippe Angelegenheit. Es ist eine ganz neue Welt, die sich hier eröffnet«, urteilt Erika von Mutius. Die Professorin für Kinderheilkunde forscht am Dr. von Haunerschen Kinderspital der Ludwig-Maximilians-Universität in München und war schon an den allerersten Studien beteiligt, die den Bauernhofeffekt beschrieben. Sie ist dem Themenkomplex ihr gesamtes Berufsleben lang treu geblieben und hat mögliche Einflüsse des typischen Stallumfelds auf die Entwicklung von Allergien aus praktisch jeder denkbaren Perspektive beleuchtet. Es ist gewiss nicht übertrieben, sie zu den international führenden Experten auf diesem Gebiet zu zählen. De facto ist das Gedankenmodell des Bauernhofeffekts heute untrennbar mit ihrem Namen verbunden.

Erika von Mutius war bereits Koautorin jener Studie, die Bauernhofkinder in Deutschland, Österreich und der Schweiz untersuchte und mit Altersgenossen verglich, die nicht bäuerlich lebten. Es folgten weitere Arbeiten ähnlichen Inhalts, und das Fazit der Erhebungen fiel annähernd identisch aus: Wer mit Nutztieren lebt und sich häufig im Stall aufhält, ist besser vor Allergien geschützt als andere Personen. In Details wichen manche Resultate ein wenig voneinander ab, doch an der Kernaussage ist nicht zu rütteln. Bauernkinder haben im Schnitt bessere Karten, was Heuschnupfen, Asthma und eine Sensibilisierung gegenüber Allergenen betrifft. (Eine konsequente systematische Unterscheidung zwischen einer Atopie und einer eigentlichen allergischen Erkrankung wurde bei den frühen Studien noch relativ selten vorgenommen; zunächst suchte man schlicht nach Auslösern für das Problemfeld »Allergie« ganz allgemein.)

Im Besonderen fiel den Forschern ein Umstand auf, der auch bei der Gegenüberstellung des Gesundheitszustands von West- und Ostdeutschen ins Auge gestochen war: Der Grundstein für die Entwicklung von Allergien respektive den Schutz davor wird vermutlich in frühester Kindheit gelegt, wenn nicht schon vor der Geburt. Bäuerinnen scheinen es aufgrund ihrer Traditionen und Gewohnheiten intuitiv richtig zu machen, wie Beobachtungen auf Gehöften zeigen: Die Frauen schuften zumeist auch als Hochschwangere im Stall, nehmen sogar ihre Neugeborenen alsbald dorthin mit und »immunisieren« dadurch den Nachwuchs womöglich effizient gegen Allergien – genau wie dies auch auf die Amish zutrifft. Es könnte also tatsächlich sein, dass die Zeit vor und kurz nach der Geburt die kritischste Phase ist und für den Rest des Lebens darüber entscheidet, ob jemand zum Allergiker wird oder nicht. Das Verhalten der Mutter würde damit die Weichen stellen.

Mit der immensen Bedeutung im Blickfeld, die dem Mikrobiom den aktuellen Forschungen zufolge in Bezug auf unsere Gesundheit zukommt, ist nun leicht verständlich, dass von Mutius und ihre Kollegen ihre Aufmerksamkeit insbesondere auf all die Keime richteten, die einen Bauernhof besiedeln. An kaum einem Ort ist die Dichte an Bakterien, Pilzen und sonstigen Mikroben höher als auf einer Farm. Über die Jahre zogen die Wissenschaftler Tausende von Proben auf Gehöften. Sie prüften den Stallmist, den Viehdung und das Futter der Tiere. Sie untersuchten die Wohnräume der Bauern und nahmen die Betten der Kinder unter die Lupe.

Zunächst konnten sie anhand präziser Messungen klar belegen, dass die Keimbelastung auf einem typischen Hof tatsächlich jene anderer Wohnorte bei Weitem übersteigt. Besonders in den Ställen herrsche eine beeindruckende und schier allgegenwärtige Vielfalt an Bakterien, Pilzen sowie ihren Bestandteilen, resümierten von Mutius und ihre Mitautorin Donata Vercelli in einer Zusammenschau der bisherigen Studien zum Thema. Die Luft sei zudem erfüllt von Gräserpollen und anderen pflanzlichen Stoffen, besonders bei der Fütterung mit Gras und Heu. Die Konzentration all der Substanzen in Scheunen und Ställen übertreffe jene im Freien deutlich, und die Kinder befänden sich inmitten eines wahren Schauers jener Mikroben. Und sie tragen diese biologische Fracht auch in ihre Wohn- und Schlafzimmer, wie Matratzenproben beweisen. Die Schlafstatt könne gewissermaßen als Reservoir der Mikrobenwelt betrachtet werden, das »die individuelle und langfristige mikrobielle Exposition reflektiert«, formulierte das Forscherduo.

Kurz: Kinder auf Bauernhöfen sind durch den Aufenthalt im Stall und den engen Kontakt zu Nutztieren ständig in eine pralle Wolke aus Mikroorganismen gehüllt, und mit diesem Vermächtnis ihrer vierbeinigen Mitbewohner im Gewand, in den Haaren und auf den Laken gehen sie abends zu Bett. Und zwar Tag für Tag, beginnend mit frühester Kindheit.

Könnte man vielleicht sogar konkrete Keime identifizieren, die auf Bauernhöfen überdurchschnittlich häufig vorkommen und für die Schutzwirkung gegen Allergien verantwortlich sind? Über Jahre fahndete von Mutius nach geeigneten Kandidaten. Heute vertritt sie die Ansicht, dass es wohl weniger um die sprichwörtliche Suche nach der Nadel – oder in diesem Fall nach der Mikrobe – im Heuhaufen geht, sondern dass ein ganzer Cocktail von Mikroben mit vereinten Kräften zu den positiven Effekten beiträgt: ein bunter, chaotischer Reigen aus gramnegativen und grampositiven Bakterien, aus Gattungen wie Bacillus und Listerium, aus Schimmelpilzen wie Penicillium und Aspergillus. Mitunter sind es bloß einzelne Komponenten der Winzlinge, die uns nützen. So konnten Forscher zum Beispiel Endotoxin, einen Bestandteil der Zellwand gramnegativer Bakterien, mit einem geringeren Risiko für allergische Sensibilisierung in Zusammenhang bringen. Muraminsäure wiederum, ebenfalls ein Baustein von Bakterien, scheint Asthma entgegenzuwirken. Gleiches gilt für bestimmte Polysaccharide, die von Pilzen stammen.

Endotoxin zählt momentan überhaupt zu den größten Hoffnungsträgern der Allergieforscher. Im September 2015 beschrieb ein Autorenteam um Bart Lambrecht von der Universität Gent, wie dieser Baustein in der Bakterienzellwand zur Unterdrückung allergischer Reaktionen beiträgt. Die Wissenschaftler verabreichten Mäusen zunächst zwei Wochen lang täglich 100 Nanogramm Endotoxin. Anschließend prüften sie, was geschah, wenn die Tiere den Allergenen von Hausstaubmilben ausgesetzt wurden – und zwar anhand mehrerer typischer Allergieparameter, darunter Th2-Zellen und IgE-Antikörper. Ergebnis: Symptome wie Asthma blieben zur Gänze aus. Bei einer Kontrollgruppe von Mäusen, die nicht in den Genuss einer präventiven Endotoxin-Kur gekommen war, stellten sich hingegen prompt asthmatische Beschwerden ein.

Die Wissenschaftler ermittelten auch, wie der Schutzeffekt zustande kommt. Der entscheidende Faktor dürfte ein Enzym namens A20 sein. Dieses Enzym, so stellte sich im Zuge der Experimente heraus, war nur in den Schleimhäuten jener Mäuse besonders aktiv, die mit Endotoxin behandelt worden waren. Diese Komponente bakterieller Zellwände steigert demnach offenbar die Wirkkraft von A20. Eine Gegenprobe zeigte, dass tatsächlich die Aktivität dieses Enzyms der springende Punkt sein muss: Schalteten die Forscher die Funktion von A20 nämlich aus, legten sie also dieses Enzym gleichsam lahm, versagte plötzlich der Schutzmechanismus gegenüber den Allergenen.

Die Hoffnung der Wissenschaftler ist nun, die Erkenntnisse für neue Therapien nutzen zu können. Vielleicht ließe sich ja eines Tages ein Medikament auf Basis von Endotoxin respektive A20 entwickeln, das allergische Reaktionen unterdrückt. Allerdings dürfte es wohl noch einige Jahre an Forschung brauchen, um das theoretische Wissen in praktische Anwendungen zu überführen.

Es liegen darüber hinaus aber auch weitere solide Hinweise auf Geschöpfe im Mikrobenzoo vor, die uns besonders wohlgesinnt sein dürften. Erika von Mutius spürte zwei dieser sympathischen Helfer auf: Die beiden Keime tragen die nicht ganz geschmeidig über die Lippen kommenden Namen *Acinetobacter iwoffii* sowie *Lactococcus lactis,* und sie kennen einen Lieblingsplatz, an dem sie sich bevorzugt aufhalten: den Mist im Kuhstall.

Der Goldschatz im Kuhmist

Dass diese Keime unserem Immunsystem guttun, weiß man aufgrund von Experimenten an Mäusen: Führte man Nagern die Mikroben auf künstlichem Wege zu, nämlich per Applikation in die Nase, waren sie besser gegen allergisches Asthma gewappnet. Von *Acinetobacter iwoffii* ist bekannt, dass der Schutz sogar vorgeburtlich greift: Behandelte man die Nasenschleimhaut von Mäusemüttern damit, unterband dies die Entwicklung von Asthma beim Nachwuchs – zugleich ein neuerlicher starker Beleg dafür, dass manche Schalter schon pränatal gedrückt werden. Da man nun ziemlich eindeutig belegen kann, dass uns Bakterien vor Allergien schützen können, stellt sich natürlich die Frage: Wie bewerkstelligen sie das?

Zunächst ist es, näher besehen, gar nicht so überraschend, dass es eine starke Achse zwischen dem Mikrobiom und dem Immunsystem gibt: Immerhin wohnen die meisten der Kleinstlebewesen, die unseren Körper besiedeln, im Darm. Und der Darm trägt die Hauptverantwortung, wenn es um Erkennung und Abwehr von potenziellen Feinden geht. Er stellt den größten Teil unseres Immunsystems.

Auf welche Art und Weise aber kooperieren Bakterien und Immunzellen? Gibt es eine Arbeitsteilung, eine direkte Kommunikation? Existiert auf molekularer Ebene womöglich eine straff organisierte Befehlskette? Immer mehr Wissenschaftler glauben tatsächlich, dass ein gezielter

Austausch zwischen Mikrobenwelt und Immunsystem stattfindet und dass Körperzellen Signale und Kommandos aus dem Reich der Kommensalen empfangen.

Ein Beispiel dafür dürfte ein Protein sein, das zu einer Gruppe mit der sperrigen Bezeichnung »toll-ähnliche Rezeptoren« zählt. Diese kurz TLR (»toll-like«) genannten Bausteine sitzen an der Oberfläche von Immunzellen und dienen der Erkennung verschiedener Schadstoffe. Außerdem fungieren sie als Brücke zwischen den beiden Hauptarmen des Immunsystems: der unveränderlichen angeborenen Immunität, welche die vorderste Front der Abwehr stellt, und der adaptiven Immunität – jenem Zweig, den wir ab Beginn unseres Lebens ausformen und zu dem all die weiter oben vorgestellten T- und B-Zellen gehören, die auch Schlüsselrollen bei Allergien spielen (siehe dazu auch die Übersicht: Die Abwehreinheiten des Immunsystems).

Nun weiß man, dass bei Bauernhofkindern im Schulalter einer dieser Rezeptoren – TLR2, spezialisiert auf die Identifizierung von Bakterien – besonders ausgeprägt ist. Studien zeigen sogar, dass ein unmittelbarer Zusammenhang zwischen der Zahl der Nutztiere, die eine Frau während ihrer Schwangerschaft betreut hat, und der Aktivität der toll-ähnlichen Rezeptoren Nummer 2 und 4 besteht: je mehr Tiere, desto besser. Vermutlich helfen diese Rezeptoren mit, die angeborene Immunität in eine vorteilhafte Richtung zu lenken. Dieser Effekt sei »robust und lang andauernd«, konstatiert von Mutius.

Auch die Gegenprobe liegt bereits vor: Im Rahmen einer Dissertation untersuchten Studenten der Münchner Ludwig-Maximilians-Universität schwangere Frauen aus Deutschland, Ungarn und Spanien auf Zusammenhänge zwischen Allergien und einer Aktivität von TLR2 und TLR4 (sowie einen weiteren Rezeptor namens CD14). Außerdem analysierten sie im Anschluss das Nabelschnurblut von einigen Kindern dieser Frauen. Das

Ergebnis: Eine hohe Allergieneigung korrelierte mit einer geringen »Expression« der Rezeptoren, wie das in der Fachsprache heißt – mit niedrigem Tatendrang, könnte man vereinfacht sagen, was ein epigenetisches Merkmal darstellt: Umwelteinflüsse ändern dabei die Funktionalität der biologischen Grundausstattung. Das galt für die Mütter wie auch für deren Kinder. Für das junge Forscherteam belegte dieser Befund neuerlich, dass der »Kontakt mit Mikroorganismen im frühen Kindesalter oder bereits in utero [im Mutterleib] die Entwicklung des Immunsystems und folglich die Entstehung von atopischen Krankheiten beeinflussen« kann.

Diese Rezeptoren sind daher zentrale Elemente in den Überlegungen der Münchner Kinderärztin. Erika von Mutius hat inzwischen nachgezeichnet, wie mehrere molekulare Bausteine so zusammenwirken, dass die Neigung zu Allergien unterdrückt wird – intensiven Kontakt zu Kuhmist vorausgesetzt. Zur Erklärung dieser Signalkaskade sind weitere Werkzeuge der Immunabwehr zu berücksichtigen. Dazu zählen die bereits weiter oben vorgestellten regulatorischen T-Zellen, deren Aufgabe es ist, die Reaktion des Immunsystems in bestimmten Situationen zu drosseln. Diese Zellen helfen mit, Autoimmunleiden in Schach zu halten – und offensichtlich auch Allergien. Dazu passt die Beobachtung, dass ein enger Kontakt mit Keimen während der Schwangerschaft mit gesteigerter Aktivität der regulatorischen T-Zellen einhergeht. Flankierend tritt eine Substanz namens Interferon-gamma auf den Plan, die unter anderem von sogenannten natürlichen Killerzellen gebildet wird – ein Prozess, der ebenfalls durch starke mikrobielle Belastung angeschoben wird. Interferon-gamma scheint überhaupt ein zentraler Schalter zu sein: Niedrige Levels davon bei der Geburt bedingen ein hohes Risiko für allergische Sensibilisierung. Einen »Oberregulator« nennt von Mutius deshalb diese Substanz.

Beide Zelllinien gemeinsam – regulatorische T-Zellen und Interferon-gamma – bewirken den entscheidenden Effekt: Sie balancieren das adaptive Immunsystem aus und dämpfen die Aktivität der Th2-Zellen, also jener Immunzellen, die durch an sich harmlose Fremdkörper wie Pollen in Gefechtsbereitschaft geraten. In logischer Konsequenz wird schließlich auch die Ausschüttung der für allergische Reaktionen kritischen Antikörper gebremst, der Immunglobuline der Klasse E, was konkret bedeutet: Allergische Entzündungen werden unterdrückt.

Unterm Strich gewährleistet das Leben auf dem Bauernhof, verbunden mit einem frühestmöglichen Kontakt zu Tieren und deren Keimen, eine Art umfassende antiallergische Behandlung mit ausgewählten biologischen Zutaten, wie von Mutius argumentiert: Man betrachte hier ein »Modell einer natürlichen Immuntherapie«.

Milch als Schluckimpfung

Doch nicht nur der Stallmist scheint positive Wirkung zu entfalten. Zusätzlich dürfte eine typisch bäuerliche Gepflogenheit den Bauernhofeffekt ergänzen und ihrerseits dazu beitragen, Allergien gar nicht erst aufkommen zu lassen: der Genuss von Rohmilch, also von Milch, die praktisch direkt aus dem Euter der Kühe auf den Tisch kommt. Auch in Bezug darauf zeigen vergleichende Studien sehr deutlich, dass besonders jene Kinder keine Tendenz zu allergischen Leiden entwickeln, die bereits in ihrem ersten Lebensjahr solch unbehandelte Frischmilch konsumieren. In diesem Fall, so nehmen Wissenschaftler an, stärken bestimmte Molkeeiweiße in der Rohmilch die angeborene Immunität.

Wenn der Großstädter im Supermarkt Milch kauft, sind zahlreiche der natürlich enthaltenen Substanzen durch diverse Bearbeitungsschritte verändert oder zerstört. Das Abkochen der Rohmilch bei bis zu 75 Grad, das gefährliche Keime wie EHEC, einen berüchtigten Erreger gravierender Darminfektionen, abtöten soll, trägt ebenso dazu bei wie das Homogenisieren: ein Prozess, bei dem die Fetttröpfchen in der Milch unter hohem Druck zerkleinert werden. Viele Bauern halten nichts von solchen Manipulationen. Sie ignorieren potenzielle Keime und trinken lieber Rohmilch, weil sie ihnen einfach besser schmeckt. Und ganz nebenbei schlucken sie damit eine Art Schutzimpfung vor Allergien.

Freilich würde kein Experte empfehlen, künftig Milch beim Bauern zu beziehen und im Urzustand zu genießen. Denn natürlich ist die Pasteurisierung eine wichtige Errungenschaft, um schwere Infektionskrankheiten zu vermeiden. Allerdings wird in vielen Forschungslabors bereits über »optimierte« Milchsorten nachgedacht, denen man die schützenden Proteine zuführt, ohne dass sie krank machende Keime enthalten. Große Durchbrüche auf dem Gebiet stehen noch aus, aber einen simplen Ratschlag können Wissenschaftler jetzt schon erteilen: zumindest auf fettreduzierte Milch zu verzichten, denn diese ist noch mehr denaturiert als andere industriell hergestellte Produkte, und die Struktur von Fettpartikeln steht auch im Verdacht, im Zusammenhang mit Allergien eine Rolle zu spielen. Der Griff zu fettarmer Milch mag verlockend sein, weil sie lange haltbar ist und diätwilligen Personen eine Unterstützung beim Abnehmen verspricht – im Hinblick auf allergische Erkrankungen ist deren Erwerb aber vermutlich wenig hilfreich.

Dass fettreduzierte Milchprodukte möglicherweise sogar schaden könnten, zeigten vor einigen Jahren Forscher, die einen großen Datensatz über dänische Frauen und Kinder auswerteten. Unter anderem waren darin Angaben über den Milchkonsum der Frauen während ihrer Schwangerschaft enthalten. Diese Aussagen verglichen die Wissenschaftler mit dem späteren Risiko ihrer Kinder für Asthma und Allergien. Dabei trat ein verblüffender Zusammenhang zutage: Nur jene Kinder, deren Mütter vorzugsweise fettarme Fruchtjoghurts gelöffelt hatten, waren als Siebenjährige vermehrt von Heuschnupfen und Asthma betroffen.

Vielleicht aber könnte man andererseits den Bauernhofeffekt durch gezielt komponierte Lebensmittel nachbilden? Warum nicht speziell für schwangere Frauen und Kleinkinder Produkte herstellen, die genau die wertvollen Bakterien enthalten? Die Supermärkte sind längst voll mit probiotischen Joghurts, die alle möglichen Benefits versprechen – warum nicht auch den Joghurtdrink gegen Allergien erfinden? Gleichsam die Allergietherapie aus dem Kühlregal?

Ganz so weit ist die Produktentwicklung leider noch nicht fortgeschritten, aber tatsächlich verfolgen Forscher und Biotech-Unternehmen die Idee einer Bakterienkur gegen Allergien. Die in Gelsenkirchen ansässige Protectimmun GmbH konzentriert sich zum Beispiel auf eine vorbeugende Therapie, die auf dem Keim *Lactococcus lactis* beruht. Ziel sei eine Prophylaxe in Form von Nasentropfen, erläutert die Firma, »die auf einfachem Wege den intensiven Stallkontakt im Säuglingsalter simuliert und eine dem regelmäßigen Stallkontakt vergleichbare Schutzwirkung hervorruft«. Derzeit befinde man sich allerdings noch in der »präklinischen« Phase, das heißt in einem frühen Entwicklungsstadium.

Auch an den Universitäten gehen Wissenschaftler der Frage nach, ob man den Bauernhofeffekt künstlich erzeugen könnte. Bereits 2007 prüfte ein Team niederländischer Zellbiologen in Laborexperimenten an Nabelschnurblut den Einfluss von vier probiotischen Bakterienkulturen auf Immunzellen. Die Experten stellten fest, dass besonders Bifidobakterien starke Effekte hervorriefen – und eine gesteigerte Produktion von Interferongamma bewirkten. Zugleich sank die Aktivität der bei

Allergien kritischen Th2-Zellen. »Unsere Resultate weisen darauf hin, dass bestimmte Stämme probiotischer Bakterien in der Lage sind, neonatale Immunzellen und deren Antworten zu modulieren«, folgerten die Wissenschaftler. Außerdem beobachteten sie ein Hochfahren toll-ähnlicher Rezeptoren der Klasse 2 (TLR2). Letztendlich traten damit exakt jene Schlüsselmechanismen in Aktion, die auch die Studien an Bauernhofkindern zutage gefördert hatten. In ihrer Konklusio äußerten die Biologen daher die Hoffnung, dass man mit Probiotika, die gleich nach der Geburt und in der frühkindlichen Phase oral verabreicht werden, die Entwicklung von Allergien stoppen könnte.

Eine große Übersichtsarbeit rumänischer Forscher, für die im Jahr 2014 insgesamt 26 Studien zu diesem Themenkomplex ausgewertet wurden, bestätigte die Niederländer vor allem in einem Punkt: Die Verabreichung von Probiotika könne dann als sinnvoll erachtet werden, wenn sie konsequent während der Schwangerschaft und anschließend nach der Geburt stattfinde. Eine spätere Zufuhr hilfreicher Bakterien bringe hingegen keinerlei Effekt.

Mediziner des australischen Murdoch Childrens Research Institute testeten sogar eine Art Desensibilisierung auf Probiotika-Basis, wie sie zu Jahresbeginn 2015 bekannt gaben. Sie hatten sich eine besonders heikle Allergievariante ausgesucht: eine Überempfindlichkeit gegen Erdnüsse. Die gängigen Immuntherapien, die den Körper allmählich an die Allergene gewöhnen sollen, werden hier im Regelfall nicht angewandt, weil die Gefahr zu groß ist, durch die Behandlung selbst einen allergischen Schock auszulösen. Schließlich müssen dabei die kritischen Proteine in geringen Dosen injiziert werden, und bei Erdnussallergikern stellen schon kleinste Mengen ein beträchtliches Risiko dar. Die australischen Mediziner hingegen setzten auf den therapeutischen Effekt von Bakterien: auf die Art *Lactobacillus rhamnosus*, um genau zu sein. Über einen Zeitraum von 18 Monaten verabreichten sie einer Gruppe von Kindern, die an Erdnussallergien litten, diesen Bakterienstamm, wobei die Dosis sukzessive gesteigert wurde. Am Schluss der Testreihe prüften die Experten, was beim Kontakt des Körpers mit den Nüssen geschah. Es war fast unglaublich: Immerhin 80 Prozent der Kinder vertrugen plötzlich die zuvor potenziell lebensbedrohlichen Nahrungsmittel.

Doch Vorsicht: Versuchen Sie das nicht zu Hause, wie es so schön heißt. Um die in der Studie nachgewiesene Wirkung zu erzielen, müsste man täglich etwa 20 Kilo probiotische Joghurts futtern. Außerdem konnten die Mediziner die Kinder professionell überwachen – und hätten augenblicklich interveniert, wenn im Zuge der Therapieversuche unerwünschte Begleiterscheinungen aufgetreten wären. Einen interessanten Ansatz für eine mögliche künftige Behandlung eröffnen die Resultate aber allemal.

Trotz einzelner klarer Ergebnisse und Aussagen ist die Datenlage zum Thema Probiotika in Summe nicht eindeutig: Manche Studien fanden keine positiven Effekte, andere gelangten – im Widerspruch zum Fazit der oben zitierten Rumänen – zur Einschätzung, dass nur dann gesundheitlicher Nutzen zu erwarten sei, wenn Kinder mindestens bis zu ihrem fünften Lebensjahr Probiotika schlucken, wieder andere fanden Vorteile von Bakterienkulturen im Hinblick auf Heuschnupfen oder Dermatitis, jedoch nicht auf Asthma. Hinzu kommt bei vielen Studien, die nicht Zellkulturen in der Petrischale testeten, sondern Kohorten menschlicher Konsumenten verglichen, dass die Probandenzahl oft sehr gering war – und entsprechend wenig aussagekräftig. Manche Arbeiten ließen sich von anderen Forscherteams nicht wiederholen, was nahezu einem Todesstoß für eine Studie gleichkommt.

So sind der Anti-Allergie-Joghurt oder das Bakterien-Nasenspray gegen Heuschnupfen derzeit noch Zukunftsmusik. Aber immerhin ist das theoretische Gerüst für solche Entwicklungen mittlerweile weit gediehen: in Gestalt all der in jüngster Vergangenheit entschlüsselten molekularbiologischen Mechanismen, die einen Menschen zum Allergiker machen oder eben nicht; und in Form immer tieferer Einblicke in einen Mikrobenzoo, der unseren Gesundheitszustand wesentlich mitbestimmt und erheblich daran beteiligt ist, dass wir in dieser Welt überhaupt existieren können.

An der Wurzel des Übels

Hat man mit dem wachsenden Verständnis des weitreichenden Einflusses der Kleinstlebewesen, mit den Erkenntnissen zu Mikroorganismen im menschlichen Umfeld nun bereits die allumfassende Erklärung gefunden, warum eine Volksseuche namens Allergie ausbrechen konnte? Liefern all die Phänomene, die inzwischen unter den Schlagworten Bauernhofeffekt und Hygienehypothese zusammengefasst sind, tatsächlich eine ausreichende Begründung für jene Initialzündung, derer es bedurfte, damit Allergien im Verlauf des vorigen Jahrhunderts zum ernsthaften gesundheitlichen Problem wurden und allmählich zur Epidemie anschwollen?

Erika von Mutius ist überzeugt, dass der reduzierte Kontakt zu Stallkeimen die Wurzel des Übels berührt. Sie entwirft folgendes Szenario: Man stelle sich ein Bundesland wie Bayern kurz nach dem Zweiten Weltkrieg vor: viel dörflicher geprägt als heute und großräumig bäuerlich strukturiert. Bauern, deren Utensilien, deren Vieh und die Früchte ihrer Landwirtschaft waren im Vergleich zu heute allgegenwärtig, Traktoren oder sogar noch Pferdekarren knatterten und rumpelten kreuz und quer über die Straßen, Rinder kreuzten die Wege der Menschen, das bäuerliche Leben dominierte und durchdrang die Gegend und Gesellschaft generell in hohem Maß. Dies sind die Eindrücke, die von Mutius noch aus ihrer Kindheit plastisch in Erinnerung hat. Und Allergien waren eine echte Rarität – wenn überhaupt, dann vorwiegend bei jenen sozialen Schichten anzutreffen, die kaum Berührungspunkte mit dem einfachen Volk auf dem Land hatten.

Von Mutius verweist in dem Zusammenhang auf die historischen Berichte über das Rosenfieber, eine Art Urform und Vorläufer des heute verbreiteten Heuschnupfens, das lediglich die gesellschaftliche Elite betraf, soweit sich das rekonstruieren lässt. Sonstige Schilderungen über geschichtliche Pendants zur modernen Allergie auf Baum- und Gräserpollen fehlen weitgehend. Alte Aufzeichnungen dokumentieren hauptsächlich Asthma, und diese Berichte aus früheren Jahrhunderten sind oft ziemlich unscharf. Fallbeschreibungen von Heuschnupfen, so argumentiert die Medizinerin weiter, seien in nennenswerter Zahl hingegen erst relativ spät entstanden, dann aber in stattlicher Menge – parallel zur einsetzenden industriellen Revolution und zum allmählich weniger verbreiteten bäuerlichen Leben. Doch erst in den 1950er- und 1960er-Jahren schließlich habe der sich immer rasanter ändernde Lebensstil das Problem in Dimensionen gehoben, die intensive medizinische Zuwendung erforderten und letztlich dazu führten, dass die Allergie zur bedeutsamsten chronischen Erkrankung werden konnte.

In einer relativ kurzen Etappe unserer Evolution und verstärkt nach dem Zweiten Weltkrieg, so das Fazit dieser Gedankenkette, hätten wir radikal mit einem Erbe gebrochen, das uns Zeit unserer Existenz auf Erden begleitete. Die Menschheit sei quasi in einer von Keimen durchtränkten Umwelt entstanden, und diesem über Jahrtausende stabilen Gefüge hätten wir uns rasch und mutwillig entzogen: durch eine Entfremdung von bäuerlichem Leben, durch die Bearbeitung von Lebensmitteln, durch sinkende Kinderzahlen und deutlich weniger Konfrontation mit infektiösen Erregern. Insofern verweise die Bauernhofthese durchaus auf einen entscheidenden Wendepunkt in der Geschichte des Menschen.

Es gibt allerdings auch Fachkollegen, die mit dieser Interpretation nicht zur Gänze einverstanden sind, wobei sie meist Ungereimtheiten in der Datenlage geltend machen. Im Februar 2013 veröffentlichte eine Gruppe um den britischen Hygieniker Neil Pearce eine Bewertung all der Studien, die im weitesten Sinne das Thema »Hygienehypothese« zum Inhalt hatten. Ein »Update« nannten die Wissenschaftler ihre Publikation bescheiden. Weitgehend bestätigten sie die bisherigen Schlussfolgerungen, in einzelnen Punkten jedoch erhoben sie Einsprüche, darunter in Bezug auf die Zusammenhänge mit Asthma: Wenn reduzierter Mikrobenkontakt im Wege einer Immunmodulation zu mehr Allergien führe, müsse sich das theoretisch durch steigende Patientenzahlen bei allergischem Asthma niederschlagen. Doch manche Studien legten nahe, dass vor allem nichtallergisches Asthma zugenommen habe. Mitunter würden die beiden Formen der Atemwegserkrankung einfach nicht scharf genug getrennt.

Außerdem würde einzelnen Untersuchungen zufolge die Rate der Asthmatiker in einigen Industrienationen momentan sogar dezent sinken. Es sei hingegen völlig abwegig anzunehmen, dass sich dort die Hygienebedingungen verschlechtert hätten – was im Umkehrschluss aber die Voraussetzung für eine rückläufige Asthmaentwicklung wäre, wenn das Leiden hauptsächlich von der jeweiligen Mikrobenbelastung abhinge. Außerdem monierten die Briten, dass einige molekulare Wirk- und Signalketten wahrscheinlich »übersimplifiziert« dargestellt seien.

Geschenkt, meint dazu Erika von Mutius: »Es gibt sicher eine gewisse Heterogenität der Studien.« Tatsächlich sei die Datenlage speziell zu Asthma fallweise widersprüchlich. In Bezug auf die Empfindlichkeit gegenüber Gräsern und auf Heuschnupfen seien die Befunde aber sehr homogen. Was den Bauernhofeffekt generell betrifft, liegen heute jedenfalls Dutzende internationale Studien vor, und alle weisen deutlich in dieselbe Richtung: Ein früher intensiver Kontakt mit Keimen schützt ganz erheblich vor Allergien. Die Kernaussagen von Hygiene- und Bauernhofhypothese treffen zweifellos zu, und das stellen auch die britischen Autoren um Neil Pearce nicht in Abrede: In Details sei weiteres Nachforschen angebracht, doch keiner der Kritikpunkte sei »fatal« für die Theorie insgesamt.

Man könnte trotzdem noch weitere Einwände vorbringen. Zum Beispiel: Auch Bauern und deren Kinder bekommen Allergien – zwar deutlich weniger als der Bevölkerungsdurchschnitt, aber gänzlich unbekannt sind diese Krankheitsbilder unter ihnen keineswegs. Wieso aber entwickeln einige Unglückselige des bäuerlichen Berufsstandes Allergien? Eine mögliche Antwort liefert die bereits weiter oben zitierte Studie aus Belgien: Diese hatte nachgewiesen, dass Endotoxin, ein Bestandteil der Bakterienzellwand, Allergien unterbinden kann. Die Forscher hatten außerdem gezeigt, wie ein Enzym namens A20 dazu beiträgt, diesen Schutzeffekt zu bewerkstelligen – und dass die protektive Wirkung ausbleibt, wenn dieses Enzym außer Funktion gesetzt wird. Genau dies dürfte bei den wenigen Bauern zum Tragen kommen, die an Allergien leiden, wie dieselbe Forschergruppe herausfand. Unter 2000 Bauernkindern ermittelten die Experten, dass in Ausnahmefällen ein Gen defekt war, das für die Herstellung von A20 verantwortlich ist – und just diese Minderheit an Kindern ist von Allergien betroffen.

Hier kann wohl auch das generell allergiedämpfende

Landleben nicht ausgleichen, was die genetische Mitgift einer kleinen Gruppe von Menschen eingebrockt hat. Aber eben nur einem überschaubaren Prozentsatz. Vielleicht öffnet die Situation der Bauern sogar ein Fenster in die Vergangenheit und spiegelt die historisch übliche Häufigkeit und Verteilung von Allergien wider, wie sie sich vor der Industrialisierung präsentierten. Es gab auch damals Allergiepatienten (und ebenso in den Epochen davor), aber nur in sehr geringer Zahl. Die wenigen Betroffenen litten natürlich trotzdem darunter, und besonders die höher Gebildeten und besser Begüterten unter ihnen organisierten sich daher bereits um die Wende zum 20. Jahrhundert in Interessengruppen und gründeten spezielle Vereinigungen samt Flucht- und Kurmöglichkeiten.

Eine genetisch fixierte Neigung zur Allergie, die Atopie, existiert dagegen wohl immer schon und begleitet den Homo sapiens wahrscheinlich seit Abertausenden von Jahren. Doch nur bei wenigen Menschen wurde daraus eine Krankheit. Die meisten Personen nahmen gar keine Notiz von ihrer Prägung, weil ihr Befinden dadurch nicht beeinträchtigt war. Es bedurfte erst eines wirklich einschneidenden Prozesses, einer nachhaltigen gesellschaftlichen Umwälzung, um das verborgene Problem sichtbar und spürbar zu machen. Man könnte die Situationen auch mit einem Samen vergleichen, der ruhig in der Erde schlummert und intensiv gegossen werden muss, bevor er den Boden durchstoßen und austreiben kann. Dieser Dünger bestünde im Fall der Allergie aus folgenden Einflussgrößen: mehr Stadt, weniger Land, mehr Hygiene, weniger Keimkontakte – und in der Konsequenz mehr Heuschnupfen, allergisches Asthma und Neurodermitis.

Viele Wissenschaftler glauben heute, dass zur aktuellen Situation aber noch weitere Faktoren beitragen und insgesamt eine breitere Sichtweise notwendig ist. Schuld an der gegenwärtigen allergischen Epidemie wäre nach diesem Modell ein noch umfassenderer Umbruch in der Geschichte der Menschheit: der westliche Lebensstil in all seinen Facetten. Hier geht es gewissermaßen um einen Bauernhofeffekt, very extended version.

Der Fluch der Moderne

Allergien als Kollateralschaden des modernen urbanen
Lebensstils

Passionierte Hundefreunde wird die Nachricht freuen:
Ein Hund im Haus soll unter Umständen die Chance
erhöhen, sich lästige Allergien zu ersparen. So zumindest
lautet die Botschaft von Kei Fujimura, die an der Abteilung für Gastroenterologie der University of California in
San Francisco arbeitet. Fujimura hat sich auf molekulare
Ökologie im Rahmen ihres Fachs spezialisiert und zuletzt
mehrere Studien zum Thema Mikrobiom und Gesundheit veröffentlicht. Eine davon ging der Frage nach, ob
das Allergierisiko durch das Zusammenleben mit einem
Hund sinkt. Die Forscherin prüfte dies in Experimenten
an Mäusen. Zunächst sammelte sie Hausstaub bei Familien mit Hund sowie bei solchen ohne vierbeinige Begleiter ein. Dann streute sie die Staubproben in Mäusekäfi-
gen aus, in denen anschließend eine ganze Generation
von Mäusen unter verschiedenen Umweltverhältnissen
heranwuchs: eine Gruppe inmitten von Hundestaub, eine
zweite in Staub ohne Hundekontamination. Als die
Nager ein gewisses Alter erreicht hatten, wurden sie verschiedenen Allergenen ausgesetzt, darunter den überaus
potenten Reizstoffen von Kakerlaken.

Die Reaktion der Mäuse fiel nach Überzeugung von
Fujimura sehr eindeutig aus: Jene Tiere, die ab ihrer
Geburt regelmäßig Hundestaub inhaliert hatten, litten
viel weniger an allergischen Symptomen als ihre Artge-

nossen in der Vergleichsgruppe. Außerdem waren ihre Entzündungswerte niedriger, ebenso wie die Mengen der produzierten IgE-Antikörper.

Mit dem Wissen um die Bedeutung der Bakterienwelt im Hinterkopf stocherte Fujimura nach konkreten Mikroben im Hausstaub der Hundefamilien, die den Schutzeffekt hervorrufen könnten. Sie wurde bei *Lactobacillus johnsonii* fündig, einem Bakterium, das zugleich ein wichtiger Darmbewohner des Menschen ist. Besonders dominant komme es in der Vagina von Frauen kurz vor der Niederkunft vor, so Fujimura, weshalb die Annahme plausibel sei, dass dieser Keim tatkräftig bei der frühesten Ausformung der kleinkindlichen Mikrobenflora mithelfe.

Fujimura testete zudem, was geschieht, wenn man die Diät von Mäusen ausschließlich mit *L. johnsonii* anreichert. Das Resultat war ziemlich dasselbe wie beim Einatmen der gesamten Staubwolke aus Hundehaushalten: eine erfreulich ausbalancierte Darmflora, kaum Entzündungen sowie ein Immunsystem, das bei Kontakt mit Allergenen die Ruhe behielt. Die amerikanische Forscherin machte noch eine weitere Beobachtung: Die Mäuse waren überdies weniger anfällig für bestimmte Erkältungsviren. Dies passte perfekt ins Gesamtbild, denn Kinder, die gravierende Infektionen mit Erregern wie Respiratorischen Synzytial-Viren durchmachen, sind auch überdurchschnittlich gefährdet, allergisches Asthma zu entwickeln.

Das Experiment führt zweierlei vor Augen: Erstens unterstreicht es neuerlich die Annahme, dass die Mikrobenwelt großen Einfluss darauf hat, ob jemand unter Allergien leidet oder nicht. Zweitens könnte es, sofern die Interpretationen der amerikanischen Forscherin zutreffen, praktische Bedeutung besitzen: Vielleicht muss man nicht unbedingt gleich sein Leben umkrempeln und auf einen Bauernhof ziehen, um in den Genuss der Schutzwirkung von Keimen zu kommen. Natürlich ersetzt ein einzelner Hund nicht eine ganze Farm. Doch immerhin lässt sich manch ein Artgenosse jener Bakterienstämme, die daran beteiligt sind, die Landbevölkerung vor Heuschnupfen oder Asthma zu bewahren, mit einem Hund als Spediteur in eine Stadtwohnung übersiedeln und erzeugt dort eine Art natürliche Immunisierung. Bei Katzen wurden positive Effekte in diesem Ausmaß übrigens nicht festgestellt. Hier gilt nach gegenwärtigem Stand der Dinge die Faustregel: besser als gar kein Haustier, aber bei Weitem nicht so wirksam wie ein Hund.

Skeptische Fachkollegen wandten allerdings ein, es sei fraglich, ob man Resultate aus Mäusestudien einfach auf den Menschen übertragen könne. Die Kritik ist nicht von der Hand zu weisen. In der Vergangenheit hat sich immer wieder herausgestellt, dass der menschliche Organismus nicht zwangsläufig so funktioniert wie jener von Mäusen oder Ratten. Gerade allergische Reaktionen unterscheiden sich oft von jenen beim Menschen. So hat es sich als vergleichsweise schwierig herausgestellt, bei Labormäusen Asthma zu provozieren. Wenn man die Beobachtungen an der Maus jedoch als Grundlage für die Humanmedizin anwenden möchte, wäre ein ähnlicher Krankheitsverlauf natürlich sinnvoll. Studien an Mäusen sind freilich trotzdem wichtig und unvermeidlich, um die Forschung voranzubringen. Im Verlauf dieses Buches wird daher immer wieder darauf Bezug genommen. Dennoch muss man im Hinterkopf behalten, dass gewisse Abstriche im Hinblick auf die Gültigkeit beim Menschen notwendig sind.

Was das Zusammenleben mit Haustieren anbelangt, würden viele Ärzte aufgrund ihrer Erfahrungswerte außerdem eine sogar krass gegensätzliche Einschätzung hinsichtlich der Anschaffung eines Hundes abgeben: den Rat, kleinen Kindern bloß keinen kläffenden Hausgenossen zu schenken, weil womöglich genau dadurch eine allergische Sensibilisierung überhaupt erst angestoßen werden könnte. Andererseits sind Experimente, wie Fujimura sie durchführte, zumindest dem Prinzip nach ein weiteres Glied in einer immer längeren Kette von Indizien, die darauf hindeuten, dass das Mikrobiom unsere Immunantwort reguliert und ein Schlüsselfaktor bei der Verhinderung von Allergien ist. Außerdem lässt sich im Labor ohne immensen Aufwand sowie aufgrund der relativ kurzen Lebensdauer von Kleintieren quasi im Zeitraffer untersuchen, was am Menschen unmöglich wäre: die Auswirkung verschiedenster Einflüsse auf die Entstehung und den Verlauf von Krankheiten, indem man diese gezielt und unter kontrollierten Bedingungen provoziert.

Im Frühjahr 2015 verfasste Fujimura ein ausführliches Kompendium, für das sie zahlreiche internationale Studien dieses Typs auswertete, in das neben Mausmodellen aber auch Analysen des Gesundheitszustands menschlicher Patienten einflossen. Im Grunde hatte die junge Forscherin ein ähnliches Ziel vor Augen wie jene Experten, die den Effekten des Bauernhoflebens nachspürten und herausfinden wollten, wie Bakterien dazu beitragen, Allergien im Zaum zu halten. Allerdings betrachtete sie das Thema vor einem breiteren Horizont und fügte der Wechselbeziehung von Mensch und Mikrobe Aspekte hinzu, die folgende Annahme plausibel erscheinen lassen: Unser gesamter Lebensstil ist von Belang – und der ist heute von vielen Verhaltensweisen gekennzeichnet, die den Austausch mit der Bakterienwelt erheblich einschränken.

Die gute Nachricht dabei lautet: Während es kein sonderlich nützlicher Ratschlag wäre, einen attraktiven Job in der Stadt aufzugeben, um künftig ein Dasein unter Kühen zu führen, geht es auch um Faktoren, die wir an unserem derzeitigen Lebensort positiv beeinflussen können, zum Teil sogar ohne übertriebene Mühe. In mancher Hinsicht steht es tatsächlich in unserer Macht, Allergien den Boden zu bereiten oder aber ihnen nach Kräften die Grundlage zu entziehen. Die Gesellschaft eines Hundes ist nur ein Beispiel dafür.

Dass die Art und Weise, wie wir unser Leben gestalten, eine Hauptrolle spielt, demonstrieren Zwillingsstudien am eindrücklichsten. Wären wir Gefangene unserer Gene, dürften sich Zwillinge hinsichtlich ihres Allergierisikos bestenfalls marginal unterscheiden. Doch die Realität sieht anders aus: Im Jahr 2015 wurden Laborparameter der Immunantwort von mehr als 200 Zwillingen erhoben – mit dem Ergebnis, dass diese Werte zu 77 Prozent von nicht erblichen Einflüssen abhängig waren. Der Immunstatus von genetisch fast identischen Menschen wich also in wesentlichen Punkten voneinander ab, und über die Jahre drifteten die Parameter sogar immer weiter auseinander.

Nicht minder aufschlussreich sind Vergleiche des Mikrobioms von eineiigen und zweieiigen Zwillingen: Würden einzig die Gene zählen, wäre zu erwarten, dass die Bakteriengesellschaften eineiiger Geschwister eine besonders hohe Übereinstimmung aufweisen. Doch das ist nicht der Fall: Die Mikrobenkulturen von eineiigen Zwillingen ähneln einander nicht mehr als die von zweieiigen. Sie sind sogar weniger homogen als der Mikrobenzoo in einem beliebigen Haushalt – wohl deshalb, weil jede Familie aufgrund individueller Gewohnheiten ihre eigene Kolonie der unsichtbaren Mitbewohner züchtet und ihrer Umgebung einen mikrobiellen Stempel aufdrückt. Die Verwandtschaft ist da nachrangig.

Welche Faktoren in unserem Alltag aber könnten im Detail relevant sein? Wie können wir unser persönliches Umfeld gestalten, um Allergien Einhalt zu gebieten? Und lassen sich ganz konkret noch weitere wichtige Keimquellen nennen, von denen wir unter gewissen Voraussetzungen profitieren können? Wissenschaftler wie Kei Fujimura haben dazu inzwischen viele Erkenntnisse gewonnen, die neben anderen wichtigen Aussagen unterstreichen, wie sehr schon die Stunde null zählt: der Moment, in dem wir geboren werden.

Die entscheidende Bakteriendusche

Wenn sich ein Kind seinen Weg ins Leben bahnt, passiert es einen wahren Sumpf aus Mikroorganismen, kämpft sich durch einen dichten Schleier aus Keimen. Der Vaginaltrakt der Mutter ist gepflastert mit Kommensalen wie Laktobazillen (deren Verwandte auch im Hundestaub umherwuselten). Dieselben freundlichen Genossen lassen sich anschließend auf der Haut, im Mund und im Darm des Kindes nachweisen. »Der Geburtsprozess scheint starken mikrobiologischen Einfluss auf das Neugeborene zu haben«, urteilt Fujimura. »Vaginal geborene Kinder sind durch ein angereichertes Mikrobiom kolonisiert, das ziemlich der Komposition im Vaginaltrakt der Mutter entspricht.«

Babys hingegen, die per Kaiserschnitt geboren werden, beginnen ihr Dasein mit einer deutlich weniger vorteilhaften Mikrobenausstattung. Forscher konnten bei ihnen Clostridien ebenso nachweisen wie Streptokokken. Außerdem ist der mikrobielle Reichtum bei durch Kaiserschnitt geborenen Kindern insgesamt geringer, wobei diese Einschränkung noch im zweiten Lebensjahr anhält. Als gewiss gilt auch: Wer durch Kaiserschnitt das Licht der Welt erblickt, trägt gleichsam vom ersten Atemzug an schuldlos eine Bürde in sich – ein erhöhtes Risiko für allergische Erkrankungen. Das Durchtauchen des Geburtskanals, verbunden mit intensivem Kontakt zu wichtigen Keimen, dürfte damit schon in den allerersten Augenblicken eines Menschenlebens darüber entscheiden, ob wir später anfällig für Allergien sind oder nicht.

Fraglos erspart die moderne Medizin mit all ihrem

technischen Fortschritt der Menschheit schweres Leid, und ohne Zweifel kann ein Kaiserschnitt sinnvoll oder gar dringend nötig sein, sofern medizinische Gründe dafür sprechen. Wird er aber ohne ernsthaften Anlass vorgenommen, etwa bloß um der exakteren Planbarkeit einer Geburt willen, sollte berücksichtigt werden, dass dem Nachwuchs womöglich eine Neigung zur Allergie in die Wiege gelegt wird. Hier hätten wir einen jener »Lifestyle-Faktoren«, die sich bis zu einem gewissen Grad beeinflussen lassen: Wer die Familienplanung noch vor sich hat, sollte berücksichtigen, dass die Art der Geburt das Allergierisiko der Kinder tangiert. In den vergangenen Jahrzehnten haben die Menschen in der westlichen Welt dem jedoch zuwidergehandelt: In diesen Ländern hat die Zahl der Kaiserschnitte ein Ausmaß erreicht, das sich medizinisch schwerlich rechtfertigen lässt.

Auch die erste Lebensphase nach der Geburt ist von Relevanz. Vergleichende Studien zeigen eindeutige Unterschiede im Bakterienhaushalt, je nachdem, wie das Kind gefüttert wird: ob es Muttermilch erhält oder Säuglingsnahrung. Kinder, die an der Brust nuckeln, besitzen eine höhere Zahl guter Keime etwa aus der Klasse der Bifidobakterien – im Gegensatz zu Altersgenossen, die Säuglingsnahrung schlucken. Bei diesen gedeihen eher unsympathische Mikroben wie *Clostridium difficile*. Die Erklärung klingt immer wieder ähnlich, und die Münchner Kinderärztin Erika von Mutius komprimiert sie in ein paar knappen Sätzen: Vaginale Geburt wie auch die Ernährung mit Muttermilch »erlauben dem Kind, mit der menschlichen Flora in der frühesten Etappe des Lebens zu interagieren. Menschen und Mikroben haben sich über Tausende von Jahren aneinander angepasst und formen eine gut funktionierende Symbiose. Daher könnte die Übertragung der Mikroben von der Mutter auf das Kind essenziell sein, um beim Kind ein gesundes Mikrobiom zu etablieren.«

Und Fujimura ergänzt: Eine überwältigende Zahl an Studien beleuchte den Stellenwert einer »geeigneten frühkindlichen Mikrobiomentwicklung« und lege nachdrücklich ans Herz, dass sich die »Förderung einer günstigen Kolonisierung in der ersten Lebensphase bewährt hat, um allergische Erkrankungen bei Kindern zu reduzieren«.

Die richtige Diät könnte sogar noch vor dem Säuglingsalter mitbestimmen, wie es dem Kind später gesundheitlich ergeht. Sehr wahrscheinlich muss schon die Mutter auf ihre Ernährung achten. Im Juni 2015 legten Forscher der australischen Monash University dar, dass Bakterien große Mengen einer Substanz namens Acetat produzieren, wenn Menschen ballaststoffreiche Kost wie Getreide, Obst und Gemüse verzehren – in krassem Kontrast zu dem in unseren Breiten so beliebten Fast Food mit deftigem Fleisch- und Fettanteil. Acetat ist ein Bestandteil von kurzkettigen Fettsäuren und wirkt antientzündlich, indem die weiter oben bereits vorgestellten regulatorischen T-Zellen getriggert werden, deren Aufgabe es ist, Immunantworten in manchen Situationen zu dämpfen.

An Mäusen studierten die Australier den Einfluss der Nahrung im Detail: Fütterten sie trächtigen Tieren vorwiegend Ballaststoffe, waren die Jungen später unempfindlich gegenüber den Allergenen der Hausstaubmilbe. Die Nachkommen von faserarm ernährten Mäusemüttern brüteten hingegen prompt Allergien aus. Als Gegenprobe untersuchten die Wissenschaftler auch 62 Frauen sowie deren Kinder: Bevorzugten die Frauen während ihrer Schwangerschaft ballaststoffreiches Essen, schlug sich dies im Blutbild nieder. Der erhöhte Acetatgehalt war klar messbar. Die Kinder dieser Frauen mussten im ersten Lebensjahr auffallend selten mit Atemwegsbeschwerden kämpfen. Diese Ergebnisse fügten der »Entstehung und Ursache eine gänzlich neue Dimension hinzu«, glauben die Forscher. Der Ursprung von Asthma müsse wohl bereits im Mutterleib gesucht werden. Außerdem sprechen diese Erkenntnisse dafür, dass zum Teil im Darm entschieden wird, was in den Atemwegen geschieht – dass also eine immunologische Achse zwischen den beiden Körperregionen besteht.

Um eine neue Dimension handelt es sich aber auch deshalb, weil hier nicht nur den direkten Einflüssen von Keimen Effekte zugeschrieben werden, sondern auch Stoffwechselprodukten von Bakterien wie Acetat. Jene Wissenschaftler um den britischen Epidemiologen Neil Pearce, die empfahlen, den Blickwinkel zu erweitern und den westlichen Lebensstil insgesamt zur Erklärung von Allergien in Betracht zu ziehen, hoben diesen Aspekt ebenfalls hervor. Sie debattierten, dass der Fokus auf die Mikroben allein vielleicht zu eng sei, und erwähnten ausdrücklich kurzkettige Fettsäuren wie eben Acetat, denen die Forschung künftig mehr Augenmerk widmen solle. Denn diese könnten eine zentrale Rolle bei der Immunregulation spielen.

Auch weitere Studien an Mäusen aus jüngster Vergangenheit stützen diese Vermutungen: In einer davon standen wenige Ballaststoffe in der Futterschüssel einer verstärkten Ausschüttung von allergiefördernden IgE-Antikörpern gegenüber. Zudem modellieren die Stoffwechselprodukte von Keimen ihrerseits wieder die Besiedelung des Darms durch weitere Bakterien: Knabberten Mäuse vorzugsweise faser- und ballaststoffreiche Diät, nisteten sich in ihrem Darmtrakt mehr »gute« Bifidobakterienstämme ein.

Wie sehr Ernährungsgewohnheiten generell den Cocktail in der Darmflora formen, zeigt sich beim direkten Vergleich von Kulturen, deren Lebensstil massiv voneinander abweicht: wenn man klassisch westliche Gesellschaften traditionellen Naturvölkern gegenüberstellt, die ihr Dasein weitgehend fernab zivilisatorischer Errungenschaften bestreiten.

Eine solche Studie betraf typische amerikanische Großstädter sowie Personen aus Venezuela und dem afrikanischen Malawi. Diese im Dezember 2012 im renommierten Fachjournal *Nature* abgedruckte Arbeit schloss mehr als 500 Personen ein, Kleinkinder ebenso wie Teenager und Erwachsene, Eltern und deren Nachwuchs, eineiige Zwillinge gleichermaßen wie zweieiige. Die Forscher wollten herausfinden, ob und wie sich das Mikrobenprofil dieser Menschen unterschied und welche Gründe dafür infrage kommen könnten. Sie kamen nicht nur zum Schluss, dass die Ernährung gewaltigen Einfluss auf die Zusammensetzung der individuellen Bakterienkolonie hat, sondern konnten auch nachweisen, wie nachhaltig dieser ist: Was Menschen regelmäßig essen, mischt nicht bloß ihren persönlichen Bakteriencocktail. Dadurch ändert sich sogar die Funktion von Genen: Die Diät manipuliert tatsächlich das Erbgut. Bei den Personen aus Malawi waren Gene besonders aktiv, die der Verwertung pflanzlicher Substanzen dienen, bei den westlichen Stadtmenschen dagegen solche, die vor allem Fleischfresser benötigen. »Ohne jeden Zweifel übt die Ernährung einen starken Selektionsdruck auf das Darmmikrobiom aus«, kommentiert Kei Fujimura diese Studie.

Etwas allgemeiner formuliert: Der Lebensstil wirft ein unverwechselbares molekulares Echo zurück. Man muss nicht allzu fantasiebegabt sein, um auf den Gedanken zu verfallen, dass dieses zelluläre Basisprogramm auch mitbestimmt, ob sich eine Allergie an die Oberfläche drängen kann.

Krank durch Vitamine

Einem besonders perfiden Zusammenhang zwischen Ernährung und Allergien sind Wissenschaftler um Dietmar Fuchs, Professor für Biochemie an der Medizini schen Universität Innsbruck, auf der Spur. Die provokant klingende These der Forscher lautet: Ausgerechnet die Einnahme von Substanzen, mit denen wir unserer Gesundheit Gutes tun wollen, fördert womöglich Allergien. Fuchs und seine Kollegen meinen damit sogenannte Antioxidantien, die sich seit geraumer Zeit enormer Beliebtheit erfreuen. Kaum eine Apotheke, die solche Nahrungsergänzungsmittel nicht mit knallbunten Prospekten und großformatigen Plakaten ankündigt und all die vermeintlichen Wundermittel bergeweise in der Auslage stapelt. Konsumenten bezahlen Unsummen, um mit solchen »Radikalenfängern« bösartigen Krankheiten wie Krebs vorzubeugen, die Vitaminversorgung zu gewährleisten und ganz allgemein das Befinden zu verbessern.

Doch abgesehen davon, dass der Nutzen der schicken Vitaminkuren ohnehin umstritten ist – in Bezug auf Allergien dürften Antioxidantien extrem kontraproduktiv sein. In den Worten von Fuchs und seinen Kollegen: »Eine mögliche Nebenwirkung der durch diese Stoffe gehemmten zellulären Immunantwort könnte ein verstärktes Auftreten von Allergien sein.«

Dem Prinzip nach beruht die Wirkweise von Antioxidantien darauf, dass sie freie Radikale durch Milderung von Entzündungsprozessen unschädlich machen. Freie Radikale sind unter anderem Sauerstoffverbindungen, die im Organismus gebildet werden, Körperzellen unter sogenannten oxidativen Stress setzen und dadurch die Alterung vorantreiben sowie die Entstehung von Krankheiten begünstigen können. Beispiele für das natürliche Vorkommen von Antioxidantien sind verschiedene Vitamine etwa in Äpfeln und Tomaten sowie die in Trauben und Wein enthaltene Substanz Resveratrol. Nun würde kein Mediziner davon abraten, Obst und Gemüse zu essen und derart eine ausgewogene Ernährung sicherzustellen. Immer mehr Experten zweifeln aber die beliebte Praxis an, synthetische Nahrungsergänzungsmittel und

Vitaminkapseln in hoher Dosis zu schlucken, weil in Ländern wie Deutschland ohnehin kein Mangel an solchen Vitalstoffen besteht. »Ein gut funktionierender Organismus braucht keine gesonderte Zufuhr von Antioxidantien; sie sind in der normalen westlichen Nahrung ausreichend enthalten«, urteilt Fuchs.

Abgesehen von genereller Skepsis gegenüber diesen Produkten ergibt sich in Bezug auf Allergien ein spezielles Problem. Um dieses verständlich zu machen, müssen wir auf die beiden Hauptarme der Immunabwehr zurückkommen: Helferzellen der Typen Th1 und Th2, die in kommunikativem Austausch stehen und einander auf dem Wachposten ablösen können. Der Job von Th1-Zellen ist es, Infektionen mit Viren und intrazellulär lebenden Bakterien abzuwehren. Th2-Zellen dagegen bekämpfen Parasiten und Gifte und sind zugleich jene Immunzellen, die bei Allergikern überschießende Reaktionen hervorrufen. Antioxidantien zielen nun darauf ab, die Th1-Schiene zu dämpfen. Dadurch sollen Entzündungen abgeschwächt werden, die bestimmte Krankheiten nach sich ziehen können. Die Krux dabei: Ist der Th1-Immunarm nunmehr unterbeschäftigt, weil durch Vitaminpräparate quasi sediert, verlagert sich die Aktionsfreude auf sein Gegenüber, die Th2-Abteilung. Man kann sich das wie ein molekulares Pingpong vorstellen: Sobald ein Partner des Immunsystems in die Untätigkeit getrieben wird, erwacht der andere aus dem Dämmerzustand und hält übermütig Ausschau nach potenziellen Feinden. In unserem Fall kommt die Th2-Abwehr auf die dumme Idee, eigentlich harmlose Eiweiße aus der Natur mit Verve zu bekämpfen.

Als Verschiebung »weg von einer Th1-Typ- hin zu einer Th2-Typ-Antwort« bezeichnet dies Dietmar Fuchs. Hinweise für solch ein Changieren gibt es bereits anhand des antioxidativen Vitamins C. Die durch Vitaminpillen gehemmte Th1-Immunantwort könne zumindest zum

Teil die Entstehung von Allergien erklären: »Eine übermäßige Zufuhr von Antioxidantien könnte das Risiko für allergische Krankheiten und Asthma steigern.« Und zwar dadurch, dass plötzlich hyperaktive Th2-Zellen gesteigerte Lust zeigen, etwa auf Birkenproteine zu zielen.

Der Biochemiker führt in diesem Zusammenhang eine denkwürdige Beobachtung an: »Tatsächlich stimmt die Zunahme allergischer Erkrankungen in den letzten Jahrzehnten auch gut mit der Verbreitung von antioxidativen Nahrungsmittelzusatzstoffen in den westlichen Ländern überein.« Sofern es sich hier um mehr handelt als ein zufällig zeitgleiches Auftreten zweier Entwicklungen, stünde die Vermutung im Raum: Die erhoffte Verbesserung unserer Gesundheit durch Vitaminpillen zählt zu den wesentlichen Treibern von Allergien.

Fuchs und seine Koautoren nennen außerdem eine Querverbindung zur Mikrobenwelt. Rein biochemisch betrachtet, würden auch die meisten Konservierungsmittel und Farbstoffe zur Gruppe der Antioxidantien zählen – häufige Zusätze in industriell produzierten Lebensmitteln, deren Hauptzweck es ist, das Wachstum von Keimen in der Nahrung zu unterdrücken und so den Hygienestandard zu heben. Hier stehen wir ebenfalls einem verbreiteten Trend der modernen Welt gegenüber: Denn der globalisierte Warenverkehr und die Erwartung vieler Konsumenten, jederzeit Lebensmittel aus den fernsten Winkeln dieses Planeten beziehen zu können, machen den Einsatz von Konservierungsstoffen unvermeidlich. Zugleich allerdings bedeutet dies, dass das strategische Ersticken jedes Keims in der Nahrung den Kontakt zur Mikrobenwelt weiter einschränkt.

Zwar haben heute generell viele Menschen Vorbehalte gegen künstliche Zusätze in der Nahrung, gegen Chemie im Allgemeinen und Konservierungsmittel im Speziellen, und verdächtigen diese Substanzen pauschal, Schuld an

Allergien und anderen Zivilisationskrankheiten zu tragen. Meist handelt es sich um diffuse und übertriebene Ängste, doch in Bezug auf Allergien ist die Sorge möglicherweise dann berechtigt, wenn Konservierungsstoffe antioxidative Wirkung entfalten. Das zentrale Merkmal von Antioxidantien erfüllen zum Beispiel die Konservierungsmittel Natriumsulfit (auf Verpackungen mit dem Kürzel E221 gekennzeichnet) oder Natriumbenzoat (E211): Sie hemmen die Th1-Zellen, wodurch die Balance zwischen den beiden Immunarmen gestört wird. Fuchs: »Auch aus diesem Blickwinkel ist eine erhöhte Allergierate aufgrund von heute vermehrt verwendeten Konservierungsmitteln möglicherweise zu erwarten.«

Der Wissenschaftler verweist einschränkend darauf, dass die Erkenntnisse zu dem Thema bisher auf In-vitro-Studien beruhen: auf Laborforschungen an Zellkulturen. Natürlich wäre es sinnvoll, den Einfluss von Nahrung mit oder ohne Konservierungsmittel auch am lebenden Menschen zu prüfen. Dabei ergebe sich jedoch ein Problem, wie Fuchs leicht süffisant anmerkt: Es sei heute eine ziemliche Herausforderung, überhaupt Lebensmittel ohne solche Zusätze zu bekommen.

Vor Kurzem stießen Fuchs und sein Team auf ein weiteres Detail in Zusammenhang mit Antioxidantien. Hierbei geht es um Tryptophan, eine sogenannte essenzielle Aminosäure, die eine wichtige Rolle beim Aufbau des Immunsystems spielt und außerdem an der Herstellung von Serotonin beteiligt ist – einem Botenstoff, der die Gefühlslage steuert und in Verbindung mit Depressionen steht. Fuchs' Überlegungen gehen von der Beobachtung aus, dass Allergiepatienten einen auffällig erhöhten Tryptophan-Spiegel aufweisen (und zwar vor allem außerhalb der Pollensaison, wobei die Gründe dafür noch weitgehend unbekannt sind). Normalerweise ist ein Enzym namens IDO dafür zuständig, die Tryptophan-Werte im Zaum zu halten. Bei Allergikern aber ist IDO, zugleich ein Indikator für Entzündungen, blockiert. Die Ursache dafür könnten Antioxidantien sein: Denn durch die Hemmung der Th1-Immunantwort wird die Aktivität von IDO unterdrückt. In der Folge fährt Tryptophan hoch, was sich bei Allergikern schließlich im Blutbild spiegelt.

Die große Frage wäre nun, ob auch der Umkehrschluss zulässig ist: Fördert ein hoher Tryptophan-Spiegel Allergien? Falls ja, wäre dies neuerlich ein Indiz für den schädlichen Einfluss von Vitaminpillen. »Das wäre gegenwärtig noch Spekulation«, sagt Fuchs, »aber in diese Richtung denken wir.«

Tryptophan könnte noch aus zwei weiteren Gründen ein heißer Kandidat für ein besseres Verständnis von Allergien sein: Zum einen zirkulieren besonders große Mengen dieser Aminosäure im Blut vom Menschen, die sehr schlecht auf die klassische Injektionsbehandlung gegen Heuschnupfen ansprechen. Insofern könnte Tryptophan als Marker für den Therapieerfolg dienen. Zum Zweiten lässt der Zusammenhang mit Serotonin aufhorchen: Bewirkt das Hormon womöglich zusätzlich die miese Stimmung von allergiegeplagten Personen? Derlei Fragen sollen nun künftige Forschungen beantworten.

Welchen Ratschlag könnte man schon aus den bisherigen Erkenntnissen ableiten? Man halte sich an einen ausgewogenen, abwechslungsreichen, mit Augenmaß komponierten Speiseplan mit einer satten Portion an frischem Obst und Gemüse – und erspare sich Übertreibungen in jede Richtung. Vor allem besteht (von medizinisch begründeten Ausnahmen abgesehen) kein Anlass, die Mahlzeiten mit kostspieligen Vitaminzusätzen aufzupeppen.

Das Stubenhocker-Syndrom

Eine ähnliche statistische Parallele wie die zwischen zunehmendem Antioxidantienkonsum und Allergieanstieg sticht auch bei einem weiteren pharmakologischen Begleiter des modernen Lebens ins Auge: Im Gleichtakt mit dem Siegeszug der Antibiotika rollte die Epidemie von Heuschnupfen, allergischem Asthma und Neurodermitis über die Länder der westlichen Welt. Viele Seuchen konnten mit den Bakterienkillern massiv eingedämmt oder annähernd ausgerottet werden – doch im Gegenzug erklomm eine andere »Seuche« Rekord um Rekord: die der allergischen Erkrankungen.

Haben wir fahrlässig eine Geißel der Menschheit gegen eine andere getauscht? Besteht ein kausaler Zusammenhang zwischen dem seit den 1940er-Jahren die Welt sukzessive umspannenden antibiotischen Zeitalter und dem gleichzeitig wachsenden Allergieproblem? Plausibel wäre die Annahme allemal: Immerhin greifen Antibiotika massiv in den Mikrobenhaushalt unseres Organismus ein und wären damit ein ernsthafter Feind einer friedlichen Darmflora. Viele Forscher sind überzeugt, dass die Milliarden von Pillen, die wir Jahr für Jahr schlucken, um Bakterien den Garaus zu machen, ihren Nachhall in einer vermehrten Neigung zu Allergien finden – besonders dann, wenn schon kleine Kinder vorsorglich mit Antibiotika abgefüllt werden. Doch logische Schlussfolgerung und unumstößlicher Beweis sind zweierlei: Wirklich eindeutig sind die Fakten zu dem Thema nicht. Der momentan kleinste gemeinsame Nenner der Fachwelt klingt nicht ganz befriedigend und lautet: Zusammenhänge mögen auf der Hand liegen, aber die Datenlage ist nicht konsistent und teils widersprüchlich. Manche Studien deuten sogar darauf hin, dass die schädliche Wirkung von Antibiotika im Hinblick auf Allergien überschätzt wurde.

Wissenschaftler interessieren sich aber noch für ein anderes Phänomen der zivilisierten Welt. Moderne Großstadtmenschen verbringen heute etwa 90 Prozent ihrer Zeit im Inneren von Gebäuden, sei es zu Hause, im Büro oder in Freizeiteinrichtungen. Von dem in unserer Frühzeit üblichen Leben, das sich mehrheitlich in freier Natur abspielte, haben wir uns längst verabschiedet. Wenn man die Bedeutung von Mikroben für die Allergieentstehung studieren will, lohnt es daher auch, Häuser und Wohnungen zu inspizieren. Tatsächlich lassen sich bereits Begleiterscheinungen der Urbanisierung benennen, die vor allem bei modernem Wohnungsbau zum Tragen kommen. Der Trend zur Gebäudedämmung beispielsweise führt häufig dazu, dass dank absolut dichter Fassaden der Luftaustausch empfindlich eingeschränkt wird, was wiederum dem Schimmelwachstum Vorschub leistet. Und die Sporen der Pilze sind bekanntlich potente Allergieauslöser. Steigern lässt sich die Allergenbelastung noch, indem man sich eine stattliche Zahl von Zimmerpflanzen zulegt, in deren Erde die Pilze ebenfalls hervorragend gedeihen.

Man mag diese Behauptung für einen Widerspruch zu den Ausführungen weiter oben halten, wo dargelegt wurde, dass eine bunte Mischung von Mikroben – darunter auch Pilzsporen – Bauernkinder vor Allergien schützt. Und nun sollen dieselben Substanzen böse Krankmacher sein? Des Rätsels Lösung dürfte hier dieselbe sein wie bei vielen anderen Reizstoffen: Allergene haben gewissermaßen zwei Gesichter, je nachdem, wann wir mit ihnen in Kontakt geraten. Was in frühester Kindheit einen Schutzeffekt erzeugt – wie die dichte Mikrobenwolke am Bauernhof –, kann in späteren Jahren ein Krankmacher sein: nämlich dann, wenn wir es versäumt haben, rechtzeitig die nützliche Immunität dagegen zu erwerben.

Eine große systematische Studie, welche die Einflüsse von Stadtwohnungen auf die Allergieentstehung untersuchte, konzentrierte sich folgerichtig auf die Bedeutung der frühesten Lebensphase. Für diese im Jahr 2014 veröffentlichte Erhebung wurden Innenstadtwohnungen von Familien mit Neugeborenen aus New York, Baltimore, St. Louis und Boston miteinander verglichen. Die Forscher interessierten sich nicht für Pilze, sondern – wie jene ihrer Kollegen, die sich auf die Spur der Bauernhofmikroben geheftet hatten – für Bakteriengesellschaften. Als Indikator für die Keimbesiedelung wählten die Forscher dieselbe Methode, die auch die Einflüsse von Hunden im Haushalt nachgewiesen hatte: Sie analysierten den Hausstaub. Über einen Zeitraum von einem Jahr kamen die Experten immer wieder, um Staubproben vom Boden der Zimmer zu kratzen. Zwei weitere Jahre verfolgten sie die gesundheitliche Entwicklung der Kinder. Welche von ihnen würden Allergien und Asthma bekommen, welche nicht? Das Ergebnis stellte ein weiteres Steinchen im bereits vertrauten Puzzle dar: Wo – aus welchen Gründen auch immer – eine große Vielfalt an Keimen herrschte, hatten Allergien keinen Zutritt und umgekehrt. In den Wohnräumen von gesunden Kleinkindern fanden die Wissenschaftler rund 80 Bakterienarten, darunter Kommensalen wie Bifidobakterien.

Es besteht demnach nicht nur eine Diskrepanz zwischen idyllischem Landleben und dem Großstadtdschungel. Innerhalb des urbanen Raums lassen sich ebenfalls Unterschiede ausmachen, und diese im Detail zu kennen und zu verstehen ist nicht zuletzt deshalb wichtig, weil immer mehr Menschen in den Metropolen wohnen. Und mit all dem erweiterten Wissen im Hinterkopf lassen sich bis zu einem gewissen Grad Handlungsmuster ableiten, um das Allergierisiko zu regulieren. Nämlich: Auch fernab des bäuerlichen Milieus sind wir nicht ganz machtlos.

Dass der Wohnort und der dort übliche Lebensstil auf den Mix des Mikrobioms rückwirken, tritt ganz besonders dann augenfällig zutage, wenn man Menschen aus gänzlich verschiedenen Weltgegenden und Kulturen betrachtet. Für eine dieser Studien analysierte ein internationales Forscherteam die Keimkomposition im Darm amerikanischer Studenten sowie von Volksgruppen aus Papua-Neuguinea. Letztere führen ein relativ urtümliches Dasein ohne zentrale Wasserversorgung und Elektrizität, ernähren sich aus eigenem Anbau und kennen kaum Segnungen der Moderne. Der Vergleich zeigte, dass der Mikrobenkosmos der Menschen aus Papua-Neuguinea weitaus bunter ist als jener der urbanen Personen. Die Biologen identifizierten 47 Mikroben, die exklusiv im Gedärm der eher archaisch lebenden Völker vorkamen.

Ähnliche Ergebnisse erbrachten Einblicke in die Darmflora der Yanomami. Dieser Stamm lebt in den Regenwäldern des Amazonas als Jäger- und Sammlergesellschaft und war lange von der westlichen Welt fast vollständig isoliert. Mediziner aus New York ermittelten, dass die Vielfalt der Bakterien auf der Haut sowie im Darm durchschnittlicher US-Bürger um rund 40 Prozent geringer ausfällt als bei den Yanomami.

Aber bedeutet die Feststellung, dass im Zuge zivilisatorischen Fortschritts offenbar das Mikrobiom verkümmert, schon zwangsläufig, dass Allergien freie Bahn haben? Studien in Schwellenländern lassen diese Annahme zumindest wahrscheinlich erscheinen. Dort reagieren im Schnitt viel weniger Menschen auf Pollen oder Milben als in den Industrienationen – es sei denn, sie ziehen in Städte und häufen im Zuge ihres sozialen Aufstiegs allmählich Wohlstand an. So zeigte eine Langzeitbeobachtung in Ghana, dass urban lebende Kinder aus besser situierten und westlichen Standards zuneigenden Familien eher von Allergien betroffen sind.

Vielleicht leisten mitunter auf den ersten Blick unbedeutend wirkende Details ihren Beitrag, zum Beispiel

Gegenstände, deren Benutzung vormals unüblich war. Bei Naturvölkern stellten Forscher fest, dass plötzlich die Rate der Milbenallergiker rapide anstieg – von praktisch null auf 7 Prozent. Zuvor hatten die Menschen ihre traditionellen Bastmatten gegen Wolldecken getauscht. Die Zahl der Erkrankungen schnellte in diesem Fall also vermutlich schlicht durch den Kontakt zu einer bislang unbekannten Allergenquelle nach oben. Ähnliches lässt sich übrigens auch in Zusammenhang mit Allergenen in Nahrungsmitteln immer wieder beobachten: Je größer beispielsweise das Sortiment an Früchten, desto öfter spielt das Immunsystem verrückt. Als einst die Kiwi in die Supermarktregale einzog, folgten prompt Allergien darauf. Genauso verhielt es sich, als Drachenfrucht, Acerolakirsche und Litschi das Angebot erweiterten. Mehr Produkte bedeuten schlicht eine größere Vielfalt an darin enthaltenen Proteinen – und dies wiederum eine steigende Zahl potenzieller Allergene.

Um verschiedene Lebensentwürfe zu studieren, muss man aber nicht unbedingt ans Ende der Welt reisen. Wie einst nach dem Mauerfall in Deutschland bot sich Forschern in Nordeuropa ein aufschlussreiches Zielgebiet: die Region Karelien, die sich teils über Finnland erstreckt, teils über Russland. Dazwischen verläuft die Grenze, was bewirkte, dass sich völlig homogene Bevölkerungsgruppen sozial stark auseinanderentwickelten. Im russischen Teil Kareliens fangen sich Kinder häufiger Infekte ein, laborieren öfter an Wurminfektionen und tragen zu mehr als 70 Prozent den Keim *Helicobacter pylori* in sich. Darüber hinaus ist Russisch-Karelien eine – im landläufigen Sinn – schmutzige Gegend: Proben von Hausstaub enthalten deutlich mehr grampositive Bakterien als solche bei den Nachbarn jenseits der Grenze. Zudem ist die Bausubstanz auf der russischen Seite vielfach veraltet, die Dämmung der Fenster und Mauern dürftig, der Komfort der Heizungen gering. Überdies beträgt das Bruttoinlandsprodukt auf der russischen Seite gerade etwa ein Zehntel des Werts im finnischen Karelien – eher kein Hinweis auf ein erstklassiges Gesundheitssystem. Die Menschen sind ärmer und leben bescheidener. Alles in allem keine beneidenswerte Existenz, könnte man meinen.

Nicht jedoch, was die Neigung zu chronischen Krankheiten anbelangt. Diabetes des Typs 1 tritt im finnischen Bereich sechsmal öfter auf als im russischen, die Zöliakie gut viermal häufiger – und auch Allergien sind bei den Finnen ein deutlich größeres Problem. Forscher der Universität Helsinki berichteten vor einigen Jahren von einer fünfmal höheren Allergikerrate im westlich orientierten Teil Kareliens. Da genetische Unterschiede für diese Tatsachen nicht infrage kommen, dürfte, wieder einmal, der Lebensstil den Ausschlag geben.

Allerdings liegen auch Daten vor, die sich keineswegs nahtlos in dieses Muster fügen – und wieder einmal vor Augen führen, wie komplex, verwirrend und unverstanden viele Aspekte allergischer Erkrankungen vermutlich immer noch sind. So liegen zum Beispiel Untersuchungen aus Afrika vor, die im Grunde ein Paradoxon darstellen, weil sie sich so gar nicht mit den Postulaten der Hygienehypothese decken. Die im Rahmen dieser Studien beobachteten Patienten waren sowohl von Infektionen und Parasitenbefall betroffen als auch von Allergien – und sahen sich demnach mit dem Problem konfrontiert, dass ein Lebensstil fernab der westlichen Standards nicht unbedingt vor Heuschnupfen und Asthma schützen muss. Überdies verwiesen Wissenschaftler in jüngerer Vergangenheit mehrfach darauf, dass auch in Regionen Afrikas die Rate der Allergiekranken empfindlich ansteigt, aus welchen Gründen auch immer.

Ein ziemlich eklatanter Widerspruch zu den meisten anderen Erkenntnissen, die fast samt und sonders in dieselbe Richtung deuten: Lebensstil, Mikrobenwelt und

Allergierisiko bilden ein Dreigespann, ein eng verflochtenes Beziehungsnetzwerk, dessen Verbindungsfäden wechselseitigen Austausch in alle Richtungen bewerkstelligen. Wo Allergien eine Rarität sind, trifft man auf eine bunte, reichhaltige Bakteriengesellschaft; wo allergische Erkrankungen hingegen zum Volksleiden avanciert sind, spiegelt sich dies auch im Mikrobiom.

Tatsächlich beherbergen allergiegeplagte Personen andere Bakterien als Menschen, denen die Baum- oder Gräserblüte nichts anhaben kann. Mittlerweile haben Forscher der Reihe nach die wichtigsten Körperregionen analysiert, die von Allergien in Mitleidenschaft gezogen werden können. Ein solcher Hotspot ist die lokale Mikroflora auf der Haut von Dermatitispatienten. Die Vielfalt der Mikrobenwelt war bei Vorliegen eines atopischen Ekzems insgesamt merklich reduziert. Zugleich aber machten sich bestimmte Keime über Gebühr breit: vor allem *Staphylococcus aureus*, dem offensichtlich entzündete Hautflächen besonders behagen.

Auch beim Verdauungstrakt, der den Hauptteil des Immunsystems stellt, fügen sich die Resultate ins Bild: Die Gesellschaft der mikroskopischen Mitbewohner ist verschieden strukturiert, je nachdem, ob jemand zur Allergie neigt oder nicht – und zwar bereits in frühester Kindheit. Schon bei drei Wochen alten Babys zeigt sich: Bifidobakterien und Enterokokken sind, plakativ formuliert, die Guten. Die Keime *Clostridium difficile* mimen die Bösen. Dominieren die Ersteren im Darm der Kleinkinder, bietet dies einen gewissen Schutz vor Allergien. Wuchern hingegen Letztere, tritt der gegenteilige Effekt ein. Erneut bewahrheitet sich, konstatiert die amerikanische Wissenschaftlerin Kei Fujimura, dass die frühe Kolonisierung des Darms eine ausgewogene Immunantwort gewährleistet. Bleibt eine solche Besiedelung hingegen aus, kippt dieses fragile Gleichgewicht und ebnet das Gelände für allergische Leiden.

Im Tierexperiment lässt sich dies ganz direkt nachweisen: Peppten Forscher den Verdauungstrakt sehr junger Mäuse mit bestimmten Bakterienstämmen auf, sank parallel dazu die Konzentration der IgE-Antikörper im Blut. Im Erwachsenenalter indes nutzte der Bakteriencocktail nichts mehr: Da war es augenscheinlich zu spät für eine Intervention.

Auch die molekularen Mechanismen sind stets ähnlich: Erneut drängen sich Th2-Helferzellen, natürliche Killer- sowie regulatorische T-Zellen vor, um das Immunsystem zu alarmieren oder aber zu beruhigen. Vor diesem Hintergrund stießen Forscher auch auf einen alten Bekannten: den Magenkeim *Helicobacter pylori*, den Ärzte massiv bekämpften, um Geschwüre zu verhindern. Gleichzeitig kann jedoch *H. pylori* Entzündungen des Gewebes dämpfen, und zwar im Zusammenspiel mit regulatorischen Zellen.

Eine Art Sonderstellung bei der näheren Untersuchung der einzelnen Organe kommt den Atemwegen zu. Denn vor gar nicht langer Zeit dachte man, der untere Bereich der Atemwege sei frei von Keimen und praktisch steril. In Wahrheit ist unser Respirationstrakt genauso von Bakterien bewohnt wie andere Körperstellen, und die Komposition dieser kleinsten Geschöpfe stellt sich bei Asthmatikern anders dar als bei gesunden Menschen. So kommen Vertreter der Familie der Proteobakterien bei Asthmatikern auffallend häufig vor. Unklar ist jedoch, ob dies eine Ursache für Atemwegserkrankungen ist oder eine Folge davon. Indizien deuten zumindest darauf hin, dass der individuelle Mix an Bakterien erst den Grundstein legt: Man weiß beispielsweise, dass Kinder in ihrem späteren Leben ein höheres Risiko für Asthma gewärtigen müssen, wenn sie als Neugeborene von bestimmten Arten der Gattungen *Streptococcus*, *Haemophilus* und *Moraxella* befallen sind.

Zweifelsohne wäre es wichtig, hier die genaueren Hintergründe zu entschlüsseln. Gegenwärtig leiden weltweit um die 300 Millionen Menschen an Asthma, liest Fujimura aus den Statistiken. Und ungeachtet der von manchen Forschern behaupteten dezent rückläufigen Tendenz in manchen Gegenden wird insgesamt ein Anstieg um weitere 100 Millionen Patienten bis zum Jahr 2025 prognostiziert.

Bauernhofeffekt light: Ein Anti-Allergie-Leitfaden

Bevor wir den großen Komplex der Mikrobenwelt abschließen und uns weiteren Auslösern und Verstärkern von Allergien zuwenden, mag ein knappes Resümee über die enorme Bedeutung von Bakterien und anderen Mikroorganismen angebracht sein. Von einzelnen, noch aufklärungsbedürftigen Widersprüchen abgesehen, darf man zur Stunde schlussfolgern: Der Lebensstil, den wir uns in den vergangenen Jahrzehnten zugelegt haben, der Alltag, der uns heute vertraut ist, trägt in nennenswertem Ausmaß dazu bei, dass wir in einer relativ kurzen Phase unserer Existenz mit einem evolutionären Erbe gebrochen haben, und dieser Zeitabschnitt deckt sich auffällig mit der rasanten Verbreitung von Allergien: Wir haben große Energie darauf verwendet, den Kontakt zu Keimen auf ein Mindestmaß zu reduzieren – in der zumindest teilweise irrigen Annahme, unserer Gesundheit damit nur Gutes zu tun. Wir haben Umweltbedingungen geschaffen, die massiv dazu beitragen, ein bei vielen Menschen latent im Körper verankertes Potenzial zum Vorschein zu bringen, und diese Umwelteinflüsse wirken umgekehrt wieder auf die Erbsubstanz ein – im Wege epigenetischer Prozesse, welche die Aktivität kritischer Gene und die Proteinherstellung steuern.

Allerdings steht es in unserer Macht, die Fehlentwicklungen bis zu einem gewissen Grad zu korrigieren. Freilich kann es kein Ziel sein, das Rad zurückzudrehen in eine dunkle Ära, in der dürftige Hygiene ein Todesurteil für Abertausende Menschen bedeutete und Seuchen ganze Landstriche entvölkerten. Man sollte niemals aus den Augen verlieren, was für ein Segen die Errungenschaften der modernen Medizin und des zivilisatorischen Fortschritts sind. Doch zugleich lassen sich die Einsichten der aktuellen Allergieforschung vielleicht nützen, um manch gute Absichten, die aber über das Ziel hinausschießen, zu glätten. Wir können vielleicht nicht gleich eine Farm gründen, aber eine Art »Bauernhofeffekt light« ist durchaus möglich: Wenn keine gewichtigen medizinischen Gründe dagegensprechen, sollten wir Kinder auf natürlichem Wege zur Welt bringen und sie mit Muttermilch ernähren; wir sollten generell auf eine ausgewogene Kost mit viel Obst und Gemüse achten (dieser Tipp wird uns zwar ohnehin ständig eingebläut, doch erst dank mikrobiologischer Forschungen wissen wir, wie die Ernährung das Immunsystem steuert) und können uns dadurch sündteure Vitaminzusätze ersparen; wir sollten Medikamente wie Antibiotika nur einnehmen, wenn es wirklich nötig ist, wenn also eine ernsthafte bakterielle Infektion vorliegt; wir können den Aufenthalt in stets penibel geputzten und mit allen Finessen innovativer Gebäudetechnik bestückten Großstadtwohnungen auch mit einem kritischen Auge betrachten – zumal wir fast unsere gesamte Lebenszeit darin verbringen. Und das oftmals auf der Couch lümmelnd, was wiederum ein Turbo für die Problematik sein dürfte: Weil man etwa beim Fernsehen kaum tiefe Atemzüge macht, erschlafft mit der Zeit die Muskulatur der Bronchien. Kombiniert mit flauschigen Teppichen, in denen sich Milben tummeln, und rigoros gedämmten Fenstern treibt dieses Verhalten die Entstehung von allergiebedingtem Asthma zuverlässig voran.

Natürlich gibt es kein Patentrezept und keine Garantie dafür, von Allergien verschont zu bleiben, wenn man diese Empfehlungen befolgt. Man kann sich aber bemühen, die Risiken einzuschränken, wofür vermutlich nur ein relativ schmales Zeitfenster offensteht: Wer bereits erwachsen ist und seit Jahren oder gar Jahrzehnten an Heuschnupfen oder allergischem Asthma laboriert, wird seine Situation durch eine Änderung des Verhaltens leider nicht mehr verbessern können. Wer aber Kinder in die Welt setzen möchte, sollte beachten, dass die Weichen für oder gegen Allergien aller Wahrscheinlichkeit nach in der frühesten Lebensphase gestellt werden: Dem Tenor der bisherigen Studien zufolge zählt hier die Zeit von der Schwangerschaft bis in die Kindheit.

Andere Faktoren können wir ohnehin schwer beeinflussen – zum Beispiel einschneidende ökologische Veränderungen, die auch mit der Zunahme von Allergien in Zusammenhang stehen dürften.

Die Außenfeinde: Wie Umwelteinflüsse das Allergierisiko erhöhen oder senken können

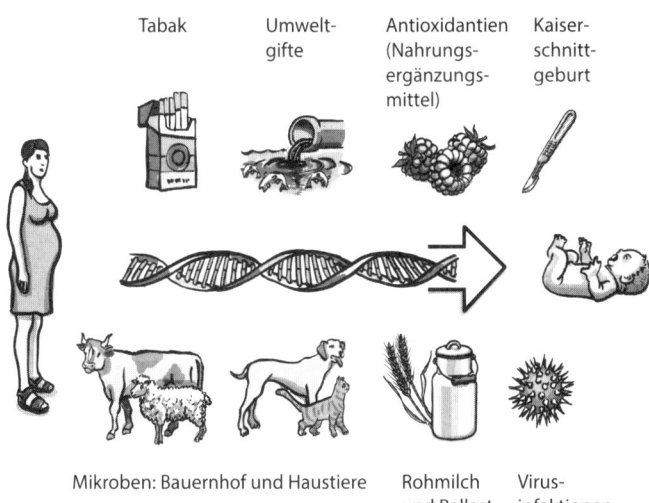

Schädliche Einflüsse

Tabak Umweltgifte Antioxidantien (Nahrungsergänzungsmittel) Kaiserschnittgeburt

Mikroben: Bauernhof und Haustiere Rohmilch und Ballaststoffe Virusinfektionen

Nützliche Einflüsse

Dieses Schema zeigt, welche Umwelteinflüsse unter bestimmten Voraussetzungen Allergien oder den Schutz vor ihnen befördern können.

Die unsichtbare Bedrohung

Klimawandel, Kohlendioxid, Verkehrsabgase, Ozon –
ein Turbo für Allergene

Die Wissenschaftler erzeugten Sauwetter unter kontrollierten Bedingungen. Zuerst pumpten sie ein mit Wasser getränktes Gemisch aus Birken-, Eichen-, Kiefern- und weiterem Pollen in eine Wolkenkammer. Solche Apparaturen dienen dazu, das Wetter im Labormaßstab nachzustellen. Dann warteten sie und verfolgten gespannt, was geschah. Nach kaum einer Stunde ging in der Wolkenkammer Regen nieder. Nichts Außergewöhnliches, könnte man meinen. In diesem besonderen Fall aber doch: Denn der Versuch demonstrierte, wie Pollenflug Niederschläge auslöst.

Damit es – ob im Labor oder in freier Natur – überhaupt regnen kann, bedarf es sogenannter Kondensationskeime. Das sind winzige Partikel wie Staubkörnchen, an denen sich Wasserdampf festkrallt. So formen sich Tropfen, die schließlich als Regen zu Boden fallen. Im konkreten Experiment wollten die Forscher der University of Michigan wissen: Taugen auch Pollenkörner als Kondensationskeime? Bisher hatte man gedacht, diese Frage getrost verneinen zu können. Blütenstaub ist der Lehrmeinung zufolge zu groß, um als Tröpfchentransporteur zu dienen. Doch im Mai 2015 widerlegten die amerikanischen Wissenschaftler die gängige Ansicht: Unter der Einwirkung von Nässe, so führten sie in ihrer Wolkenkammer vor, zerbröselt Pollen rasch in einzelne Bruchstücke, welche dann die passende Dimension für Kondensationskeime aufweisen. Daraus resultiert ihr Einfluss aufs Wetter: Wirbeln besonders viele zerkleinerte Pollenkörner durch die Luft, dürfte dies das Aufkommen von Regenschauern begünstigen.

Welche Witterungsdynamik dabei entstehen kann, zeigte sich in jüngerer Zeit immer wieder: Im Jahr 2015 war der April warm und trocken, gefolgt von einem ungemütlich feuchten Mai – ein Verlauf, der aufs Jahr davor ebenfalls zutraf. Verantwortlich dafür scheint folgende Ursachenkette zu sein: Ein sehr warmer, wenngleich trockener Monat führt zu ergiebigem Pflanzenwachstum und entsprechend hoher Pollenausschüttung. Der vermehrt umherschwirrende Blütenstaub stachelt dann die Bildung von Regenwolken an. Die Feuchtigkeit lässt die Vegetation erst recht sprießen, was in nochmals gesteigerter Pollenproduktion mündet. So ergibt sich ein Teufelskreis, der Allergikern besonders zusetzt: Nicht genug damit, dass etwa Birkenpollen die Schleimhäute ohnehin schon in Mitleidenschaft zieht – der Blütenstaub verschärft das Problem noch darüber hinaus, indem er im Wege der Regenbildung zu einer Maximierung seiner selbst beiträgt und die eigene Reproduktionsrate optimiert. Weil Wärmeperioden früh im Jahr heute tendenziell häufiger vorkommen, erleben wir auch diesen Wetterverlauf öfter.

Allgemeiner betrachtet, eröffnet die Studie aus Michigan einen erweiterten Blick auf die generelle Belastung durch Allergene. Bisher war hauptsächlich die Rede davon, wie der menschliche Organismus auf Pollen, Tierhaare oder Milben reagiert und welche Lebensstilfaktoren Allergien vorantreiben. Das Allergen wurde in den vorherigen Abschnitten als quasi unveränderliche Größe dargestellt und nur die Antwort des Körpers darauf beschrieben. Doch speziell was Pollen betrifft, hängt die Sensibilität nicht allein von der Beschaffenheit des Immunsystems und dem Schweregrad der Erkrankung ab. Das Unheil kann von außen zusätzlich verstärkt werden: Einflüsse aus der Umwelt – seien es natürliche wie das Wetter oder vom Menschen verschuldete wie die Luftverschmutzung – besitzen das Potenzial, von Pflanzen ausgeschüttete Reizstoffe zu verändern, quantitativ wie auch qualitativ. Forschungen auf diesem Gebiet enthüllen zum einen – wie beim Wechselspiel von Pollenflug und Regen – dem Prinzip nach immer schon existente, bisher aber zu wenig verstandene Mechanismen, zum anderen stoßen sie auf Phänomene jüngeren Ursprungs. Darunter sind vor allem die ökologischen Begleiterscheinungen des Industriezeitalters, welche die Krankenzahlen maximieren.

In jüngster Zeit konzentriert sich die Wissenschaft verstärkt auf dieses Thema, und zwar vorzugsweise – der Komplexität der Zusammenhänge angemessen – in fächerübergreifenden Teams. So kooperieren Allergologen, Umweltmediziner und Meteorologen, um manch kniffliges Rätsel zu lösen. Im Kern geht es dabei genau um die eben angesprochenen Fragen: Steigt die Ziffer der Allergiker womöglich nicht nur deshalb, weil wir uns aufgrund genetischer Faktoren, der Lebensweise und der Ernährung systematisch Überempfindlichkeiten angezüchtet haben, sondern auch deshalb, weil die Allergene selbst mehr oder aggressiver werden? Was käme gegebenenfalls als Ursache in Betracht? Und müssten wir uns dann nicht einer Allianz aus Teufel und Beelzebub stellen, einer ungünstig veränderten biologischen Ausstattung in Kombination mit externen Widrigkeiten?

Die bereits vorliegenden Antworten werden Allergikern nicht gefallen. Denn der Tenor einer ganzen Reihe von Studien lautet: Genau so ist es. Wetter, Temperatur, sich wandelnde klimatische Verhältnisse sowie Schadstoffe, die der Mensch selbst in Umlauf gebracht oder deren Bildung er befördert hat, tragen ebenfalls dazu bei, dass Allergiker heute mehr zu leiden haben (und in Zukunft wahrscheinlich noch mehr). Allein die tendenziell häufigeren milden Winter spielen eine Rolle, weil sie daran beteiligt sind, die Pollensaison in die Länge zu ziehen. Es ist keineswegs Einbildung, wenn Allergiker mitten in der kältesten Jahreszeit über Beschwerden klagen. Die Polleninformationsdienste vermelden – statt wie einst im Februar – manchmal schon im Dezember den ersten Flug der Hasel oder Erle. Neuerdings kommt noch ein problematisches Gewächs hinzu, das bislang wenig Beachtung fand: Die Späth-Erle, benannt nach einem Berliner Botaniker, wird von manchen Kommunen, etwa in der Schweiz, als robuster und genügsamer Alleebaum geschätzt. Denn diese Kreuzung aus einer japanischen und einer kaukasischen Erle ist höchst widerstandsfähig gegenüber Umweltschadstoffen und niedrigen Temperaturen. Aus letzterem Grund weist der bis zu 20 Meter hohe Baum außerdem eine für Allergiker sehr unangenehme Eigenheit auf: Er blüht ausgerechnet um die Weihnachtszeit, weshalb inzwischen Mitte Dezember Pollenwarnungen abgesetzt werden müssen. »Heuschnupfen als Weihnachtsgeschenk«, formulierte das Fachmagazin *New England Journal of Medicine* pointiert.

Wenn die Späth-Erle ihre Pollenspeicher leert, sind kaum zwei Monate verstrichen, seit mit Ragweed das letzte hochallergene Gewächs die Blüte eingestellt hat. Hatten sich Patienten früher damit abgefunden, dass sie einige quälende Wochen pro Jahr überstehen müssen, finden sie sich heute in einer völlig veränderten Situation wieder: Höchstens drei Monate herrscht reine Luft, den Rest des Jahres über jedoch gilt Pollenwarnstufe.

Läuten Hasel und die verschiedenen Erlensorten den Beginn der Saison ein, gefolgt von der Birke, bildet Ragweed, auch Beifuß-Ambrosie oder Traubenkraut genannt, das Schlusslicht, und dies mitunter erst im Oktober. Diese wie Unkraut wuchernde und äußerst widerstandsfähige

Pflanze bereitet Ärzten seit Jahren zunehmend Kopfzerbrechen, und viele Kommunen haben inzwischen spezielle Maßnahmenpakete geschnürt, um das Problem einzudämmen. In Berlin streifen eigene »Ambrosia-Scouts« durch die Straßen und rupfen jeden der botanischen Aliens aus, die ihren Weg kreuzen, nach Möglichkeit samt Wurzel. Auch die Europäische Union hat das Gewächs längst auf der Agenda: in Gestalt von Richtlinien, die unter anderem darauf abzielen, künftig keine Einfuhren auf den Kontinent mehr zuzulassen.

Bei der Ambrosie handelt es sich um eine sogenannte invasive Art: um einen Eindringling, der ursprünglich nichts in Europa verloren hatte, Mitte des 19. Jahrhunderts jedoch aus Amerika eingeschleppt wurde. Seit damals besetzt das Gestrüpp beharrlich Region um Region, erobert mit ungeheurem Erfolg den Kontinent und dringt in immer weitere Lebensräume vor. Dazu nutzen die Pflanzen nicht nur den Wind, von dem sie sich übers Land tragen lassen. Sie quetschen sich auch in die Profile von Autoreifen und reisen so als blinde Passagiere zu neuen Zielen – eine perfekte Strategie, zumal die Ambrosie häufig entlang stark befahrener Straßen wächst.

Heute hat sich Ragweed in vielen Gegenden Europas breitgemacht: im französischen Rhônetal ebenso wie in der italienischen Lombardei, in Teilen Österreichs gleichermaßen wie in Ungarn, Kroatien, Slowenien, Rumänien, Serbien und der Slowakei. In Deutschland sind weite Bereiche Südostbayerns betroffen, weiterhin mehrere Regionen in Baden-Württemberg und Südhessen sowie der Raum um Cottbus. Klima- und Vegetationsmodelle zeigen inzwischen, dass damit der Ausbreitungsprozess aber wohl noch längst nicht abgeschlossen ist. Prognosen gehen davon aus, dass das robuste Kraut in Zukunft vor allem Richtung Norden vorstoßen wird: nach Großbritannien, Dänemark und ins nördliche Deutschland sowie in höhere alpine Lagen. Damit böten in absehbarer Zeit auch die Alpentäler – anders als noch heute – nicht mehr die ersehnte Fluchtmöglichkeit für Allergiker.

Durch Simulationen wird versucht vorherzusagen, wie stark die Pollenbelastung durch diesen Korbblütler künftig ausfallen könnte. Ein internationales Forscherteam, dem unter anderem Botaniker aus Frankreich und Österreich angehörten, erstellte im Mai 2015 einen computergenerierten Ausblick bis zum Jahr 2050. Die Daten der Wissenschaftler verheißen nichts Gutes: Mitte des Jahrhunderts werde die Pollenmenge vermutlich viermal höher sein als heute. Auch in Ländern wie Deutschland könnten dann zur Blütezeit in einem Kubikmeter Luft bis zu 13 000 Pollenkörner kursieren. Das wäre ein äußerst unerquickliches Szenario, zumal die Proteine der Beifuß-Ambrosie zu den stärksten Allergenen zählen, welche die Fauna aufbietet. Geschätzte 5 Prozent der Mitteleuropäer reagieren extrem sensibel darauf – und das ganz ohne die prognostizierten Wachstumshebel.

Der wesentliche Treiber für die weitere Ausbreitung ist neben der geschickten Routenplanung der Pflanze der sukzessive Temperaturanstieg auf unserem Planeten. Der Klimawandel hilft dem Traubenkraut, sich vermehrt in vormals zu ungemütlichen Regionen behaglich einzurichten. Das gilt aber nicht nur für Ragweed, sondern für viele Gewächse, die Allergikern das Leben schwer machen, und daran sind natürlich nicht zuletzt wir selbst schuld. Kaum ein Forscher bezweifelt, dass der Mensch nennenswerten Anteil an der globalen Erwärmung hat, und was Allergien betrifft, ist das doppelt fatal: Denn einerseits erschließen Pflanzen, die kritische Pollen freisetzen, dadurch Lebensräume, die einst zu kühl für eine gedeihliche Existenz waren, und exportieren damit auch Allergien in einst jungfräuliche Zonen. Andererseits schnellt bei steigenden Temperaturen zusätzlich die Pollenausschüttung pro Blüte empor. Wir sind also mit immer mehr Pflanzen in immer mehr Gebieten konfrontiert, die überdies den Ausstoß an Blütenstaub intensivieren. Die Eiweißfabriken der Natur haben somit auch ihre Produktionsweise umgestellt – und wir haben sie bei der Aufrüstung tatkräftig unterstützt.

Ein Turbo für den Blütenstaub

Was den Wissenschaftlern aus Michigan ihr Wolkenlabor war, stellte für eine Kollegengruppe aus Massachusetts deren Klimakammer dar: eine Labortechnologie, mit der sich sehr präzise verschiedene klimatische Bedingungen simulieren und deren Auswirkungen messen lassen. Die Forscher züchteten in dem Kunstklima Wiesen-Lieschgras, ein verbreitetes Gewächs, das bei vielen Menschen Heuschnupfen auslöst. Besonders interessierte die Experten, wie sich die Pflanzen verhalten, wenn man Kohlendioxid zuführt und die Dosis gezielt variiert – jene berüchtigte Substanz, die für den Treibhauseffekt mitverantwortlich ist. Um dies herauszufinden, schufen die Forscher mehrere Versuchsanordnungen: In einer Kammer erzeugten sie eine CO_2-Konzentration, wie sie der gegenwärtigen realen Situation entspricht, in anderen Kammern schraubten sie die Kohlendioxidmenge stufenweise nach oben.

Welche Konsequenzen würden die Klimamanipulationen auf Pflanzenwachstum und Pollenausschüttung haben? Das Team wartete zunächst auf die Blütezeit und zählte dann die Blüten sowie die Pollenkörner. Außerdem prüfte es den Gehalt des Proteins »Phl p 5«. Das ist eines jener Eiweiße in dem Gras, die bei Allergikern die leidigen Beschwerden hervorrufen. Das Resultat der Studie, publiziert im Herbst 2014, war unmissverständlich: Unter verstärkter CO_2-Einwirkung begannen die Gräser heftig zu sprießen und bliesen zudem mehr Blütenstaub in die Luft. Eine Verdoppelung der CO_2-Dosis zog ungefähr eine ebensolche Steigerung der Pollenmenge nach sich. Vergleichbare Untersuchungen wurden mit Ragweed durchgeführt.

Dass das Treibhausgas Kohlendioxid im Prinzip als eine Art Pflanzenturbo gilt, ist zwar nichts Neues. Doch dass mit verstärktem Wachstum auch ein erhöhter Ausstoß an Pollen einhergeht, wurde erst in dieser Untersuchung überzeugend nachgewiesen. CO_2 ist damit offenkundig ein wesentlicher Motor für die Zunahme und Verschlimmerung von Allergien. Je mehr Kohlendioxid wir produzieren, desto emsiger fördern wir Heuschnupfen und Asthma.

Es sind aber nicht nur Laborversuche fernab der realen Welt, die auf diese Zusammenhänge verweisen. 2012 veröffentlichte eine Gruppe von fast 30 Forschern eine umfangreiche Auswertung von Pollenmessungen aus ganz Europa. Die Messreihen stammten von fast 100 Stationen in 13 Ländern, darunter auch Deutschland. Sie umfassten mehr als 1200 Pollenmessserien, die 23 Pflanzenarten einschlossen, teils bereits in den 1970er-Jahren begannen und bis in die Gegenwart reichten. Würde sich aus diesen Zeitreihen ein klarer Trend im Hinblick auf das jährlich produzierte Blütenstaubvolumen ableiten lassen? In der Tat: Zu fast 60 Prozent registrierten die Stationen kontinuierliche Steigerungen der Pollenmenge, vielfach sogar signifikante. Die Forscher betonten eine »klare Tendenz zu einem Zuwachs atmosphärischen Pollens, hochallergene Arten inklusive«.

Eine Detailbetrachtung der Messkurven förderte zutage, wo die Pollenbelastung besonders angeschwollen war: in den Städten. Für die Wissenschaftler war dieses Resultat keine große Überraschung, denn dicht verbaute und mit Beton zugepflasterte Gebiete sind nicht nur sogenannte Hitzeinseln, sondern auch Brutstätten für Schadstoffe wie Kohlendioxid. Sie hielten CO_2 denn auch für den Hauptverursacher der grassierenden Polleninflation. Das typische Großstadtklima gerät damit vermehrt als Schmelztiegel für Allergene in den Fokus: Die Metropolen sind warm, trocken und eingehüllt in Luftmassen, die sich in engen Gassen und Häuserschluchten stauen sowie mit Umweltschadstoffen getränkt sind.

Dies mag auch eine Erklärung für eine zuweilen irritierende Beobachtung sein. Gemeinhin denken wir, auf dem Land, wo sich die Natur in voller Pracht entfaltet, müssten uns Allergien heftiger plagen als im vermeintlich geschützten, weil von Vegetation und Pollenflug angeblich besser abgeschirmten Asphaltdschungel. Doch Pollenkörner überbrücken mit dem Wind im Rücken nicht nur gewaltige Distanzen und machen allein deshalb vor Stadtgrenzen nicht halt. Auch dank extensiver Kohlendioxidemission ist der Allergiker mitunter in urbanen Gebieten bedauernswerter als auf dem Land.

Kohlendioxid fungiert demnach als chemischer Dünger für viele Pflanzen, und die Beifuß-Ambrosie bildet da keine Ausnahme, was einer Potenzierung des Ungemachs gleichkommt: Ein Gewächs, das die Schleimhäute von Allergikern ohnehin schon überdurchschnittlich reizt, wird auf diese Weise noch zusätzlich stimuliert. Studien zeigen bereits, dass Ragweed unter dem Einfluss von CO_2 schneller wächst, früher blüht und im urbanen Raum deutlich größere Pollenmengen produziert.

Das Treibhausgas ist freilich nur einer von vielen Schadstoffen, mit denen unser Organismus heute ständig konfrontiert ist. Hinzu kommen Substanzen wie Stickoxide, Dieselrußpartikel, Ozon und Polyzyklische Aromatische Kohlenwasserstoffe (PAK). Sie alle stellen nicht nur generell eine Gefahr für die Gesundheit dar, wie zum Beispiel hohe Asthmaraten entlang von Schnellstraßen nahelegen, sondern sind im Speziellen auch für Allergiker relevant. Dabei war lange nicht so recht verständlich, warum Umweltgifte eigentlich die Ausprägung oder Verstärkung von Allergien beeinflussen sollen. Man warnte Patienten zwar vorsorglich vor solchen Stoffen (ebenso wie vor Tabakrauch), doch die molekularen Wirkzusammenhänge entschlüsselten die Forscher erst nach und nach. Heute ist evident, dass das schädliche Potenzial über eine bloße Reizung der Schleimhäute hinausgeht (die allerdings ebenfalls ein nicht zu unterschätzendes Risiko ist).

Inzwischen lässt sich nachweisen, dass zum Beispiel Dieselpartikel auch auf das Immunsystem einwirken, und zwar über genau jene Kanäle, die stets zum Zentralschalter der Allergieentwicklung führen: über eine ungünstige Veränderung von Antikörpern der Klasse IgE, wodurch die bei Asthma oder Heuschnupfen typischen entzündlichen Prozesse in Gang gesetzt werden. Mausmodelle erlauben zudem den Schluss, dass die Th2-Helferzellen in Gegenwart von Dieselruß gleichfalls verstärkten Schub erfahren – jener Arm der Immunabwehr, der bei der Bekämpfung von allergieauslösenden Proteinen in Aktion tritt. Genau den gleichen Effekt verursacht übrigens Tabakrauch, wie mittlerweile ziemlich unstrittig ist.

Besonders tückisch triggern PAK überschießende Th2-Antworten. Diese Substanzen, die bei der Verbrennung fossiler Rohstoffe entstehen, greifen sogar in die genetische Ausstattung des Menschen ein. Unter anderem beeinflussen sie das Gen FOXP3, das wiederum das Aufkeimen atopischer Krankheiten steuert. Im Wege epigenetischer Prozesse formt hier die Umwelt Schlüsselstellen im Erbgut um. Im konkreten Fall wird über komplizierte molekulare Signalkaskaden neuerlich die Th2-Schiene des Immunsystems alarmiert. Allmählich würden sich die Belege verdichten, wonach »Umweltverschmutzung die Biologie des Menschen verändert«, konstatiert der amerikanische Umweltmediziner David Peden, der im Jahr 2014 die bisherige Datenlage zu diesem Thema sichtete. Es zeige sich, so Peden, dass Schadstoffe Gene modifizieren, die das Immunsystem in Richtung Allergie lenken.

Weitere klassische Bestandteile von Großstadtsmog sind Stickoxide. Diese Verbindungen sind per se schon Gift für die Atemwege. Überdies stellt sich aber immer deutlicher heraus, dass außerdem Mechanismen im Spiel sind, welche die Allergene selbst verwandeln und sie aggressiver machen. Eine ganze Reihe von Studien befasste sich in den vergangenen Jahren mit einem chemischen Vorgang, der Nitrierung heißt. Vereinfacht ausgedrückt, kommt es bei einer Nitrierung zu einer für Allergiker folgenschweren Veränderung einzelner Proteinbausteine – ein Geschehen, das durch eben jene Stickoxide ausgelöst werden kann.

Mehrere europäische Forschergruppen, darunter solche aus München, Salzburg und Wien, überprüften in Experimenten, was passiert, wenn man Eiweißstoffe nitriert. In einer dieser Arbeiten konfrontierten Biologen das Hauptallergen der Birke, »Bet v 1«, mit dem Stickoxid NO_2, um derart die Effekte der Luftverschmutzung zu testen. Die dadurch in Gang gesetzte Nitrierung führte in Zellversuchen tatsächlich zu heftigeren Immunreaktionen, wobei wieder einmal die Th2-Abwehr hochgefahren wurde. Die chemische Beschädigung von Proteinen durch Umweltgifte könnte damit zur Erzeugung neuartiger »Superallergene« beitragen. Und auch in diesem Fall sind die Prozesse keineswegs nur auf theoretische Laborsituationen beschränkt: Schon vor Jahren deponierten Wissenschaftler an verkehrsreichen Plätzen in München Pollenextrakte, um zu ermitteln, ob die Abgase Wirkung darauf ausüben. Ergebnis: Nach zwei Wochen waren rund 10 Prozent der Pollenkörner nitriert.

Das Beispiel der Stickoxide zeigt damit erneut, dass Umweltgifte bei Allergikern doppelt Schaden anrichten können: einerseits durch eine negative Beeinflussung unserer Organe, andererseits durch chemisches Hochrüsten der Allergene selbst.

Man kennt mittlerweile noch einen weiteren Übeltäter,

der das Allergieproblem verschärft. Auch hier handelt es sich um eine Substanz, die gerne in Dunstglocken über den Städten schwebt und vor deren Gefahren fast jeden Sommer gewarnt wird: um Ozon, das vor allem im Konzert mit weiteren chemischen Verbindungen sein unheilvolles Potenzial entfaltet.

Wahl zwischen Pest und Cholera

Die Wissenschaftler klapperten 40 Standorte in und um München ab. An jedem einzelnen sammelten sie eine Handvoll Kätzchen von Birken ein. Zunächst ließen sie die Samenspeicher an der Luft trocknen. Dann zählten und wogen sie ihre Beute, und mithilfe eines Siebs trennten sie den Pollen der Kätzchen vom Rest des pflanzlichen Materials. Außerdem bestimmten sie den Gehalt von »Bet v 1«, dem zentralen Allergieauslöser der Birke. Schließlich fertigten sie wässrige Lösungen aus den Allergenen an. Denn später, so sah es das Konzept der Studie vor, wollten sie die Reaktion von Allergikern darauf testen.

Die Forscher der Technischen Universität München und des Helmholtz Zentrums München erfassten in unmittelbarer Nähe der Bäume an den 40 ausgewählten Messstellen aber noch weitere Daten: Sie zeichneten im Verlauf einer Woche regelmäßig die Konzentration von Stickoxiden und Ozon sowie einige weitere Parameter auf. Schließlich schritten sie zur Auswertung des Materials. Würden auffällige Muster darin ins Auge springen? Könnten sich Zusammenhänge zwischen einzelnen Faktoren nachweisen lassen?

Eine Querverbindung stach tatsächlich hervor: Die Ozonmesswerte korrelierten unzweifelhaft mit dem Gehalt des Birkenpollenproteins »Bet v 1«. Ozon erhöht demnach die Allergenität der Birke, und das spüren Patienten fast augenblicklich: Die Wissenschaftler ritzten fünf Allergikern jene wässrigen Lösungen in die Haut, die sie aus dem gewonnenen Blütenstaub gemixt hatten. Ergebnis: Auf den Unterarmen erblühten dann übermäßig hässliche Quaddeln, wenn der Pollen von Orten mit hoher Ozonbelastung stammte. Kurz: Je höher die Ozonwerte, desto schlimmer juckte die Haut beim Allergietest.

Ähnlich verlief eine Studie der Medizinischen Universität Wien, die ebenfalls auf den Einfluss von Ozon auf Pollen abzielte. Das fünfköpfige Wissenschaftlerteam nahm die Wirkung des Umweltgifts auf zwei Roggensorten namens »Motto« und »Rapid« unter die Lupe. Die Wiener pflanzten jeweils zwei Keimlinge der beiden Sorten in Töpfe, verfrachteten sie in Glashäuser und verfolgten das weitere Wachstum. Die Hälfte der Roggenkultur gedieh in normaler Raumluft, die andere wurde gezielt erhöhten Ozondosen ausgesetzt, indem drei Ventilatoren Ozon ins Glashaus bliesen – 107 Tage lang, täglich von neun Uhr morgens bis fünf Uhr am Nachmittag. Die Ozonmenge entsprach dabei Werten, wie sie im Mai in der Stadt auftreten.

Mithilfe moderner Analytik ermittelten die Forscher anschließend, ob sich der Pollen der derart traktierten Pflanzen von jenem des unbehandelten Roggens unterschied. Und in der Tat: Der Proteingehalt der ozongestressten Gewächse war durchgängig höher und ebenso das allergene Potenzial. Um zu prüfen, ob diese Resultate auch konkrete Auswirkung auf die menschliche Gesundheit haben können, fertigten die Forscher letztlich noch Extrakte des unter Ozoneinfluss gereiften Roggenpollens an und ließen diese im Labor mit IgE-Antikörpern von Allergikern reagieren. Ergebnis: Wie bei den Münchner Kollegen zeigte sich, dass Proteine, die unter Ozoneinwirkung gestanden hatten, auffällig massive Immunantworten auslösten.

Ozon sei demnach ein wichtiger Umweltfaktor, interpretierten die Münchner Experten die bisherigen Resultate, und beeinflusse die Allergenität von Pollen ganz wesentlich. Des Weiteren fügten sie einen beunruhigenden Ausblick an: Es sei sehr wahrscheinlich, dass der Klimawandel gemeinsam mit zunehmender Urbanisierung in den nächsten Jahrzehnten zu einer weiterhin steigenden Ozonkonzentration führen werde. Aus diesem Grund müsse man wohl davon ausgehen, dass auch der Leidensdruck von Allergiepatienten wachsen werde.

Diesen vermuteten Trends liegt der Umstand zugrunde, dass die Bildung von Ozon ihrerseits von Umweltfaktoren abhängig ist. Ozon ist ein sekundärer Schadstoff, dessen Intensität von diversen Vorläufersubstanzen gesteuert wird, darunter auch von Stickoxiden. Im Grunde gilt die Formel: Stickoxide plus UV-Strahlung ergibt Ozon. Damit wird nachvollziehbar, warum an heißen, sonnigen Tagen in Kombination mit einem hohen Ausstoß an Umweltgiften die Ozonwerte steigen – und damit als weitere Folge die Aggressivität von Pollen zunimmt.

Um die Sachlage allerdings gleich wieder ein wenig undurchsichtiger erscheinen zu lassen, muss man ergänzen, dass das Stickoxid NO_2 auch dazu beträgt, Ozon abzubauen. Weil es im städtischen Smog in besonders hohen Konzentrationen auftritt, sinkt im urbanen Bereich der Ozonspiegel während der Nachtstunden. Das wiederum kann dazu führen, dass auf dem Land die Ozonbelastung während der Nacht und bis zum nächsten Morgen höher ist als in der Stadt.

Allergikern wird daher häufig empfohlen, sich tendenziell an folgende Faustregel zu halten: Auf dem Land eher abends lüften, in der Stadt besser nachts und frühmorgens, bevor die Ozonwerte wieder nach oben klettern. Viele Ärzte empfehlen Allergikern (und auch Atemwegspatienten) überhaupt, in Hitzeperioden mit starker Ozonbildung Aufenthalte im Freien kurz zu halten.

Kaum haben wir diesen Ratschlag erwähnt, müssen

wir ihn – durchaus typisch für die verwirrenden Hintergründe von Allergien – leider schon wieder relativieren. Denn es geht mühelos noch einen Tick komplizierter: Pollen setzt nicht nur Allergene frei, sondern auch eine Substanzgruppe namens »pollen-associated lipid mediators« (PALM). Diesen Stoffen schenkt die Wissenschaft derzeit erhöhte Aufmerksamkeit, weil sie ebenfalls im Verdacht stehen, die Th2-Schiene des Immunsystems zu beeinflussen – und daher als weiterer Allergieauslöser infrage kommen.

Nun untersuchten die Münchner Forscher im Rahmen ihrer Birkenkätzchenanalyse auch die PALMs und stießen auf eine fast hinterhältige Wirkungskette. Just dort, wo die Ozonwerte niedrig lagen, schossen jene der PALMs empor. Das bedeutet: Eine Gegend mit niedriger Ozonbelastung kann diesen Vorzug durch erhöhte Ausschüttung von PALMs konterkarieren. Und der Mensch wiegt sich in trügerischer Sicherheit, während diese Mediatoren seine Th2-Immunantwort womöglich Richtung allergischer Neigung verschieben. Etwas überspitzt ausgedrückt, kommt dies der Wahl zwischen Pest und Cholera gleich.

Für den Allergiker bedeutet all dies unterm Strich: Er kennt sich kaum mehr aus. Unter gewissen Voraussetzungen kann er auf dem Land eher durchatmen, unter anderen in der Stadt; manchmal ist er morgens besser dran, dann wieder abends; und sein Befinden schwankt mit der Jahreszeit, dem Wetter, der Temperatur und in Abhängigkeit von einem nebulösen Cocktail unsichtbarer Umweltgifte.

Sehen wir es aber positiv: Zumindest haben Wissenschaftler in jüngster Zeit eine Reihe von Einflüssen aus der Umwelt identifiziert – natürliche gleichermaßen wie vom Menschen verursachte –, welche allergische Erkrankungen fördern und beschleunigen können. Gut möglich zwar, dass noch weitere kritische Substanzen durch die Luft schwirren, die das Zeug haben, Allergikern zu schaden, doch immerhin wächst das Wissen um den Reigen aus Chemikalien und anderen Substanzen, die auf teils hochkomplexe Weise miteinander interagieren. Und das ist immerhin eine wichtige Voraussetzung dafür, Allergien besser verstehen zu lernen und sich, auf diesem neuen Wissen basierend, in einem zweiten Schritt therapeutische Konzepte auszudenken.

Insgesamt ergibt sich auf diese Weise Stück um Stück ein stimmiges Bild von den Ursachen der allergischen Epidemie besonders in westlichen Ländern: Wir kennen auf der einen Seite die fatalen Folgen unserer Entfremdung vom Kosmos der nützlichen Mikroben; wir wissen, dass viele Errungenschaften der Moderne von Allergien als Kollateralschaden flankiert sind: Kaiserschnittgeburten und Säuglingsnahrung, Antibiotika und Nahrungsergänzungsmittel, Wärmedämmung und ein Leben, das sich zunehmend im Inneren von Hightech-Häusern zuträgt.

Nun sehen wir außerdem, dass viele Substanzen in der von uns selbst maßgeblich gestalteten Umwelt das Problem zusätzlich verschärfen. All dies mag noch nicht die komplette Wahrheit sein, und mit ziemlicher Sicherheit werden Wissenschaftler in Zukunft auf zahlreiche weitere Verdächtige stoßen (und vielleicht dank neuer Erkenntnisse die eine oder andere Schlussfolgerung revidieren müssen). Dennoch: Die in jüngster Zeit veröffentlichten Forschungsergebnisse lassen die drastische Zunahme von Allergien durchaus plausibel erscheinen und kommen gewiss als Erklärung für die rasante Entwicklung der Patientenzahlen in den vergangenen Jahrzehnten in Betracht – einer Epoche, in der sich unsere Lebensweise auf vielerlei Art nachhaltig gewandelt hat.

Vor diesem Hintergrund mag die nächste Frage beinahe ketzerisch klingen: Könnten Allergien auch einen Nutzen haben? Ist es denkbar, dass die scheinbar sinnloseste und abstruseste Äußerung, zu der unser Körper fähig ist, ursprünglich einem guten Zweck diente – und dies unter bestimmten Voraussetzungen womöglich noch heute tut?

Der Sinn der Triefnase

Zu welchem Zweck die Evolution Allergien erfand

Der Schweinepeitschenwurm ist ein wenig ansehnliches Geschöpf. Von blässlicher Farbe, dünn, bis zu acht Zentimeter lang und meist in bizarr geringelter Gestalt abgebildet, zählt *Trichuris suis* gewiss nicht zu der Sorte Lebewesen, die sich Kinder als Haustier wünschen. Doch Immunologen schwärmen von dem Parasiten, der den Dickdarm von Schweinen befällt. Denn die zur Familie der Fadenwürmer gehörende Kreatur gilt derzeit als heißer Kandidat für die Behandlung allergischer Erkrankungen. »Vielversprechend« ist noch das verhaltenste Attribut, das Wissenschaftlern zu einer solchen Therapie einfällt. Von einer »eleganten Strategie« sprechen poetischer gepolte Kollegen.

Würmer gegen Allergien? Eine Infektion mit potenziell gefährlichen Parasiten, um Heuschnupfen oder Asthma in die Schranken zu weisen? Was nach einer obskuren mittelalterlichen Brachialkur klingt, stellt für manch namhafte internationale Forscher momentan einen zukunftsträchtigen Ansatz dar. Ihr Interesse beschränkt sich dabei nicht nur auf neue medizinische Interventionen gegen allergische Leiden, sondern schließt auch ein übergeordnetes Thema mit ein: die Ergründung der evolutionsgeschichtlichen Wurzeln der maßlos überschießenden Immunreaktionen.

In Berlin hat sich eine Gruppe von Wissenschaftlern renommierter Institutionen, darunter der Freien Universität, der Humboldt-Universität und der Charité, auf die Entschlüsselung der Wechselwirkungen zwischen Allergien und Parasiten spezialisiert. Im Sommer 2014 publizierte ein Team von ihnen die Ergebnisse von Versuchsreihen an Mäusen. Die Experten richteten ihren Fokus vorwiegend auf folgenden Punkt: Ist es denkbar, dass aus dem Peitschenwurm *Trichuris suis* extrahierte Substanzen die Fähigkeit besitzen, das Immunsystem günstig zu beeinflussen?

In der Tat scheint es sich genau so zu verhalten: Die Berliner Forscher steckten Mäuse mit Larvenproteinen von *T. suis* an und testeten, wie die Tiere auf Ovalbumin reagierten, das Allergen in Hühnereiweiß. Resultat: Die für Allergien typischen Immunantworten mittels Th2-Zellen und IgE-Antikörpern blieben dann deutlich gedämpft, wenn die Mäuse Bestandteile von Wurmlarven in sich trugen. Auch asthmatische Beschwerden fielen in diesem Fall milde aus. Generell würden die Daten das »immunregulierende Potenzial« von Wurminfektionen zeigen, schlossen die Wissenschaftler. Sehr wahrscheinlich sei man auf dem besten Weg, aus Würmern gewonnene Moleküle zu identifizieren, die heilsame Kraft besäßen und neue Wege bei der Behandlung allergischer und entzündlicher Krankheiten ebnen könnten. Schlichtweg »faszinierend« nannte Susanne Hartmann, Professorin für Immunologie an der Freien Universität Berlin und eine der Studienautorinnen, die Erkenntnisse. »Das entzündliche Geschehen verschwand fast vollständig«, indem die »Wurmprodukte eine massive Immunregulation auslösten«, so Hartmann.

Eine vergleichbare Studie führten Wissenschaftler der Medizinischen Universität Wien mit einem Wurm namens *Oesophagostomum dentatum* durch, der ebenfalls Schweine bewohnt. Injizierten die Forscher bestimmte Substanzen des Parasiten in den Organismus von sechs bis acht Wochen alten Mäusen, gab es kaum Reaktionen auf die Allergene von Birkenpollen – weder setzten sich ohne Anlass Antikörper in Marsch noch litten die Tiere an überzogenen Entzündungen.

Kompakt zusammengefasst, zeigen die Arbeiten: Würmer wirken gegen Allergien. Es gibt allerdings noch keine markttauglichen Medikamente auf Wurmbasis, obwohl in Pharmalabors tatsächlich bereits daran getüftelt wird. Was man aber mittlerweile ziemlich gut versteht, sind die tieferen Ursachen des scheinbar paradoxen Phänomens. In letzter Konsequenz geht es dabei auch um eine zunächst merkwürdig klingende Fragestellung: Sind Allergien wirklich nur eine hysterische Macke des Immunsystems, ein Unfall der Natur? Oder haben sie womöglich sogar einen Sinn, zumindest in einer ursprünglichen, nicht dem eigentlichen Zweck entglittenen Form?

Diese Erörterungen sind keineswegs so seltsam, wie sie auf den ersten Blick erscheinen mögen. Denn eine im Grunde eherne Regel besagt, dass die Evolution auf Dauer nichts komplett Unsinniges toleriert. Biologischer Ballast, der zu nichts nutze oder sogar hinderlich ist, wird eines Tages gnadenlos aussortiert und auf der evolutionären Müllkippe entsorgt. Dies geschah allerdings im konkreten Fall nicht, wie jeder Allergiker aus eigener leidvoller Erfahrung weiß: In uns wuchern IgE-Antikörper, die unsere Augen tränen und unsere Nasen rinnen lassen. Aus irgendeinem Grund hat Mutter Natur davon Abstand genommen, jene Stoffe über Bord zu werfen, die Allergien auslösen. Aber warum?

Eine mögliche Begründung lautet: wegen der Würmer.

Friedliche Koexistenz mit Parasiten

Attackieren uns Eindringlinge, bringt das Immunsystem seine Abwehrarmee in Stellung, um die Gegner anzugreifen und Schaden abzuwenden. Im Fall von Viren und

Bakterien tritt zu diesem Zweck die Th1-Schiene in Aktion. Sind wir hingegen mit Giften und Parasiten konfrontiert, ist das Th2-System zuständig – genau jener Arm der Immunabwehr, der T-Helferzellen des Typs 2 auch gegen Birken-, Gräserpollen oder Milbenkot mobilisiert. Die weiteren gegen Würmer und andere Schmarotzer gerichteten Komponenten der Körperpatrouille kennen wir ebenfalls aus den vorigen Kapiteln: Mastzellen, den Botenstoff Histamin sowie Antikörper der Klasse IgE, die sich schleunigst vermehren und alles daransetzen, die Angreifer zu packen. Wer sich eine Wurminfektion einfängt, durchlebt damit im Wesentlichen exakt dieselbe molekulare Kaskade wie bei einem Heuschnupfenanfall. Inzwischen weiß man, dass Würmer sogar Allergene enthalten, die uns auch anderweitig zusetzen. Manche Parasiten besitzen Eiweißstoffe, die jenen in Shrimps und sonstigen Meeresfrüchten zum Verwechseln ähneln – mithin Substanzen, die auf der Hitliste der klassischen Allergieverursacher stehen.

Die auffallenden Parallelen zwischen den Reaktionen der Abwehr von Allergenen und Würmern geben Grund zur Annahme, dass Allergien ein unerwünschtes evolutionäres Überbleibsel eines viel älteren und vormals gut funktionierenden Werkzeugs sein könnten: eine in der Frühzeit des Menschen entwickelte Waffe gegen Würmer. Jener Teil des Immunsystems, der uns heute Allergien einbrockt, war somit wohl eine kluge Einrichtung der Natur, um uns Parasiten vom Hals zu halten. Diese These harmoniert auch mit den gängigen Denkmodellen der Evolutionsbiologie: Denn im Tierreich stößt man gar nicht selten auf scheinbar überflüssige Ausstattungsmerkmale, die einst aber einem konkreten Ziel dienten, um das Überleben einer Spezies zu sichern. Mitunter jedoch machen deren weitere Entwicklung und damit verbundene Änderungen der Lebensgewohnheiten lange bewährte Strategien obsolet.

Womit wir, wieder einmal, beim westlichen Lebensstil angelangt wären: Wir Bewohner der Industrienationen brauchen keine schweren Geschütze gegen Wurmparasiten mehr aufzufahren, weil wir mit ihnen praktisch ohnehin nicht mehr in Berührung geraten. Dank konsequenter Hygiene konnten Wurminfektionen auf ein geringes Maß zurückgestutzt werden. Und das ist natürlich zuallerlerst ein Segen. Schließlich können parasitäre Würmer, im Fachjargon Helminthen genannt, Furchtbares anrichten: Sie können grauenvolle Entzündungsherde erzeugen, Organe wie die Leber schwer schädigen, zur Erblindung oder sogar zum Tode führen.

Dass wir in unseren gepflegten Städten die körpereigenen Waffen zur Abwehr solcher Leiden nur noch selten brauchen, bedeutet freilich längst nicht, dass dies auch anderswo zutrifft. In vielen Schwellenländern sind parasitäre Infekte eher der Regelfall als die Ausnahme, und was sich die Natur in grauer Vorzeit zu deren Bekämpfung ausgedacht hat, ist nach wie vor im Praxiseinsatz – weshalb dort keine Notwendigkeit besteht, dass sich ein chronisch gelangweiltes Immunsystem ersatzweise nach einer Beschäftigungstherapie umsehen müsste. Ein Drittel aller Menschen auf diesem Planeten dient Schätzungen zufolge Würmern als Wirt, und bei diesen Personen versieht die Immunabwehr nach wie vor ihren angestammten Job. Dauerhafter Wurmbefall sei eigentlich der Normalzustand in der Geschichte der Menschheit, erläutern die Berliner Infektionsexperten Susanne Hartmann und Richard Lucius in einem Thesenpapier, das die Zusammenhänge zwischen Allergien und Würmern darlegt. Traditionell beherberge der Mensch einen »inneren Zoo« von Schmarotzern, die vor allem im Darm, aber auch in den Gallengängen, den Blut- und Lymphgefäßen andocken. Knapp 70 Arten solcher Humanparasiten kennt die Medizin.

Die ungebetenen Gäste stellen fraglos eine permanente

Bedrohung dar. Zugleich gibt es allerdings – analog zu dem auf ein Minimum reduzierten Kontakt zum Kosmos der Keime – eine Kehrseite: Würmer machen nicht nur krank, sie können auch schützen, und zwar vor Allergien und chronisch entzündlichen Krankheiten. Vergleichende Beobachtungen in verschiedenen Weltregionen zeigen dies immer wieder: In Ländern wie Indonesien kennen maximal 2 Prozent der Kinder allergische Symptome. Staaten wie England dagegen sehen sich heute mit einer Allergikerrate von um die 30 Prozent konfrontiert. Im afrikanischen Gabun wiederum ließ sich nachweisen, dass Schulkinder kaum auf Hausstaubmilben reagieren, wenn sie sich Pärchenegel eingefangen haben. Außerdem belegen Untersuchungen, dass mit bestimmten Würmern infizierte Menschen selten Hautreaktionen ausprägen, wenn sie einen Allergietest – den klassischen Prick-Test – absolvieren. Allergien und Parasiten, so lässt sich folgern, gehen einander aus dem Weg.

Wo die Menschen von Würmern befallen sind, haben Allergien keine Chance; wo indes das Wurmproblem so gut wie eliminiert wurde, schwappt die allergische Epidemie übers Land. Es liegen sogar Studien vor, darunter solche aus Israel und Afrika, die zeigen, dass Menschen Allergien genau dann entwickelten, wenn sie Entwurmungsmittel eingenommen hatten. Gleichsam unterbeschäftigt, schlägt das Immunsystem offenbar plötzlich Irrwege ein. Es verfällt auf den aberwitzigen Gedanken, auf völlig harmlose Umweltsubstanzen zu feuern, weil es einer ihm evolutionär zugedachten Aufgabe verlustig gegangen ist. »Der Anstieg allergischer Erkrankungen in Industrieländern könnte unter anderem auch durch einen Rückgang von Wurmparasiten bedingt sein«, vermuten Hartmann und Lucius.

Dies dürfte aber nur ein Aspekt der Geschichte sein. Darüber hinaus könnte auch das exakte Gegenteil einer effizienten Immunabwehr gute Seiten haben: eine einträchtige Lebensgemeinschaft mit Würmern – eine Situation, in der die Parasiten vom Immunsystem erstaunlicherweise nicht angegriffen, sondern geduldet werden.

Wenn man Fotos von manchen Personen mit extremem Wurmbefall betrachtet, überfällt einen oft unwillkürlich Ekel oder Schauder. Da sieht man Menschen, auf deren Haut sich dicke Beulen wölben oder schlangenförmige Strukturen abzeichnen. Man erkennt eindeutig, welch gewaltige Parasiten diese Leute beherbergen. Manche Filarien beispielsweise – eine Gruppe parasitärer Fadenwürmer – können einen halben Meter lang werden, bis zu zehn Jahre im Unterhautgewebe überleben und sich dort ständig fortpflanzen.

Und das Verblüffendste ist: Obwohl die Würmer wie Aliens im Leib der Befallenen stecken, werden viele dieser Menschen nicht krank. Auf den ersten Blick mag der Wurmbefall grausig aussehen, doch was fehlt, sind Hautrötungen, Entzündungen oder Geschwüre, mit denen das Immunsystem des Wirts normalerweise versucht, sich des Parasiten zu entledigen. Doch keine Spur davon: Die Körperabwehr verhält sich still. Es erscheint fast unglaublich: Ein Jahrzehnt kann solch ein Wurm in seinem humanen Gastgeber hausen, und dessen Organismus unternimmt offenbar keinerlei Anstalten, ihn abzuwehren. Beinahe möchte man meinen, es bestünde eine Art Waffenstillstand, ein Übereinkommen zwischen den beiden Lebewesen, das vorsieht, dass man einander in Ruhe lässt und in friedlicher Koexistenz lebt.

Was geschieht hier? Unter bestimmten Voraussetzungen verzichtet die Abwehr offensichtlich auf die sonst unweigerliche Schlacht, und zwar interessanterweise besonders dann, wenn es sich um sehr heftigen Befall handelt. Patienten, die vergleichsweise leicht infiziert sind, erleben oft viel stärkere Entzündungen. Eine These der Wissenschaft besagt nun, dass manche Würmer in der Lage sind, unser Immunsystem so zu manipulieren, dass massive Abwehrreaktionen ausbleiben. Es handelt sich wohl um eine Maßnahme, um der eigenen Vernichtung zu entgehen. Viren wie etwa Schnupfenerreger verfolgen eine andere Taktik, um ihren Fortbestand zu sichern: Diese winzigen Organismen verändern flink ihr Erbgut – sie mutieren, um dem Radar der menschlichen Abwehr zu entgehen. Würmer sind dafür zu behäbig, folglich trachten sie lieber danach, dass des Menschen Abwehrsystem sie durchwinkt.

Diese Symbiose könnte letztlich sogar beiden nützen: dem Parasiten, weil er sich dauerhaft im menschlichen Organismus einnisten kann, ohne von Immunzellen angegriffen und zerstört zu werden; und dem Menschen, weil er den Wurmbefall in vielen Fällen weitgehend beschwerdefrei erträgt, ohne von scheußlichen und schwächenden Entzündungen geplagt zu werden, die letztlich auch das eigene Gewebe in Mitleidenschaft ziehen würden. Es erscheine plausibel, argumentieren die Studienautoren Hartmann und Lucius, »dass im Lauf der Co-Evolution von Parasiten und Wirten nur diejenigen Arten erfolgreich waren, die gelernt haben, Abwehrreaktionen zu hemmen«. Manche Parasiten hätten Strategien entwickelt, um »gezielt in die Steuerung des Immunsystems des Wirts einzugreifen«.

Natürlich darf man nie aus den Augen verlieren, dass Wurminfektionen ein gesundheitliches Risiko darstellen. Doch es trifft eben zugleich auch zu, dass in sehr vielen Fällen Wurm und Mensch miteinander existieren, ohne einander Probleme zu bereiten. Die treibende Kraft dahinter scheinen die Würmer zu sein: Sie kennen raffinierte Tricks, um das menschliche Immunsystem zu beruhigen. Genau diesen Umstand wollen sich Forscher in Zukunft bei der Entwicklung neuer Therapien zunutze machen.

Man hat bereits eine Vorstellung davon, welche Substanzen im Organismus von Parasiten dafür ausschlaggebend sein könnten. So gelang es, Proteine von Fadenwürmern zu identifizieren, die über eine komplexe molekulare Wirkungskette bestimmte Interleukine herstellen: Botenstoffe, die Immunreaktionen unterdrücken und die Aktivität von kritischen Immunzellen hemmen. Mausexperimente demonstrierten, dass mit diesen Wurmproteinen behandelte Nager kein Asthma entwickelten, obwohl sie starken Allergenen ausgesetzt waren. Auch der IgE-Spiegel pendelte sich auf unauffälligem Niveau ein. Eine regelrechte »Abschaltung allergischer Reaktionen« nennen Hartmann und Lucius die beobachteten Effekte. Von besonderer Bedeutung sei aus medizinischer Sicht, dass isolierte Proteine diese vorteilhafte Wirkung erzielt hätten. Dies gebe Anlass zur Hoffnung, dass man für künftige Therapien die heilsamen Substanzen gezielt aus den Würmern herauspicken und auf womöglich riskante Infektionen von Patienten mit kompletten lebenden Würmern verzichten könne. In jedem Fall dürften Parasiten »als geniale Immunologen« gelten, schlussfolgern die Berliner Forscher. »Gelänge es, diese positive Nebenwirkung der Schmarotzer zu nutzen, könnten daraus neue, durch Co-Evolution optimierte Wirkstoffe gegen zivilisationsbedingte entzündliche Erkrankungen resultieren.«

Die immundämpfenden Effekte bestimmter Würmer beschränken sich nicht allein auf Allergien, sondern konnten mittlerweile auch bei anderen gravierenden Leiden beobachtet werden: vor allem bei Autoimmunerkrankungen, bei denen die Körperabwehr eigenes Gewebe angreift und oftmals grausam zerstört. Studien liegen zum Beispiel in Bezug auf Diabetes Typ 1, chronisch-entzündliche Darmerkrankungen und sogar auf Symptombilder vor, die der Multiplen Sklerose ähneln. Besonders häufig wurden in jüngerer Vergangenheit Behandlungen mit Eiern des Schweinepeitschenwurms *T. suis* getestet – vor allem deshalb, weil dieser Parasit den Menschen nicht als Wirt betrachtet und deshalb in diesem speziellen Fall unerwünschte Begleiterscheinungen unwahrscheinlich sind. Vielversprechend erscheinen dabei therapeutische Ansätze gegen Morbus Crohn, eine zumeist fortschreitende autoimmune Darmentzündung.

Was die möglichen evolutionären Hintergründe allergischer Reaktionen betrifft, gibt es aber auch Alternativen zur Wurmtheorie, wobei die Gedankenmodelle einander keineswegs ausschließen müssen. Einer zweiten Idee zufolge bestünde der ursprüngliche Sinn der Allergie in der Entgiftung des Körpers.

Gift und Gegengift

Es ist vermutlich nicht übertrieben, Margie Profet als besonders unkonventionelle Wissenschaftlerin zu bezeichnen. Die Amerikanerin studierte Physik, Mathematik und Philosophie, wildert aber gerne in fremden Fachgebieten wie der Evolutionsbiologie. Immer wieder überrascht sie mit aufsehenerregenden Thesen, die zuverlässig hitzige Debatten auslösen. Die heute knapp Sechzigjährige verfügt über eine treue Fangemeinde, die in ihr eine intellektuelle Visionärin sieht. Zu ihrem Kultstatus trug nicht zuletzt der Umstand bei, dass sie zu Beginn des Jahrtausends plötzlich nahezu spurlos verschwand und erst Jahre später wieder gesichtet wurde.

Im März 1991 publizierte Profet, gerade erst 33 Jahre alt, einen Text, in dem sie sich möglichen Hintergründen von Allergien widmete. Sie spann eine provokante Gedankenkette, deren zentrale Aussagen von den einen begeistert aufgenommen, von anderen hingegen massiv angezweifelt wurden. Profet behauptete: Allergien gibt es, weil der Körper eine Waffe gegen Giftstoffe braucht. »Toxin-Hypothese« wurde dieses Modell fortan genannt.

Profet ging zunächst ebenfalls von der Annahme aus, dass die Natur auf lange Sicht nichts im Repertoire behält, das bloß Schaden anrichtet, ohne gleichzeitig oder sogar überwiegend konkreten Nutzen zu stiften. Was also, fragte sich die Wissenschaftlerin, könnte ein evolutionärer Vorteil von Allergien sein, ein Benefit, der unserer Spezies beim Fortkommen hilft? Sie fand eine Lösung, die ihrer Meinung nach erklärt, warum jene Mechanismen, die Heuschnupfen, Neurodermitis oder Asthma auslösen, im Optimalfall lebensrettend sein können: Der Mensch ist, seit er auf Erden wandelt, von Giftstoffen unterschiedlichster Art bedroht – von einer unüberschaubaren Vielfalt an Toxinen, deren Reichhaltigkeit der verwirrenden Menge an Allergenen nicht nachsteht: Sekrete pflanzlichen Ursprungs zählen ebenso dazu wie die Gifte von Insekten. Was aber tun, wenn wir von einer Hornisse gestochen werden? Was, wenn eine Giftpflanze die Haut perforiert?

Eigentlich gibt es nur eine adäquate Notfallagenda: schnell reagieren. Und zwar so, dass das Gift blitzartig den Körper verlässt, dass es mit Wucht hinausgeschleudert oder hinweggespült wird – durch Erbrechen, Durchfall, Tränenfluss, Hustenreiz, heftiges Niesen, Kratzen an der Hautoberfläche, um schädliche Partikel wegzuscheuern. Ein Absenken des Blutdrucks bewirkt außerdem, dass Giftstoffe nicht so schnell über die Blutbahn im Organismus verteilt werden. Kurz: Der Mensch wehrt sich gegen Toxine auf frappierend ähnliche Weise wie gegen Allergene. Das Errichten der Verteidigungslinie mag zwar nur in einem Fall angebracht, im anderen hingegen unsinnig sein, doch das Prinzip ist dasselbe.

Nun brauchen wir für all diese Reaktionen noch ein passendes System, das stets wachsam ist, bei Feindesnähe zuverlässig alarmiert und rasch all die notwendigen Maßnahmen einleitet. Profet vertrat die Ansicht, dass uns die Natur solch ein umfassendes Emergency Set in Form von körpereigener Chemie zur Verfügung gestellt hat – in Gestalt von Mastzellen und IgE-Antikörpern, die in kürzester Zeit massive Immunantworten auslösen, um Gefahren abzuwenden. Solch ein System ist aber nur dann praxistauglich, wenn es nicht allzu wählerisch vorgeht, sondern gegen eine breite Palette von Bedrohungen gleichermaßen einsetzbar ist. Auch dies deckt sich mit der Allround-Taktik bei der Bekämpfung von allergieauslösenden Stoffen, von Substanzen verschiedenster Provenienz und Beschaffenheit: Pollen, Nahrungsmittel, Milbenkot, Katzenhaare, Bienengift, Metalle, Latex, Medikamente – die einzig erkennbare Verbindung scheint darin zu bestehen, dass die Abwehr darauf mit gleicher Verve und Energie feuern kann.

So besagte Profets Theorie letztlich: IgE-Reaktionen sind ein uraltes genetisches Erbe, das der Bekämpfung von Giftstoffen dient und mithalf, unser Überleben zu sichern. Und Allergien sind gewissermaßen die missratenen Geschwister dieser evolutionär sinnvollen Abwehr.

Die Hypothese hatte allerdings einen Haken: Sie ließ sich experimentell nicht erhärten. Zumindest nicht bis zum Jahr 2013: Da präsentierten amerikanische Wissenschaftler eine nicht unumstrittene Studie, die den Anspruch erhob, die Toxin-Hypothese beweisen zu können.

Allergien auf Insektengifte zählen zu den gefürchtetsten Reaktionen des Körpers. Der Stich einer Biene oder Wespe kann nicht nur schmerzen und lokale Hautrötungen oder Schwellungen verursachen, sondern im schlimmsten Fall zu einem anaphylaktischen Schock führen. Das Gift, mittels Stachel direkt ins Blut gespritzt, begnügt sich nicht immer mit einer Reizung an der Einstichstelle, sondern verteilt sich mitunter über die Blutbahn im Körper. Wer gegenüber bestimmten Eiweißstoffen im Insektentoxin sensibilisiert ist, kann daher einen Kollaps erleiden und sogar sterben.

Zwar variiert die Zusammensetzung des Giftcocktails, je nachdem, ob es sich um eine Biene, eine Wespe, eine Hummel oder eine Hornisse handelt. Doch gewisse

Bestandteile finden sich, wenn auch molekular abgewandelt, im Arsenal verschiedener Insekten, sodass Bienenallergiker eine Wespenattacke ebenso fürchten müssen. Vor allem die Haupt- oder Majorallergene der Insekten sind annähernd dieselben: Das Protein Phospholipase A ist im Kampfstoff der Biene gleichermaßen enthalten wie in jenem der Wespe. Bienengift besteht bis zu 15 Prozent aus diesem Eiweiß. Auch Hyaluronidase ist eine Zutat beider Insektengifte.

Gar nicht selten ist bei Menschen in unseren Breiten das Immunsystem gegenüber derartigen Substanzen alarmiert und damit theoretisch bereit, in Zukunft bei einem Stich die Antikörperarmee loszuhetzen. Was bei Pollen gilt, trifft auch hier zu: Der Erstkontakt macht das Immunsystem scharf, zeitigt aber keine Symptome. Erst wenn man neuerlich auf eine Biene tritt oder versehentlich nach einer Wespe schlägt, muss man damit rechnen, dass sich Beschwerden einstellen. Eine wirklich heftige Reaktion auf Insektenstiche bis hin zum anaphylaktischen Schock müssen zum Glück nur sehr wenige Menschen gewärtigen. Und dennoch enden beispielsweise in Österreich Insektenangriffe für jährlich drei bis vier Personen tödlich. Für Europa wird die jährliche Opferzahl mit zirka 200 beziffert.

Vor diesem Hintergrund klingt die Botschaft eines Teams von Medizinern der angesehenen Stanford University in Kalifornien beinahe unerhört. Denn die Forscher behaupten: Bienengift schützt vor den Gefahren von Bienengift.

Die Studie der Wissenschaftler, veröffentlicht im Oktober 2013, sorgte für einiges Aufsehen. Die Forscher hatten Mäusen zunächst eine kleine Dosis Bienengift injiziert. Später bekamen die Tiere eine höhere Giftmenge verabreicht. Gespannt verfolgten die Mediziner, was nun geschah. Würden die Mäuse allergische Anfälle erleiden, womöglich in Schockstarre verfallen? Nichts davon passierte, ganz im Gegenteil: Die wiederholte Konfrontation mit dem Bienengift führte dazu, dass die Nager praktisch resistent dagegen wurden, ihnen das Gift so gut wie nichts mehr anhaben konnte. Ähnlich wie bei einer Impfung schienen die Mäuse einen Immunschutz gegen Bienengift aufgebaut zu haben. Dieser Effekt steht in deutlichem Widerspruch zur Alltagserfahrung: Statt beim zweiten Bienenstich allergische Symptome oder gar einen anaphylaktischen Schock zu erleiden, waren die Mäuse plötzlich immun.

Die amerikanischen Forscher ermittelten auch, wie diese Immunisierung entsteht: ausgerechnet durch Antikörper der Klasse IgE, die Hauptverursacher allergischer Erkrankungen. Auf diese erstaunliche Tatsache stießen die Wissenschaftler, als sie bei anderen Mäusen die IgE-Antwort im Labor abschalteten. Prompt prägten diese Versuchstiere keinen Immunschutz gegen das Bienengift aus. Folglich müssen die IgE-Antikörper der Schlüssel sein.

Diese Erkenntnisse stünden in »krassem Gegensatz« zu sämtlichen Erfahrungswerten beim Menschen, räumten die Wissenschaftler ein. Doch zugleich vertrete man die Ansicht, erläuterte Philipp Starkl, einer der Studienautoren, dass es zu kurz greife, die Funktion der IgE-Antikörper bloß auf ihre schädliche Wirkung als Motor für Allergien zu reduzieren. Wie auch andere Experten vermuten Starkl und seine Kollegen, dass diese Immunglobuline ursprünglich einem guten Zweck dienten, weil die Evolution sie sonst gewiss eliminiert hätte. Und dieser Nutzen sei wohl genau jener, den Margie Profet in ihrem Thesenpapier zur Disposition gestellt hatte: der Schutz vor Giften. Anhand der Mausexperimente habe man nun erstmals demonstrieren können, wie der Organismus von Säugetieren dabei vorgeht.

Aber warum stellt sich dann bei so vielen Menschen in scharfem Kontrast dazu eine ausschließlich fatale

Reaktion ein? Weil die IgE-Schiene des Immunsystems gewissermaßen zwei Gesichter hat und zu einer Art Jekyll-und-Hyde-Wechselspiel imstande ist, glauben die Wissenschaftler: Was in der von der Natur geplanten Form lebensrettend sein kann, kippt unter gewissen Voraussetzungen ins exakte Gegenteil. Die Bedingungen, unter denen die dunkle Seite der Abwehr die Oberhand gewinnt, sind vermutlich erneut genau jene, die uns nun schon mehrfach begegnet sind: ein Lebensstil, der sich von der Umwelt, in welcher der Mensch seine Karriere auf diesem Planeten startete und all seine biologischen Kompetenzen erwarb, allmählich immer weiter entfernt hat. In unserer modernen, urbanen und vielfach von der Natur entfremdeten Welt brauchen und trainieren wir viele der uns ursprünglich zugedachten Fähigkeiten kaum mehr.

Das mündet schließlich darin, dass ein obsolet gewordenes genetisches Erbe quasi ziellos nach neuen Herausforderungen fahndet – und bei einer gewissen Zahl von Menschen ist das Resultat, dass die Immunabwehr auf Bienenstiche mit heftigen Reizungen oder sogar mit einem anaphylaktischen Schock reagiert, statt vorschriftsmäßig vor dem Gift zu schützen. Dies stelle sozusagen die extremste fehlgeleitete Reaktion am Ende der Skala der Möglichkeiten dar, meinen die kalifornischen Wissenschaftler.

Die Forscher erwähnten außerdem, dass es auch Menschen gibt, die nicht das gesamte Programm von der Sensibilisierung bis zur allergischen Reaktion durchmachen, sondern quasi auf halbem Wege innehalten: Personen, deren Körper zwar die Th2-Schiene und die damit verbundene Ausschüttung von IgE-Antikörpern in Gang setzt, bei denen ein Bienen- oder Wespenstich aber nicht zu Symptomen führt. Hier scheint die Welt bis zu einem gewissen Grad noch in Ordnung zu sein: Das Immunsystem ist wachsam gegenüber potenziellen Feinden, ohne dass es zu überschießenden und letztlich selbstschädigenden Folgen kommt. Ähnliches ließ sich, wie weiter vorne geschildert, bei manchen Naturvölkern beobachten. Ihre Abwehr ist – wie Messungen der IgE-Spiegel zeigen – klar im Bilde über die Beschaffenheit bestimmter Eindringlinge, trifft aber die kluge Entscheidung, diese nicht zu bekämpfen. Ihre Betrachtungen schlossen die Wissenschaftler aus Stanford mit der Bemerkung, dass es sicherlich spannend wäre zu überprüfen, ob sich der Bienengifteffekt auch in Zusammenhang mit anderen Toxinen einstellt.

Eine Gruppe von Kollegen der nicht minder renommierten Yale University vertritt die Auffassung, dass sich das Prinzip dieser Giftabwehr tatsächlich auf eine Vielzahl anderer Substanzen ausweiten lässt. Die Experten gebrauchen für diesen reich bestückten Giftschrank der Natur den Sammelbegriff »Xenobiotika«. Ob Bisse oder Stiche von Spinnen, Schlangen, Reptilien oder Amphibien, ob Brennen oder Jucken durch Hautkontakt zu Pflanzen wie Giftefeu – in all diesen Fällen zählen Minuten oder gar Sekunden. Und dafür besitzen wir, pflichten die Forscher ihren Mitstreitern in Stanford bei, ein körpereigenes Notfallpaket: den Th2-Arm der Immunabwehr sowie IgE-Antikörper als schnelle Eingreiftruppe, die akut lebensbedrohliche Feinde mit Brachialgewalt aus dem Organismus befördert.

Die Forscher führen auch einen plakativen Beleg für ihre Argumentationslinie an: Eine sehr rasche Immunantwort nach dem Muster allergischer Reaktionen vergällt sogar Zecken das Blutsaugen. Feuert die Abwehr augenblicklich los, stellen die Zecken ihre Blutmahlzeit ein, was den Menschen unter Umständen vor lebensbedrohlichen Infektionen bewahrt.

All dies spreche im Übrigen dafür, dass es für den Organismus nicht nur darum gehen könne, mit Würmern zurande zu kommen. Zwar sei auch dabei die Th2-Armee gefordert und die Wurmhypothese daher sicher nicht falsch, aber ein Fokus alleine darauf wohl zu schmal. Denn will der Mensch Parasiten in Schach halten, ist nicht unbedingt Tempo gefragt – im Gegensatz zum Umgang mit vielen Giften, was viel besser zum Charakter allergischer Reaktionen passe. Auch die Tatsache, dass Allergien stets an Körperstellen auftreten, die unmittelbaren Umweltkontakt haben, passe zu diesem Modell: Die Evolution habe dem Menschen grundsätzlich ein Instrumentarium mitgegeben, um Bedrohungen aus der Lebensumgebung bestmöglich zu parieren.

Allerdings gibt es, wie so oft beim hochkomplexen Thema Allergien, auch Gegenstimmen, welche die Plausibilität der Gifthypothese anzweifeln. Die Argumentation der Skeptiker lautet: Wenn ein Zweck der Th2-Armee sein solle, Gifte abzuwehren, komme sie im Grunde zu spät. Denn die Gegenmaßnahmen der Immunabwehr stellten ja erst eine Folge der Konfrontation mit Giftstoffen dar. Die Toxine seien zu diesem Zeitpunkt aber bereits in den Körper eingedrungen. Der betroffene Mensch kämpfe dann nicht nur mit einer Vergiftung, sondern zusätzlich mit einer Entzündung durch die IgE-Antikörper – was man kaum als Win-win-Situation betrachten könne. Für den Organismus könne solch eine Doppelbelastung schwerlich vorteilhaft sein. Was aber wäre dann der ursprüngliche Sinn allergischer Reaktionen? Gar keiner, so die profane Antwort dieser Denkschule. Vielleicht sei die Evolution eben doch nicht immer gänzlich unfehlbar.

Ungeachtet dessen wird seit einigen Jahren noch ein anderer möglicher Nutzen von Allergien diskutiert, wenn auch in einem relativ überschaubaren Zirkel von Forschern. Es gilt allerdings, dieses Thema mit größter Vorsicht darzustellen, um nicht verfrüht falsche Hoffnungen zu schüren. Denn hier geht es um die heikle Frage, ob allergische Reaktionen vor Krebs schützen können.

Ein brisantes Thema: Krebs und Allergie

Mit aller gebotenen Zurückhaltung ausgedrückt: Einige Forscher halten es für denkbar, dass ein gewisser Zusammenhang zwischen Allergien und dem Risiko für Krebs besteht. Oder etwas konkreter formuliert: Sie vermuten, dass Allergiker seltener an bestimmten Tumoren erkranken. Dazu zählen einzelnen Untersuchungen zufolge Hirntumoren wie das Gliom, Bauchspeicheldrüsen- und Darmkrebs sowie Leukämie bei Kindern.

Die Daten stehen allerdings vorerst auf ziemlich wackeligen Beinen. Denn je größer und genauer die Studien sind, desto weniger deutlich treten klare Aussagen zutage. Es ist wie oft im Leben: Je intensiver und präziser man etwas prüft, desto mehr Einflussfaktoren fallen einem auf, die ein zunächst scheinbar offensichtliches Ergebnis trüben. Es macht zum Beispiel einen Unterschied, ob man Patienten bloß nach allergischen Symptomen befragt (wodurch man sich leicht durch Erinnerungslücken verzerrte Fehlinformation einhandelt), oder ob man emotionslose und vergleichsweise unbestechliche Labordiagnosen und Krankenakten mit einschließt. Darüber hinaus sind die bisherigen Studien keineswegs konsistent: Es liegen sogar Arbeiten vor, deren Autoren behaupten, dass Allergiker eher an Leukämie erkranken als andere Personen. Und wieder andere Untersuchungen lassen bestenfalls die Folgerung zu, dass Allergien und Krebs relativ selten gemeinsam auftreten. Diese Forschungen legen nahe, dass Krebspatienten häufig von Allergien verschont bleiben. Doch selbst wenn dies zutrifft – der Umkehrschluss, wonach Allergiker seltener Krebs bekommen, wäre deshalb noch längst nicht statthaft. Insgesamt lautet das vorläufige Fazit der Fachwelt, wie es in wissenschaftlichen Publikationen gerne heißt: Es sind weitere Untersuchungen nötig, um die vermuteten Zusammenhänge zu erhärten.

Dass sich allerdings das Immunsystem grundsätzlich gegen Krebs mobilisieren lässt, ist erwiesen. Einige der heute herausragenden therapeutischen Ansätze beruhen darauf, mit Antikörpern auf Tumoren zu zielen. In gewisser Weise stellen solche Krebsimmuntherapien das Gegenstück zu traditionellen Behandlungen wie der Chemotherapie dar, welche zwar – mehr oder minder erfolgreich – Geschwüre bekämpfen, zugleich aber die Abwehrkräfte und die gesamte Konstitution der Patienten schwächen. Die Krebsimmuntherapie dagegen setzt auf ein starkes Abwehrsystem, wobei meist IgG-Antikörper zum Einsatz kommen, nicht aber die IgE-Klasse, die bei Allergien in Aktion tritt. Nun hegen die Befürworter der jungen Disziplin der »Allergoonkologie« – einer Schnittstelle zwischen Allergie- und Krebsforschung – die Hoffnung, in Zukunft auch diese Abteilung der Immunabwehr gegen Krebs ins Feld führen zu können. Auf lange Sicht bestünde die Idee darin, das Prinzip der Allergie einem guten Zweck zu widmen: einer Impfung gegen den Krebs.

Allerdings: Es macht einen gewaltigen Unterschied, ob Wissenschaftler eine Hypothese im Reagenzglas oder an Versuchstieren testen, oder ob solide Belege dafür existieren, dass sich eine neue Therapieidee auch in der Praxis am Menschen bewährt – und für Letzteres gibt es im konkreten Fall derzeit keine belastbaren Hinweise. Für den Patienten, zumal wenn er schwer erkrankt ist und daher auf Linderung und Heilung hofft, treten die Unterschiede zwischen bloßem Experiment und nachweisbarem Forschungserfolg nicht immer klar zutage. Deshalb sei hier nochmals mit Nachdruck gesagt: Es gibt zur Stunde keine eindeutigen, unzweifelhaften Beweise für die vermuteten Zusammenhänge zwischen Krebs und Allergie. Eine Art medizinischer Super-Gau wäre es deshalb, wenn Menschen eine notwendige Allergiebehandlung verabsäumen, weil sie glauben, dadurch ihr Krebsrisiko zu senken. Und ebenso fatal wäre es, wenn sich Allergiker in trügerischer Sicherheit wähnen und aus diesem Grund Krebsvorsorgeuntersuchungen unterlassen.

Gegen Allergien selbst hingegen zeichnet sich eine Vielzahl völlig neuer Therapieansätze ab, die mit den klassischen und im Grunde seit Jahrzehnten üblichen Behandlungen nur noch wenig gemeinsam haben. Basis dafür wiederum sind innovative und erweiterte Formen der Diagnostik, die sich sogar schon im Praxiseinsatz befinden. Es ist nicht übertrieben, in Aussicht zu stellen, dass sich sowohl die medizinische Untersuchung auf allergische Leiden als auch deren Therapie in greifbarer Zukunft nachhaltig verändern werden.

Das Reich der Moleküle

Moderne Chips testen mehr als 100 Allergieauslöser
zugleich – beeindruckend rasch und präzise

Nur ein kleiner, fast beiläufiger Stich. Ein paar Tröpfchen Blut drängen sich flink durch die Haut, und damit
ist die Prozedur schon wieder überstanden. Aus dem Blut
wird nun der flüssige Anteil, das Serum, gewonnen. Für
die weiteren Schritte genügt eine winzige, beinahe verschwindend geringe Menge davon: 30 Mikroliter, das
sind 30 Tausendstel eines Milliliters. Und doch können
speziell geschulte Mediziner diesem biologischen Miniaturspeicher eine schier unglaubliche Fülle an Daten entnehmen. Die Informationen, die das Serum birgt, werden
sich bald über viele eng bedruckte Seiten erstrecken. Sie
werden außerdem in einem ausführlichen Aufklärungsgespräch zwischen Arzt und Patient münden – und in
konkreten Anweisungen für eine sorgfältig erdachte und
komponierte Therapie, die zumindest über die nächsten
drei bis vier Jahre zu befolgen ist.

Was der kundige Arzt aus der Analyse des Blutstropfens liest, ist nicht weniger als das vollständige, individuelle Allergieprofil einer Person. Er kann seinem Patienten
ganz präzise auseinandersetzen, gegen exakt welche von
mehr als 100 Proteinen dessen Immunsystem rebelliert.
Er kann ferner abschätzen, wie heftig die Reaktion aller
Wahrscheinlichkeit nach ausfallen wird. Und er kann
ihm genau darlegen, welche Hauptallergene ihm zusetzen
und was für Kreuzallergien damit einhergehen – also wel-

che immunologischen Nebengeräusche die dominanten Reizstoffe eventuell begleiten.

Dem Patienten mag nach der Unterhaltung zunächst vielleicht ein wenig der Kopf schwirren. Möglicherweise fühlt er sich vorübergehend überfrachtet von Informationen, doch mit Sicherheit konnte er noch nie so detailliert nachvollziehen, ob und welche Substanzen aus der ihn umgebenden Umwelt ihm Probleme bereiten. Er weiß jetzt nicht nur, ob sein Organismus mit bestimmten Bäumen oder Gräsern hadert, sondern ist sogar in Kenntnis darüber, welche speziellen Bestandteile im Eiweiß unter Verdacht stehen, Heuschnupfen, Augenbrennen, Ekzeme oder Atemnot zu provozieren. Sein potenzieller Gegner ist nicht mehr der Blütenstaub eines Gewächses in seiner Gesamtheit, nicht mal ein singuläres Pollenkorn, obwohl auch das schon mikroskopisch klein ist. Die Analyse dringt noch weiter in die Tiefe und ins Detail vor – bis auf die Ebene des einzelnen, aber entscheidenden Moleküls. Der Betroffene kann erstmals erfahren: Ist es dieses oder jenes Protein der Birke, das mir Schaden zufügt, dieses oder jenes Eiweiß der Milbe? Ist es ein häufiges, aber harmloses Allergen oder vielleicht ein seltenes, dafür aber besonders aggressives? Die Antworten auf diese Fragen bilden schließlich die Grundlage für die weitere Vorgehensweise: eine umfassende, personalisierte Behandlungsstrategie.

Das geschilderte Prozedere mag nach Zukunftsmusik oder Wunschdenken allergiegepeinigter Zeitgenossen klingen, doch tatsächlich ist es bereits Realität in gar nicht wenigen europäischen Arztpraxen. Viele Patienten ahnen noch gar nichts vom Spektrum der Möglichkeiten, die moderne Varianten der Austestung allergischer Erkrankungen eröffnen – Faktum ist aber, dass die Medizin im vergangenen Jahrzehnt enorme Fortschritte bei der punktgenauen Diagnose von Allergien gemacht hat. Das bedeutet keineswegs, dass traditionelle Testverfahren dadurch überflüssig geworden wären. Vielmehr ergänzen und erweitern neuartige Methoden der Abklärung das diagnostische Repertoire der Ärzteschaft beträchtlich. Sie ersetzen nicht die in der Vergangenheit angewandten Verfahren, aber sie gewähren neue, andere, schärfere, breitere und zugleich präzisere Einsichten in das allergische Geschehen. Gerade in ihrer Kombination verhelfen innovative und traditionelle Werkzeuge dem Patienten zu einem umfassenderen Verständnis seiner Krankheit und eröffnen die Chance auf eine effektivere Behandlung. Kurz: Die Allergiediagnostik hat zuletzt einen gewaltigen Schub erfahren.

Die dieser Entwicklung zugrunde liegende Technologie trägt verschiedene Bezeichnungen: Fachleute nennen sie »Komponenten-Diagnostik«, »molekulare Allergiediagnostik«, »microarray technology« oder schlicht »Chipdiagnostik«. Das Prinzip ist stets dasselbe: Durch molekulare Analyse und systematischen Abgleich einer sehr großen Anzahl einzelner Allergiemoleküle mit dem Blutserum eines Patienten soll die pure, unverfälschte Urform jenes Schadstoffs aufgespürt werden, der tatsächlich an allergischen Beschwerden schuld ist. Man sucht gleichsam nach der kleinsten Einheit eines Allergieauslösers, und zwar mittels »Chip«. Der Begriff hat in diesem Fall eine spezielle Bedeutung: Es handelt sich nicht etwa um ein Produkt aus Silizium oder sonst einem in der Computerbranche üblichen Material, sondern um ein rechteckiges, transparentes Glasplättchen mit wenigen Zentimetern Kantenlänge. Eine ziemlich schlichte Erfindung, könnte man meinen, doch weit gefehlt: Das dünne Stück Glas dient als Hightech-Labor im Taschenformat, als Plattform und Schnittstelle für den derzeit wohl innovativsten Allergietest, den die Medizin unserer Tage zu bieten hat.

Die Chipdiagnostik

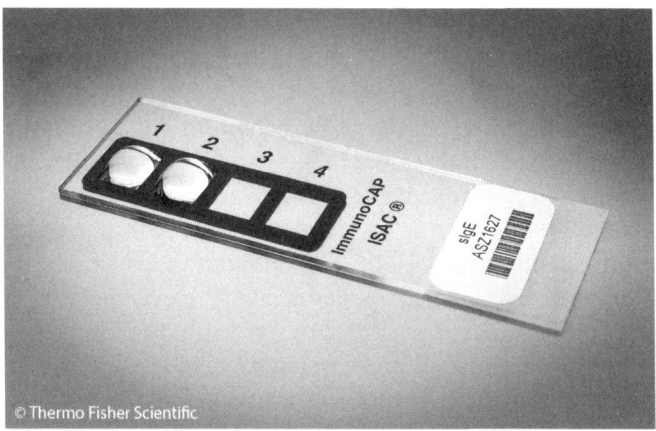

© Thermo Fisher Scientific

Der Allergen-Chip besteht aus einem rechteckigen Glasplättchen,
das 112 einzelne Allergene speichert und diese mit dem Blut des
Patienten abgleicht. Jedes der vier schwarz umrandeten Felder
entspricht einem kompletten Allergietest.

Vor dem Praxiseinsatz benötigt der Chip eine besondere
Präparierung: Er muss zum Speichermedium werden.
Experten müssen eine Bibliothek von Allergenen aufla-
den, eine reichhaltige molekulare Datenbank, die später
verraten wird, ob das Immunsystem eines bestimmten
Menschen übersensibel auf Pollen, Milben, Katzenhaare
oder sonstige Allergieauslöser reagiert. Die Vorbehand-
lung des Chips erinnert ein wenig an einen Science-Fic-
tion-Film, in dem Roboter bereitwillig in den Alltag der
Menschen eingreifen. Man kennt solche Szenen aus dem
Kino: weitläufige Räume in blassen, unterkühlten Farben, in denen metallene Maschinen surrend monotone
Bewegungen vollführen und mit ausladenden, bizarr ver-
renkten Greifarmen geduldig die ihnen aufgetragenen
Tätigkeiten verrichten. Genau so funktioniert im Grunde
die Programmierung des Allergen-Chips: Auf Schienen

fährt eine Apparatur an Batterien von Glasplättchen vorbei, schwenkt einen Arm darüber, senkt ihn zielsicher herab und beginnt, in einem wilden Stakkato darauf einzuhämmern. Was hier geschieht, lässt sich am ehesten mit einem Nadeldrucker vergleichen: Feinste Nadeln scheinen den Glaschip regelrecht zu perforieren. »Spotten« heißt das in der Fachsprache. Der Roboter stanzt punktförmig – als »Spots« – jede Menge Allergenmoleküle in die Glasplatte. Anschließend werden diese Moleküle auf dem mit Kunststoff überzogenen Glas fixiert.

Es ist eine fast unvorstellbare Präzisionsarbeit, die fachgerecht erledigt sein muss, damit solche Chips, die mittlerweile von verschiedenen internationalen Herstellern angeboten werden, dem Patienten zugutekommen können. Das gebräuchlichste unter den momentan kommerziell verfügbaren Produkten stammt vom schwedischen Unternehmen Thermo Fisher Scientific mit Sitz in Uppsala und Niederlassungen in Freiburg und Wien. Das Patent heißt »ImmunoCAP ISAC« und speichert 112 einzelne Allergene – und zwar mal vier: Auf jedem Glasplättchen befinden sich vier schwarz umrandete Felder, von denen jedes einem kompletten Allergietest entspricht. Damit können vier Patienten in einem Durchgang getestet werden. Das ergibt gerade mal rund einen Quadratzentimeter pro Test, und auf diese Fläche müssen die 112 Allergene so gespottet werden, dass sie sauber voneinander getrennt sind. Andernfalls wären keine klaren Testergebnisse für jede einzelne Substanz und Person möglich.

Sobald der Chip »gespottet« wurde, ist er bereit für den Einsatz: für die Konfrontation mit dem Blutserum eines möglichen Allergikers. Konsultiert nun ein Patient einen Facharzt, um einen Allergietest durchführen zu lassen, piekst der Mediziner den Patienten in den Finger oder in eine Vene, entnimmt wenige Tröpfchen Blut und leitet sie zur Analyse weiter. Das aufbereitete Blutserum wird anschließend mit einer Pipette auf den Chip geträufelt: Ein einziger Tropfen Serum benetzt dabei das winzige Testfeld sogleich komplett.

Um im nächsten Schritt zu eruieren, worunter eine bestimmte Person leidet, wird jenes Prinzip genutzt, das in den vorigen Kapiteln immer wieder Thema war und das ein Eckpfeiler allergischer Erkrankungen überhaupt ist: Wenn das Immunsystem an sich harmlose Substanzen aus der Umwelt für bedrohlich hält, entsendet es Antikörper gegen die vermeintlichen Außenfeinde: Immunglobuline der Klasse E, kurz IgE. Dieser eigentlich sinnlosen Reaktion, die zu äußerst unangenehmen Symptomen führen kann, lässt sich zumindest eine positive Seite abgewinnen: Sie kann für diagnostische Zwecke ausgebeutet werden. Konkret bedeutet dies: Ist jemand zum Allergiker prädestiniert, reagieren seine IgE-Antikörper im Blutserum mit den Allergenen, die auf dem Chip gespeichert sind – und zwar nur mit genau jenen Molekülen auf dem Chip, auf die das Immunsystem wirklich reagiert. Man hat also auf einen Schlag einen Test auf 112 verschiedene allergene Stoffe absolviert.

Das Ergebnis lässt sich in digitaler Form auf einen Computerbildschirm übertragen und ist dadurch, weil grafisch prägnant aufbereitet, auch für den Laien sofort verständlich. Man könnte sich fast an die Oberfläche eines Computerspiels erinnert fühlen: ein dunkler Hintergrund, auf dem kleine Kreise in unterschiedlichen Farben aufleuchten. Jeder dieser Punkte steht für die IgE-Rückmeldung auf ein bestimmtes Allergen, und die Farbe signalisiert auf einen Blick die Intensität der Reaktion. So kann der Arzt seinem Patienten am Monitor plastisch den Schweregrad der übersensiblen Reaktion seines Immunsystems demonstrieren.

Worüber aber ist der Patient jetzt genau im Bilde? Muss er damit rechnen, dass er unweigerlich niesen und schnupfen wird, wenn die identifizierten Allergene auf seine Schleimhäute treffen? Nein, er weiß lediglich, dass sein Immunsystem gegen eines oder auch mehrere der 112 getesteten Moleküle sensibilisiert ist, also zur Entwicklung einer Allergie tendiert. Es geht hier um jenen wichtigen Unterschied zwischen »Sensibilisierung« und »Allergie«, der schon mehrfach Gegenstand unserer Betrachtungen war: Eine Sensibilisierung ist die Vorstufe zur Allergie und ein Zeichen dafür, dass die Körperabwehr in Alarmbereitschaft versetzt wurde. Manifeste Symptome sind damit noch nicht notgedrungen verbunden. Erst in einem nächsten Schritt – wann und wodurch auch immer dieser gesetzt wird – drängt sich die konkrete Krankheit an die Oberfläche: nach wiederholtem Kontakt zu einem bestimmten Allergen.

Man könnte nun die Frage aufwerfen, was dieses Wissen eigentlich bringt. Was nützt ein Test, der bloß auf eine latente Neigung hinweist, aber wenig darüber aussagt, ob man tatsächlich erkrankt ist oder nicht? Er nützt sehr viel, und zwar aus ganz verschiedenen Gründen und in mannigfaltiger Hinsicht.

Der Allergietest, ein digitales Kunstwerk

Erstens erlaubt die Anwendung des Chips eine Umkehrung der Testreihenfolge. Auch bisher hatte man schon den Blutspiegel der IgE-Antikörper bestimmen können, allerdings war dies eher eine flankierende Diagnose, eine Abrundung und Ergänzung der üblichen Prick-Tests, bei denen Allergene in die Haut geritzt und die Reaktionen darauf geprüft werden. Immunglobuline der Kategorie E sind bereits seit 1966 bekannt. Bald darauf entwickelten Forscher Standardtests, die bis heute gebräuchlich sind. Damit lässt sich Aufschluss darüber erlangen, wie hoch die Konzentration der im Blut zirkulierenden Antikörper ist, wobei ein hoher Wert auf eine starke Neigung zu allergischen Reaktionen hindeutet. Manche Patienten haben erschreckend hohe Werte, mitunter Faktor 100 über der Norm. Allerdings: Es handelt sich um allgemeine, eher undifferenzierte Bestimmungen des IgE-Spiegels, eine sogenannte unspezifische Analyse. Es gibt darüber hinaus auch »spezifische« IgE-Laboruntersuchungen wie RAST (Radio Allergo Sorbent Test), doch auch sie liefern vorwiegend Richtwerte.

Ein Chip-Screening dagegen folgt einem ganz anderen Modus. Es unterscheidet nicht nur zwischen Proteingruppen, sondern sogar zwischen einzelnen Allergenen. Und die sind nahezu unvorstellbar klein: Solch ein Einzelallergen bringt oft nicht mehr als ein Nanogramm auf die Waage – ein Milliardstel Gramm. Je nach Hersteller und Modell finden Hunderte Allergiekomponenten auf solch einem Chip Platz, die, sobald mit dem Blut eines Patienten in Berührung gebracht, parallel zueinander ausgelesen und analysiert werden können. Beim bereits erwähnten Patent ISAC (Immuno Solid-phase Allergen Chip) dauert die Auswertung der 112 Moleküle aus mehr als 50 Proteinfamilien gerade vier Stunden. Zudem werden die Resultate – also das Ergebnis der Reaktion von IgE-Antikörpern mit den Molekülen auf dem Chip – auf der Oberfläche des Glasplättchens fixiert und konserviert. Das bedeutet, dass man den Test jederzeit wiederholen kann, was zum Beispiel dann gefragt sein kann, wenn im Rahmen wissenschaftlicher Studien große Datensätze von Personen überprüft werden sollen.

Der Patient hält am Ende einen Analysebogen in Händen, der acht dicht bedruckte A4-Seiten umfasst. Weil sich dadurch nicht nur er selbst, sondern auch mancher Arzt vom Datenwust förmlich erschlagen fühlen könnte, bedürfe es zur Interpretation eigens geschulten Personals, wie Peter Hallmann erklärt. Hallmann ist Facharzt für Hals-, Nasen- und Ohrenheilkunde in Wien und Mitgründer des Testzentrums AllergyCare, das solche Chiptests seit einigen Jahren anbietet – für lokale Patienten, aber auch für internationale Kunden. So schicken Kliniken aus Italien, Deutschland und teils sogar aus Amerika Chips zur Laborauswertung nach Wien. Bei fachgerechter Beurteilung der Testergebnisse sei der Erkenntnisgewinn beeindruckend, schwärmt Hallmann.

Denn man weiß nun bis auf Molekülebene genau, wogegen eine bestimmte Person sensibilisiert ist: Ist es nur die Birke? Oder auch das Hundszahngras? Kommt vielleicht ein Schimmelpilz hinzu? Und welcher genau? Spielt Beifuß eine Rolle? Reizt die Katze die Schleimhäute? Welche Proteine sind ursächlich? Welche bedingen indes eine Kreuzreaktion? Und wie heftig reagiert der Patient worauf? Auch dies lässt sich aus den Daten lesen: Ein langer roter Balken neben dem jeweiligen Allergen signalisiert eine sehr starke Immunantwort, ein kürzerer, orange eingefärbter eine schwächere, gelb steht für relativ milde (siehe Allergietest auf der folgenden Seite).

Dieses Detailwissen bildet eine solide Grundlage für den nächsten Testschritt. Man muss jetzt nur noch jene allergenen Stoffe in die Haut ritzen, die der Chip als relevant ausgewiesen hat. Hat der Patient hingegen auf ein bestimmtes Allergen erst gar nicht angesprochen, kann man sich einen Hauttest eigentlich sparen – wenn nicht einmal eine Sensibilisierung vorliegt, ist eine allergische Reaktion hochgradig unwahrscheinlich. Letztlich bedeutet dies eine drastische Eingrenzung der verdächtigen Stoffe schon im Vorfeld. Statt einem Patienten den Kontakt mit rund zwei Dutzend potenziell allergieauslösenden Substanzen zuzumuten, beschränkt man sich exakt auf jene, die der Chip zuvor als kritisch identifiziert hat.

Das zielgenaue Vorgehen, gleichsam Pipette statt Gießkanne, bietet mehrere Vorzüge im Vergleich zur herkömmlichen Methode. Wer solch einen traditionellen Prick-Test absolviert – fachlich korrekt »Skin Prick Test« oder knapp SPT genannt –, konfrontiert seinen Organis-

Das Täterprofil: So sieht ein Allergietest auf der Basis von Chipdiagnostik aus

1. Zusammenfassung der positiven, allergen-spezifischen IgE-Testergebnisse

Vorwiegend spezies-spezifische Aer-Allergenkomponenten

Gräserpollen

Hundzahngras	nCyn d 1	Gras Gruppe 1	0,3 ISU-E	▬▬▬
Lieschgras	rPhi p 1	Gras Gruppe 1	2,27 ISU-E	▬▬
	rPhi p 2	Gras Gruppe 2/3	0,55 ISU-E	▪

Baumpollen

| Birke | rBet v 1 | Pr-10 Protein | 100 ISU-E | ▬▬▬▬▬ |

Kräuterpollen

| Gemeiner Beifuß | nArt v 1 | Defensin-ähnliches Protein | 1,24 ISU-E | ▬▬ |

Tiere

| Katze | rFel d 1 | Uteroglobin | 1,77 ISU-E | ▬▬ |

Schimmel

| A. alternata | rAlt a 1 | Saures Glykoprotein | 4,68 ISU-E | ▬▬▬ |
| A. furmigabus | rAsp f6 | Mn Superoxid Dismutase | 0,32 ISU-E | ▪ |

Die Tabelle zeigt einen kleinen Auszug aus dem Ergebnis eines molekularen Allergietests. Neben der Bezeichnung der Allergiequellen (linke Spalte) findet sich eine detaillierte Auflistung der konkreten Proteinmoleküle. Die Länge der Balken rechts zeigt die Intensität der allergischen Reaktion des Patienten an. Im Original sind die Balken außerdem verschieden eingefärbt: je dunkler der Farbton, desto heftiger die Reaktion. Solch ein Allergietest umfasst mehrere dicht bedruckte A4-Blätter.

mus zwangsläufig mit Allergieauslösern. Anders ginge es auch gar nicht: Der Arzt will ja wissen, worauf sein Patient reagiert, und so simuliert er unter kontrollierten Bedingungen, was sonst im Alltag auf natürlichem Wege geschieht. Er provoziert gezielt eine allergische Reaktion auf Pollen der Birke, der Hasel oder der Süßgräser, und die Haut ist die Schnittstelle, um Substanz für Substanz zu prüfen. Fällt der Test auf eine bestimmte Substanz positiv aus, bilden sich an jenen Hautarealen, auf die das entsprechende Allergen geträufelt wurde, gerötete Stellen, Bläschen und Quaddeln.

Vor allem bei Kleinkindern enden solch konventionelle Allergietests oft in wahren Dramen, begleitet von Geschrei und Weinen, berichtet Hallmann. Nicht nur würden das Ritzen der Haut und das Jucken der Allergene Unwohlsein oder gar Schmerzen nach sich ziehen. Bei kleinen Kindern sei nicht mal genug Platz auf den Unterarmen, um all die potenziellen Schadstoffe aufzutragen. So müsse der Arzt den Rücken der Kinder spicken, um den Test überhaupt durchführen zu können. Diese Tortur sei nun Geschichte, wenn man eine Chipdiagnostik voranstellt: Dann könne man das »Pricken« auf jene Allergene reduzieren, die der Chip zuvor im Labor ausgespuckt hat.

Forscher wie auch medizinische Praktiker halten die Chipdiagnostik aber auch noch aus einigen weiteren Gründen für zukunftsträchtig. Um die Ursachen dafür nachvollziehen zu können, muss man sich ein wenig mit der wissenschaftlichen Basis von Allergietests auseinandersetzen – und die neuen molekularen Methoden den klassischen Verfahren gegenüberstellen.

Ein bunter Cocktail aus der Natur

Die Idee, mittels Hautreaktionen Krankheiten festzustellen, ist mehr als ein Jahrhundert alt. Damals, im Jahr 1907, erfand der geniale Wiener Kinderarzt Clemens von Pirquet einen solchen Test (siehe Kapitel »Die Leidensgeschichte«). Pirquet interessierte sich zwar für die Tuberkulose, aber das Grundprinzip ist durchaus auf die Allergiediagnostik übertragbar: Wenn sich der Organismus gegen Krankheitserreger oder Fremdkörper wehrt, kann sich dies in Form von Quaddeln, Pusteln oder Rötungen äußern. Dieser Maxime folgt auch der Prick-Test, das bisher mit Abstand wichtigste Diagnosewerkzeug der Allergologen.

Doch was genau geschieht dabei eigentlich? Beziehungsweise: Was im Detail bekommt der Patient auf die Haut getropft? Es sind, überspitzt ausgedrückt, Allergene, die vom Baum geschüttelt werden. Ganz so banal ist die Sache freilich nicht, aber es handelt sich um sogenannte native Substanzen: um Pollen, Bestandteile von Tierhaaren, Schimmelpilzen oder Nahrungsmitteln sowie andere Allergieauslöser, die man aus natürlichen Quellen wie Pflanzen gewinnt. Diese werden anschließend mithilfe von aufwendigen Verfahren wie der Gefriertrocknung zu Extrakten verarbeitet und schließlich für die Tests bereitgestellt.

In diesen Extrakten ist zwangsläufig alles Mögliche enthalten: nicht nur die Hauptallergene, die man eigentlich testen möchte, sondern auch verschiedene Nebenallergene wie die sogenannten Profiline. Außerdem beinhalten native Extrakte noch weitere Proteine, Fett- und Zuckerverbindungen sowie allerlei sonstige nicht allergene Stoffe, wie sie eben in der Natur vorkommen. Dieses bunte, diffuse Gemisch mag überraschen: Gemeinhin stellt man sich medizinische Produkte als streng genormte, standardisierte Substanzen vor und geht davon aus, dass jedes Fläschchen und jede Ampulle stets dieselben Ingredienzen beinhalten. Bei herkömmlichen Allergiepräparaten trifft dies aber nicht hundertprozentig zu: Die Natur lässt sich nicht in ein Korsett pressen, und deshalb können auch all die Extrakte niemals zur Gänze identisch sein. So kann der Allergengehalt stark schwanken, ebenso die Allergenität der enthaltenen Proteine und der Anteil sonstiger Zusatzstoffe. Außerdem können bestimmte Eiweiße fehlen, die man im Test eigentlich berücksichtigen möchte.

Aus diesen Gründen sind auch die Produkte unterschiedlicher Hersteller kaum vergleichbar: Die Zusammensetzung variiert von Marke zu Marke – mitunter sogar erheblich. Das betrifft nicht nur Extrakte, die zur Testung von Allergien gedacht sind, sondern auch jene zur Behandlung. Ein Birkenpollentherapeutikum des Herstellers A muss also keineswegs vollends einem für denselben Zweck geeigneten Produkt des Herstellers B entsprechen. Die Ärzte wissen natürlich um die Abweichungen zwischen den Produkten – und gleichen das Problem im Regelfall durch ihren Erfahrungsschatz aus. Es zeichnet sich bereits ab, dass all die traditionellen Präparate aufgrund ihrer diffusen Zusammensetzung eines Tages nicht mehr den immer strengeren Normen für medizinische Präparate entsprechen werden und daher vom Markt genommen werden müssen. Die Forschung an gänzlich neuen Diagnostika und Therapeutika ist schon alleine deshalb keine Fleißaufgabe übereifriger Wissenschaftler, sondern schlicht auch eine praktische Notwendigkeit.

Die molekularen Methoden unterscheiden sich erheblich von jenen, die auf nativen Substanzen beruhen. Was allerdings bedeutet »molekular« in diesem Zusammenhang überhaupt? Ein Molekül ist zunächst der kleinste Baustein der Biologie (sieht man einmal von der Welt der Elementarteilchen ab). Im Hinblick auf Allergien tritt diese kleinste Einheit in Gestalt eines Proteins auf. Ein einzelnes Protein ist es demnach, das für eine bestimmte allergische Reaktion die Hauptverantwortung trägt. Ziel der Molekularbiologie ist es daher, in diesen Mikrokosmos vorzudringen und den jeweiligen Übeltäter dingfest zu machen. Man will also nicht in der kompletten, unscharfen Wolke der Zutaten eines Allergens herumstochern, sondern ganz konkret ein singuläres Molekül identifizieren. Solch einen Einzeltäter nennt man auch eine »Komponente«, weshalb molekulare Untersuchungsmethoden unter dem Begriff »Komponenten-Diagnostik« geläufig sind.

Ermöglicht hat diese Feinarbeit vor allem der Fortschritt in der Gentechnik. Über die Jahre ist es gelungen, immer tiefer in kleinstmolekulare Strukturen vorzudringen. Man kann die winzigen Gebilde im Labor auch dreidimensional nachbauen, zum Beispiel durch Klonen. Zusammen mit weiteren Spezialverfahren gelangt man zu »rekombinanten« Allergenen: zu genetisch hergestellten Kopien, die einander zur Gänze gleichen. Anders als native Allergene können diese Kopien in stets konstanter Beschaffenheit und beliebiger Zahl reproduziert werden, wodurch man auch über eine verlässliche Grundlage für die Tests verfügt (und auch für neue Therapieansätze; darauf kommen wir im nächsten Kapitel).

Zunächst ging es also vor allem darum, mit den Werkzeugen der DNA-Technologie möglichst viele Allergieauslöser zu finden und zu registrieren, quasi eine Kartei all der Übeltäter anzulegen. Über die Jahre ist der molekulare Allergenkatalog dadurch gewaltig angewachsen. Hatte man in der Frühzeit der Genforschung gerade ein paar Dutzend Proteine erfasst, waren es 2013 bereits gut 3000. Um die Übersicht zu gewährleisten, existieren inzwischen eigene Internetverzeichnisse, in denen all diese Allergene penibel aufgelistet sind (etwa www.allergome. org oder www.allergen.org).

Beim Ordnen und Sortieren der Moleküle stützt sich die Wissenschaft auf das System der klassischen Taxonomie, die einst der Schwede Carl von Linné skizziert hatte: Jeder Begriff setzt sich aus einer Gattungs- und einer Artbezeichnung zusammen, und damit lässt sich die gesamte lebendige Welt erfassen. So wie *Homo sapiens* den modernen Menschen bezeichnet, steht zum Beispiel *Betula verrucosa* (beziehungsweise *Betula pendula*) für jene Birkenart, der bei uns die größte Bedeutung für allergische Erkrankungen zukommt. *Phleum pratense* wiederum ist der offizielle Terminus für das Wiesen-Lieschgras. Weil in der Wissenschaft gerne knackig abgekürzt wird, weiß jeder Allergologe schon angesichts der Buchstabenkombinationen »Bet v« und »Phl p«, wovon die Rede ist. (Und wer zu Hause einen Allergietest archiviert hat, hat jetzt auch gelernt, was die mysteriösen Kürzel in seinem Befund bedeuten.) Letztlich werden die Allergene noch mit einer Zahl versehen, und zwar »in order of appearance«: in der Reihenfolge ihrer Entdeckung. »Phl p 1« ist demnach das erste identifizierte Allergiemolekül des Lieschgrases.

Was hat nun der Patient von diesem Exkurs in die Molekularbiologie? Eine ganze Menge, denn diese extrem detaillierte Erfassung von Allergieauslösern wirkt sich in hohem Maß auf seine persönliche Diagnose aus – und in weiterer Folge auf die danach bemessene Therapie.

Mit den standardisierten Molekülen lassen sich zunächst die Testchips bestücken. Entscheidend für den Patienten ist in erster Linie, dass aufgrund der sorgfältigen Aufgliederung in lauter einzelne Moleküle präzise zwischen Haupt- und Nebenallergenen unterschieden werden kann. Unter einem Haupt- oder Majorallergen versteht man ein Protein, auf das mehr als 50 Prozent aller Patienten reagieren. Bei der Birke beispielsweise ist dies »Bet v 1«. Die Differenzierung ist deshalb so wichtig, weil man ja den zentralen Auslöser für die allergische Neigung eruieren und anschließend genau diesen therapeutisch bekämpfen will. Sieht man sich indes einer wirren Mixtur nicht sauber getrennter erst- und nachrangiger Faktoren gegenüber, wird es schwieriger, auf den Kern des Problems zu zielen.

Hinzu kommt, dass längst nicht alle Allergenmoleküle gleichermaßen bedrohlich sind. Entsprechend bedeutsam ist es herauszufinden, vor welchen man sich wirklich hüten und welche man nicht so ernst nehmen muss. Dieses Wissen kann die molekulare Methode liefern. Zwei Beispiele: Ein Apfel kann Allergiker auf unterschiedliche Weise belasten. Zum einen geschieht dies sehr häufig im

Wege einer Kreuzreaktion: einer sogenannten pollen-assoziierten Nahrungsmittelallergie. Weil Schlüsselstellen in Birken- und Apfelproteinen ähnlich sind – die Epitope, an welche IgE-Antikörper binden –, spüren viele Pollenallergiker beim Verzehr eines Apfels ein Kribbeln im Mund (siehe Übersicht zum Thema Kreuzallergien). Das mag lästig sein, ist aber im Wesentlichen harmlos. Verantwortlich für die lokale Immunantwort im Rachen ist, wie wir heute wissen, das Apfelprotein »Mal d 1«. Ein herzhafter Biss in einen Apfel kann aber auch schwerste allergische Reaktionen hervorrufen – nämlich dann, wenn man auf das Protein »Mal d 3« anspricht. Selbe Frucht, selbe Proteingruppe, dramatisch verschiedene Folgen. Einmal eine relativ vernachlässigbare Kreuzreaktion, einmal eine »echte« Allergie.

Zweites Beispiel: Allergien auf Erdnüsse sind besonders gefürchtet, weil sie tödlich verlaufen können. Denn im schlimmsten Fall droht ein anaphylaktischer Schock. Doch bei der Erdnuss verhält es sich nicht anders als beim Apfel: Es gibt nicht nur ein einziges Protein, das man verträgt oder nicht, es ist keine binäre Alles-oder-Nichts-Situation. In Erdnüssen stecken viele verschiedene Proteinmoleküle, darunter »Ara h 2« und »Ara h 8«. Ersteres ist ein sogenanntes genuines Allergen – eines, das wirklich gravierende Symptome auslöst, mit im Einzelfall tödlichen Konsequenzen. Das zweite führt bloß zu Kreuzreaktionen, also vergleichsweise harmlosen Begleiterscheinungen einer tatsächlichen Allergie – und beschert einem bestenfalls milde lokale Unannehmlichkeiten.

Im Alltag kann die Unterscheidung zwischen den Molekülen aus noch einem weiteren Grund wichtig sein: Oft liest man, Lebensmittel seien für Allergiker nur im Rohzustand bedenklich. Wenn man sie hingegen koche, würden die kritischen Proteine zerstört, und man könne sie bedenkenlos konsumieren. Dies ist richtig und falsch zugleich. Wer sich grundsätzlich auf der sicheren Seite wähnt, sofern er ein Stück Obst vor dem Verzehr in die Mikrowelle steckt, kann sich teuflisch irren. Denn es kommt, wieder einmal, darauf an, um welche Proteine im Detail es sich handelt. Das Tückische ist, dass nur manche hitzelabil sind und das Erwärmen daher nicht überstehen (ebenso, wie nur manche nicht mit Magensäften zurechtkommen, andere hingegen schon). Am Beispiel der Erdnuss: »Ara h 2« ist hitzeresistent, »Ara h 8« nicht. Ersteres büßt damit nichts von seiner Gefährlichkeit ein, wenn man die Erdnüsse erhitzt. Erst die Molekularbiologie erlaubt es, solche feinen, aber ent-

Die Risikoprofile – von harmlos bis lebensgefährlich

Nahrungsmittel beinhalten viele verschiedene Allergene. Manche sind harmlos, einige unter Umständen lebensgefährlich. Eine genaue Kenntnis der molekularen Strukturen ist entscheidend. Die Tabelle zeigt einige Beispiele.

Nahrungsmittel	Allergene Moleküle mit hohem Risiko*)	Allergene Moleküle mit geringerem Risiko**)
Apfel	Mal d 3	Mal d 1
Erdnuss	Ara h 1, Ara h 2, Ara h 3, Ara h 9	Ara h 8
Soja	Gly m 5, Gly m 6	Gly m 4

 *) Allergene, die hitze- und säurerestabil sind und deshalb als Risikomarker gelten. Sie können schwere allergische Symptome hervorrufen.

**) Allergene, die hitze- und säurelabil sind, meist nur lokale Reaktionen verursachen und in gekochtem Zustand keine Beschwerden bereiten. Oft handelt es sich um Kreuzallergene: »Mal d 1« im Apfel und »Gly m 4« in Soja sind etwa mit dem Birkenpollenprotein »Bet v 1« verwandt.

scheidenden – und unter Umständen lebensrettenden – Unterschiede zwischen einzelnen Proteinen zuverlässig herauszuarbeiten.

Trotz all dieser Meriten ist die molekulare Diagnostik nicht für alle Betroffenen in gleichem Maße hilfreich. Oder anders gesagt: Es gibt Patientengruppen, die ganz besonders davon profitieren.

Licht in den Dschungel der Auslöser

Wer lediglich gegen ein oder vielleicht zwei verbreitete Allergene sensibilisiert ist, hat es relativ gut: Er hat klare Symptome zu bestimmten Jahreszeiten, und es wird nicht allzu kompliziert sein, die Ursache dafür auszumachen – auch ohne moderne Hightech. Doch dieser Fall wird zusehends zur Ausnahme: Immer mehr Menschen sind »polysensibilisiert«. Das heißt, sie reagieren auf eine ganze Reihe von Reizstoffen zugleich. Die Wirkung von ein paar Majorallergenen wird dabei oft zusätzlich durch allerlei Kreuzreaktionen potenziert. Das kann ein wildes, unklares Durcheinander von Beschwerden ergeben, ohne klare zeitliche und räumliche Abgrenzung. Manche Allergene interagieren womöglich noch untereinander, und in diesem Chaos gestaltet es sich entsprechend schwierig, rasch auf die eigentliche Wurzel des Problems zu stoßen.

Gerade bei solchen Patienten, die von vielen Allergien betroffen sind, kann die molekulare Analytik entscheidend dazu beitragen, Haupt- von Nebenfronten zu separieren und all die potenziellen Auslöser quasi scheibchenweise unter die Lupe zu nehmen: mithilfe ihres feinen Rasters und eines engmaschigen Filters, dem kein Protein entgeht. So lässt sich Molekül für Molekül begutachten und auf seine Urheberschaft im Hinblick auf allergische Sensibilisierung beurteilen. Einen »immensen Fortschritt« in der Diagnostik nennt dies der *Global*

Atlas of Allergy, ein umfangreiches, rund 400 Seiten starkes Nachschlagewerk über den aktuellen Stand der Allergieforschung.

Doch auch wenn bei einem Patienten bisherige Tests kein überzeugendes Ergebnis erbrachten oder, andererseits, eine unübersichtliche Fülle potenzieller Auslöser zeigten, kann die Chipdiagnostik weiterhelfen. Im ersten Fall dadurch, dass aufgrund der großen Zahl der überprüften Allergene auch solche aufs Radar geraten, die vielleicht seltener sind und in den gängigen Tests nicht berücksichtigt wurden. Und im zweiten Fall neuerlich durch den Umstand, dass die Chipanalytik dank ihrer Präzision den Dschungel lichtet – und zielgerichtet auf genau jene Moleküle fokussiert, die tatsächlich relevant sind, während sie andere, weniger bedeutende, ausscheidet beziehungsweise ihren Einfluss gewichtet und ihrem tatsächlichen Schweregrad nach einschätzt. So kommt es vor, dass sich Menschen bereits über Jahre einer Behandlung – der klassischen Hyposensibilisierung – unterzogen haben, ohne eine wesentliche Verbesserung ihres Gesundheitszustands zu bemerken. Erst anhand einer Chipdiagnostik adaptierte Präparate bewirken mitunter im Anschluss eine Linderung. Studien belegen inzwischen sogar, dass nach der molekularen Analytik an die 50 Prozent aller Therapien geändert oder zumindest angepasst werden, weil sich die Ärzte dadurch ein gründlicheres Bild von der Beschaffenheit der Allergieursachen machen konnten.

Gibt es auch Nachteile? Wie fast immer gibt es solche natürlich, aber im Vergleich zu den Vorzügen sind sie leicht tolerabel. So behaupten manche Ärzte, dass die molekularen Methoden nicht ganz so empfindlich sind wie traditionelle Verfahren – vor allem dann, wenn im Blut einer Person nur geringe Mengen von IgE-Antikörpern kursieren. Weiterhin können natürlich nur jene Allergene geprüft werden, die auf dem Chip gespeichert sind. Außerdem gibt es einen konkreten monetären Nachteil: Der Patient muss diese Tests vorerst selbst bezahlen, die Kassen vergüten sie nicht. Je nach Labor und Anbieter muss er mit etwa 250 bis 400 Euro für eine Chipdiagnose rechnen.

Eigentlich schwer verständlich, findet der AllergyCare-Geschäftsführer Peter Hallmann. Zweifelsohne sei die molekulare Analytik aufwendig und kostspielig – aber gemessen daran, was vielleicht Jahre von Behandlungen verschlingen, die aufgrund unscharfer Diagnosen nicht oder nur teilweise zu den erwünschten Resultaten führen, sei die einmalige Investition allemal sinnvoll, auch im Interesse der nationalen Gesundheitsbudgets. Doch die Kassen seien eben oft behäbig und auch Ärzte nicht immer sonderlich aufgeschlossen, wenn es um die Akzeptanz von Neuerungen gehe, berichtet Hallmann. Viele Kollegen würden sich zwar beeindruckt von der Technologie zeigen, gleichzeitig aber die Ansicht vertreten, das übliche Instrumentarium genüge ihnen auch. Die häufigste Begründung dafür laute sinngemäß: Haben wir immer schon so gemacht. Die Rückmeldungen von Patientenseite seien dagegen wesentlich enthusiastischer: spätestens dann, wenn die Chipdiagnostik zur Basis für eine erfolgreiche Therapie geworden ist.

Bevor es so weit kommen kann, ist jedoch erst der althergebrachte (Skin) Prick-Test am Zug, der ebenfalls Aufschluss darüber geben soll, ob die jeweilige Person gegenüber einem Allergen sensibilisiert ist. Bei diesem Hauttest wird nicht mehr mit Blutproben im Labor hantiert, sondern direkt an der Körperoberfläche des Menschen ermittelt. Wenn sich nun Quaddeln und Rötungen bilden, hat man eine Art Gegenprobe zur molekularen Diagnose, eine zusätzliche Bestätigung der zuvor bereits erhobenen Werte.

Der Prick-Test erfolgt im Grunde wie eh und je, nur ist eben die Datenbasis dafür dank der Chipdiagnostik hochpräzise und gut geordnet. Der Patient nimmt am Behandlungstisch Platz und legt die Unterarme mit der Beugeseite nach oben auf die Tischplatte. Der Doktor träufelt nach und nach die Tropfen einer wässrigen Lösung auf die Haut, stets in hübschem Respektabstand zueinander. Dies sind die Allergenextrakte, die nun noch ein wenig in die Haut eindringen müssen, damit sich eine eventuelle Reaktion des Immunsystems darauf beobachten lässt. Der Arzt benutzt dafür eine Nadel oder eine Lanzette – eine schmale Stechhilfe – und ritzt die Haut vorsichtig ein. Anschließend gilt es, etwa eine Viertelstunde abzuwarten und zu verfolgen, was geschieht: ob jene Stellen, an denen die Allergentröpfchen aufgetragen wurden, aufquellen und zu jucken beginnen. Falls ja, wissen Arzt und Patient sogleich, was dies zu bedeuten hat: Die Quaddeln signalisieren allergische Reaktionen. Juckt es etwa dort, wo die Haut mit Birkenpollenproteinen benetzt wurde, ist evident, dass man während der Birkenblüte leidige Symptome zu gewärtigen hat.

Denn durch das Eindringen der Extrakte unter die Haut wird eine Immunantwort auf Stoffe provoziert, denen der Mensch auch in freier Natur ausgesetzt ist. Die Allergene, die in die Haut sickern, rufen Mastzellen auf den Plan, deren Oberfläche mit IgE-Antikörpern übersät ist – und beim Test kommt es zum Intermezzo zwischen den beiden Substanzen: Allergen und Antikörper. Nach dem Schlüssel-Schloss-Prinzip klammern sich die Allergene an die Ypsilon-Struktur der IgE-Antikörper, was die Mastzellen veranlasst, Histamin auszuschütten – jenen Botenstoff, der für die allergischen Entzündungen verantwortlich ist. Längstens zwei Stunden nach dem Test sollten die Symptome in den allermeisten Fällen jedoch wieder abgeklungen sein, und der Arzt kann nun überlegen, nach welchen Kriterien er die folgende Therapie zusammenzustellen hat.

Es steht noch eine ganze Reihe weiterer Hauttests zur

Verfügung, die aber, verglichen mit dem Stellenwert des Prick-Tests, von nachrangiger Bedeutung sind. Beim Intrakutantest beispielsweise werden Allergene in stark verdünnter Form unter die Oberhaut injiziert. Gemessen wird dabei ebenfalls die Antwort des Immunsystems auf die Konfrontation mit den Reizstoffen. Der Scratch- oder Kratztest wiederum dient dazu, zum Beispiel die Reaktion auf Tierhaare oder auf Nahrungsmittel zu prüfen. Ein kleines Hautareal wird dabei zuerst durch vorsichtiges Scheuern ein wenig aufgeraut. Dann legt man die verdächtigen Substanzen darauf und beobachtet, ob Hautveränderungen auftreten.

Darüber hinaus umfasst das diagnostische Repertoire der Ärzteschaft sogenannte Provokationstests: Diese registrieren nicht bloß ein allgemeines Überschießen der Abwehr, sondern konzentrieren sich auf genau jene Körperregionen, die in der Praxis tatsächlich besonders intensiv mit allergenen Proteinen in Berührung kommen: etwa die Nasenschleimhäute, die Bindehaut der Augen oder auch die Bronchien. So kann man eine Allergenlösung in eines der Nasenlöcher sprühen, in ein Auge träufeln oder – nach starker Verdünnung – den Patienten einatmen lassen, um die Atemwege damit zu belasten. Es geht hier also immer um eine ganz direkte Konfrontation der am häufigsten betroffenen Körperstellen mit den im Alltag relevanten Allergenen. Provokationstests besitzen deshalb ziemlich unmittelbare Beweiskraft und messen nicht nur eine Sensibilisierung, sondern eine konkrete allergische Reaktion. Allerdings sind sie aufwendig, bis zu einem gewissen Grad riskant und werden daher relativ selten angewandt.

Eine Sonderform der Allergiescreenings stellt der Patch-Test dar. Damit bezwecken Ärzte eine Überprüfung auf Kontaktallergien, zum Beispiel gegen Metalle wie Nickel. Der Patient bekommt dabei das Allergen mittels Pflaster auf den Rücken geklebt und muss es dort für ungefähr zwei Tage belassen, bevor die Reaktion des Körpers begutachtet wird. Denn Kontaktallergien können stark zeitversetzt auftreten, und diesem Umstand trägt der Patch-Test Rechnung. Die anderen Tests beurteilen dagegen die unmittelbar einsetzenden Soforttyp- oder Typ-I-Allergien.

Doch welchen Test auch immer ein Arzt für angebracht und sinnvoll hält – stets geht es um die möglichst penible Erfassung einer Immunreaktion auf Eiweißstoffe, heutzutage idealerweise unterstützt von einer molekularen IgE-Analyse, welche die Zahl der verdächtigen Substanzen schon im Vorfeld konkret definieren und auf eine überschaubare Menge eingrenzen kann. Niemals außer Acht lassen sollte man allerdings noch einen weiteren Parameter – ganz alte Schule, aber nichtsdestotrotz von eminenter Bedeutung: die Anamnese, also ein ausführliches Gespräch zwischen Arzt und Patient, wobei sich der umsichtige Mediziner durch gezielte Fragen an die Spur der Krankheitsursache heftet: Zu welcher Jahreszeit leidet sein Gegenüber besonders? Eher tagsüber oder vor allem nachts? Mehr im Freien oder in geschlossenen Räumen? Leben Haustiere in der Wohnung, stehen dort Zimmerpflanzen? Welche Körperregionen sind am stärksten in Mitleidenschaft gezogen? Sind aus dem Familienkreis weitere Allergiker bekannt? So umfasst ein kluger Allergietest immer ein ganzes Bündel von Maßnahmen, die einander in ihrer Aussagekraft ergänzen – seit Langem bewährte Strategien ebenso wie hochmoderne, die letztlich die Treffsicherheit deutlich steigern können.

Es gibt darüber hinaus allerdings auch Allergietests, deren Nutzen man in zwei schlichten Worten komprimieren kann: Vergessen Sie's.

Im Paradies der Abzocker

Das Internet ist der mit Abstand größte Marktplatz für Scharlatanerie jedweder Art. Quacksalber, Wunderheiler und Abzocker aller Schattierungen lauern hier auf gutgläubige oder verzweifelte Menschen, um deren Vertrauen oder verzweifelte Situation zwecks eigener Bereicherung auszunutzen. Die Medizin eröffnet ein besonders reichhaltiges und lukratives Betätigungsfeld. Das liegt vermutlich daran, dass die Diagnose und Behandlung von Krankheiten eine langwierige und verzwickte Angelegenheit sein kann. Der menschliche Organismus ist keine Maschine, funktioniert nicht wie ein gleichförmig tickendes, zuverlässig berechenbares Uhrwerk. Jeder Mensch ist einzigartig, weshalb sich auch Erkrankungen nicht bei jedem auf hundertprozentig gleiche Weise äußern müssen. Das macht es oft schwierig, ohne Umschweife herauszufinden, was einer Person fehlt. Konkrete Symptome können zudem unklar sein und verschiedenste Ursachen haben, sodass auch Ärzte häufig gezwungen sind, sich Stück für Stück voranzutasten und mitunter im Ausschlussverfahren die Wurzel eines Übels einzugrenzen.

Ganz besonders trifft dies naturgemäß auf komplexe Krankheitsformen zu, und Allergien fallen ohne Zweifel in diese Kategorie. Es ist noch gar nicht lange her, dass die Wissenschaft im Hinblick auf die Auslöser ziemlich im Dunkeln tappte und teilweise selbst verwirrt war angesichts der oft nebulösen Zusammenhänge. Erst in jüngster Vergangenheit wuchs allmählich der Kenntnisstand auf ein Niveau, das eine plausible Erklärung der Hintergründe und Entstehung zulässt. Dennoch kann es für den einzelnen Patienten bis zur richtigen Diagnose und Therapie ein weiter, beschwerlicher Weg sein, und das ist bei entsprechendem Leidensdruck verständlicherweise frustrierend.

Abhilfe versprechen da all jene, die vermeintlich einfache, schnelle Lösungen im Köcher haben: eine exakte Diagnose in ein paar Tagen, noch dazu ganz bequem per Internetversand, indem man zum Beispiel eine Blutprobe einschickt und wenig später, sozusagen im Handumdrehen, ein simples, angeblich erhellendes Testergebnis vorliegen hat. Auch die Ratgeberecken in den Buchläden sind voll von Machwerken, die vor Superlativen sprühen und Blitzdiagnosen verheißen – und natürlich auch gleich die passenden Therapien nach dem Motto: So sind Sie Ihre Allergien in sieben Tagen los.

Grundsätzlich gilt stets der Merksatz: Was zu schön klingt, um wahr zu sein, ist auch selten wahr.

Es wäre ein aussichtsloses Unterfangen, all die obskuren Methoden aufzuzählen, die auf diesem Wege angeboten werden. Ihre Zahl ist schlicht unüberschaubar, das Prinzip aber oft ähnlich: Überweist man einen angemessenen Geldbetrag, bringen die Anbieter eine abstruse Erfindung zum Einsatz, um die ersehnte klare Diagnose zu stellen. Diese wurde zwar wissenschaftlich nie bewiesen, aber das ist ja eben der Clou: Es handelt sich schließlich um exklusives Geheimwissen, das lediglich dem Anbieter der jeweiligen Methode zugänglich ist und sich häufig einem naturwissenschaftlichen Nachweis generell entzieht. Alternativversion: Die etablierte Wissenschaft torpediert die großartige Errungenschaft vorsätzlich, weil die Fachwelt neidisch, korrumpiert, borniert ist.

Beispiel gefällig? Ein österreichischer Anbieter verspricht eine »äußerst schonende und rasche Untersuchung einer großen Zahl von Allergenen«. Wie geruht man zu untersuchen? Et voilá: Mit einem »Biotensor«, der offenbar in wundersamen kommunikativen Austausch mit dem Organismus des Patienten tritt. In welcher Form macht er das? Er fragt den Körper einfach, ob er »die Umkehrung des Frequenzmusters wünscht«. Sollten Sie jetzt leicht skeptisch die Stirn runzeln oder womöglich gar wissen wollen, was, bitte schön, in diesem Zusammenhang ein Frequenzmuster sein soll – zumal ein umgekehrtes –, haben Sie wahrscheinlich noch nicht jene spirituelle Reife erlangt, derer es bedarf, um sich dieses epochalen Tests als würdig zu erweisen.

Es wird aber auch Hokuspokus feilgeboten, der es zu größerer Popularität gebracht hat und als Allheilmittel gegen fast jede Art von Beschwerden angepriesen wird – folgerichtig auch zur Diagnose von Allergien: Bioresonanz, Elektroakupunktur, Irisdiagnostik, Kinesiologie, Pendeln. All die Methoden funktionieren exakt gleich gut: nämlich gar nicht. Warum auch? Wie sollte sich mit ihnen eine hochkomplexe Immunkrankheit nachweisen lassen, deren Wurzeln auf der Ebene von Körperzellen und biochemischen Signalstoffen zu suchen sind?

Umfänglich beworben wird überdies ein höchst umstrittenes System, das sich quasi semiwissenschaftlich präsentiert: Dieses Verfahren gibt vor, Allergien oder Unverträglichkeiten gegenüber Nahrungsmitteln aufspüren zu können (wobei manche Anbieter den Unterschied zwischen den beiden Beschwerdebildern selbst nicht so recht zu kennen scheinen, wie die häufige Vermischung der Begriffe vermuten lässt). Interessanterweise werden hier immerhin Antikörperreaktionen bemüht, um Seriosität zu suggerieren. Allerdings nicht die bei Allergien relevanten IgE-Antikörper, sondern die Klasse IgG. Der Punkt ist nun, dass solche IgG-Antikörper schlicht immer dann entstehen, wenn der Mensch Nahrung zu sich nimmt. Sie sind ein ganz normales Anzeichen dafür, dass man Fremdsubstanzen in Form von Nahrung zu sich genommen hat, und keineswegs ein Krankheitssignal. Ebenso gut könnte man einen gefüllten Magen als Indiz für eine Erkrankung interpretieren – und nicht bloß als Beleg für die Tatsache, dass man gegessen hat.

Das Problem dieser Tests ist allerdings nicht nur, dass man um die 300 Euro für eine Nullaussage bezahlt. Meist erhalten die Patienten auch noch umfangreiche Listen mit Nahrungsmitteln, die sie künftig meiden sollen, um ihre angebliche Allergie zu bekämpfen – was in Extremfällen zu echter Mangelernährung führen kann und damit zu realen gesundheitlichen Folgeerscheinungen. Das Geld spart man also besser. Oder investiert es in einen modernen Chiptest. Damit hat man wenigstens die Gewissheit, eine sinnvolle Grundlage für weitere Hauttests und die folgenden Therapien in die Hände zu bekommen.

Die molekulare Diagnostik könnte in Zukunft noch einen weiteren und völlig neuartigen Behandlungsansatz eröffnen: Man könnte sogar medizinisch eingreifen, bevor eine Allergie überhaupt entsteht. Auf den Hintergrund dafür wurde im ersten Teil dieses Buchs bereits kurz hingewiesen: Gut 50 Prozent der Menschen in westlich orientierten Ländern sind Atopiker, wie Studien jüngeren Datums zeigen. In ihnen schlummert die Neigung zur Allergie, ohne dass sich diese Prägung jedoch bisher in merkbaren Symptomen manifestiert hätte. Es war eine recht überraschende Erkenntnis, dass ein so hoher Anteil der Bevölkerung sensibilisiert ist. Wichtig ist, zuvorderst herauszufinden, warum immer mehr Personen auch tatsächlich krank werden.

Was aber, wenn es gar nicht so weit käme, wenn man intervenieren könnte, bevor sich dieses Problem überhaupt stellt? Wenn man nicht erst eine Krankheit bekämpft, sondern bereits die Neigung dazu im Keim erstickt? Rein theoretisch wäre die molekulare Methode für dieses Unterfangen geeignet: Die detaillierte Analyse von Hunderten einzelner Moleküle würde im Grunde genau dies erlauben: eine exakte Bestimmung jener Proteine, die das Immunsystem als verdächtig abgespeichert hat. Allerdings stellt sich momentan nicht nur die Frage, wie eine präventive Therapie aussehen könnte. Es gilt außerdem, Überlegungen zu erörtern, die eine ethische Ebene berühren: Soll man tatsächlich jemanden Medikamente schlucken lassen, der streng genommen gar nicht – respektive noch nicht – krank ist, sondern bloß das diagnostisch ermittelte Risiko zu einer Krankheit im Leib trägt? Und von dem man nie wissen kann, ob diese Neigung jemals zu einer Allergie wird? Vermutlich wird dies in den kommenden Jahren noch Gegenstand intensiver Debatten in der Fachwelt.

Sicher ist hingegen schon jetzt, dass die Molekularbiologie nicht nur die Diagnostik nachhaltig verändert. Sie ist auch Basis für eine gänzlich neue Form von Therapien. Und nach gegenwärtigem Stand der Forschung ist keineswegs ausgeschlossen, dass damit möglich sein wird, was viele Allergiker bisher nicht einmal zu träumen wagten: eine relativ rasche und zielsichere Auslöschung ihrer Beschwerden.

Die Anti-Allergie-Strategie

In greifbarer Nähe – erste Impfungen gegen Pollen
und Katzenhaare

Der Mann hatte ein klares Ziel vor Augen, und er verfolgte einen sorgfältig durchdachten Plan. Zuerst gewann
er aus dem Blütenstaub von Wiesengräsern einen Extrakt.
Er benutzte dazu destilliertes Wasser, fror das Gemisch
mehrmals ein und taute es wieder auf. Anschließend er-
hitzte er es zehn Minuten lang, füllte es in eine Glasröhre
und versiegelte diese. Dann definierte Leonard Noon eine
Einheit, einen Basiswert für sein Gebräu: »Diese Einheit
ist die Menge von Pollentoxin, die aus einem Tausendstel
Teil eines Milligramms von Graspollen extrahiert werden
kann«, rechnete Noon vor. Er schuf damit die Grundlage
für eine genormte Dosierung seines Pollengifts. 70 Einheiten pro Kubikzentimeter, erklärte er zum Beispiel, ent-
sprächen einer Stärke von 70 auf seiner Skala – und wer
dies ohne Beschwerden vertrage, zeige eine »Resistenz«
von ebenfalls 70.

Ausgestattet mit diesem theoretischen Rüstzeug, schritt
der britische Mediziner zum Experiment. Er verabreichte
einer Gruppe von Patienten alle drei bis vier Tage Injektionen seines Pollenextrakts unter die Haut. Er startete
im Herbst, setzte die Versuche im Winter fort, schloss
Tests im nächsten Frühjahr an. Den Menschen ging es
»rapide« besser, notierte er zufrieden. Penibel dokumentierte er den gesamten Verlauf der Behandlung. Er zeich-
nete Tabellen, beschriftete sie mit römischen Ziffern, trug

Monate, Tage und Dosierungen ein, die auf seinen »Noon-Units« beruhten, und skizzierte Kurven, die den Therapieerfolg spiegelten.

Es gab auch Rückschläge: nämlich dann, wenn die Dosis zu rasch stieg, zu viele Einheiten in knapper Abfolge gespritzt wurden. Ernsthafte Symptomattacken musste Noon vermelden, die mitunter fast 24 Stunden anhielten. Besser das Intervall zwischen den Injektionen auf 10 bis 14 Tage ausdehnen, schloss er daraus. Bei geringer Wirkstoffmenge sollte hingegen eine Woche Abstand genügen. Letztlich konnte der Forscher ein typisches Muster in der Entwicklung des Befindens seiner Versuchspersonen erkennen: Einer anfänglichen Besserung folgte häufig eine »negative Phase«, die jedoch bald abebbte, einer weiteren deutlichen Linderung des Leidens wich und schließlich in einem Maximum an Erleichterung mündete.

Auch die Fortschritte der Behandlung prüfte der Wissenschaftler experimentell: Er tropfte verdünnten Pollenextrakt in die Augen seiner Patienten, und aus der einsetzenden – oder ausbleibenden – Reaktion leitete er ab, wie ausgeprägt die »Resistenz« mittlerweile war. Insgesamt, so folgerte er, habe die Sensibilität der Patienten messbar abgenommen, die Menschen fühlten sich nach der Kur ohne Zweifel besser. Noon war überzeugt, eine »aktive Immunisierung« herbeigeführt zu haben: eine Schutzimpfung gegen Heuschnupfen, die darauf fußte, seinen Patienten sorgsam berechnete Mengen genau jener Stoffe in kontinuierlich steigender Dosis zuzuführen, die sie zuvor krank gemacht hatten. Ausgerechnet die Giftstoffe der Pflanzen – die Pollentoxine – sollten helfen, und tatsächlich schien der gewagte Plan zu funktionieren.

Toxine im Pollen? Giftextrakte als Impfstoffe, um eine Resistenz zu erwirken? Sollte das eine neue, besonders extravagante Therapieidee sein? Mitnichten: Leonard Noon berichtete über seine Studien im Jahr 1911. Die im renommierten Medizinjournal *The Lancet* abgedruckten Ergebnisse zählen heute zu den Meilensteinen der Allergieforschung. »Prophylactic Inoculation against Hay Fever« betitelte Noon seinen knappen Aufsatz, zu Deutsch eine »vorbeugende Impfung gegen Heufieber«. Der Brite ahnte noch nichts von den winzigen Proteinmolekülen, die Allergien in Wahrheit auslösen, und vermutete stattdessen mysteriöse schädliche Substanzen in den Pollenkörnern. Doch im Prinzip war er auf der absolut richtigen Fährte: Wenn man achtsam vorging, konnte man die Krankheit just mit deren Verursachern bekämpfen und die Symptome eindämmen.

Noon eröffnete seinen Text mit einer präzisen Schilderung des Problems. Er beschrieb einen wiederkehrenden »Katarrh«, der von Gräserpollen herrühre und bestimmte Menschen in den Monaten Mai, Juni und Juli betreffe. Selige Zeiten, könnte man meinen, als die Allergiesaison noch auf wenige Monate im Jahr beschränkt war, während sie heute oft bereits kurz nach dem Jahreswechsel beginnt und bis in den Herbst dauert. Noon erwähnte sogar, dass die Pollentoxine offenbar in der Lage seien, Antikörper zu aktivieren, und dass es vereinzelt Patienten gebe, die ihre Überempfindlichkeit wieder verlören. Wohl deshalb, so seine These, weil sie aus eigener Kraft eine »aktive Immunität« gegen das Gift entwickeln. Andere jedoch, die Mehrheit sogar, würden Saison für Saison eher noch sensibler.

Noons Arbeiten, vielfach gemeinsam mit seinem Kollegen John Freeman durchgeführt, markierten die Geburtsstunde der Immuntherapie gegen Allergien. Später sprach man kaum mehr von einer Impfung, sondern von einer »Desensibilisierung«, änderte aber auch diesen Begriff wieder. Denn das Präfix »De« impliziert die Annahme, dass der Patient mit der Zeit seine Beschwerden zur Gänze loswerden kann, letztlich also eine Heilung denkbar ist. Tatsächlich aber ist nur eine Minderung der

Symptome möglich, ein Herunterregulieren des Leidens – im Optimalfall bis an die Grenze zur subjektiven Wahrnehmbarkeit. So entschied man sich für »Hypo«, das griechische Wort für »unter«. Daher hieß die Therapie fortan »Hyposensibilisierung« und wird auch heute meist so genannt, obwohl die offizielle Bezeichnung »Spezifische Immuntherapie« lautet, kurz SIT. Das Wort »spezifisch« benennt den Umstand, dass sich die angewandten Wirkstoffe gegen konkrete, zuvor per Test identifizierte Allergene richten.

Die Hyposensibilisierung ist nach wie vor die einzig verfügbare kausale, also die Ursachen des Immunleidens bekämpfende Therapie. Alle anderen Medikamente, ob Antihistaminika oder Kortisonpräparate, mildern lediglich die Begleiterscheinungen von Allergien, doch die Wurzel des Übels berühren sie nicht. Die Spezifische Immuntherapie hingegen soll den Körper in kleinen Schritten zur Toleranz erziehen. Er soll sich angewöhnen, Pollen und andere Allergene als vernachlässigbare Einflüsse zu erachten und daher auf Niesen, Nasenrinnen oder Atemnot zu verzichten. Diese Behandlung etablierte sich recht rasch als Standardtherapie, geriet aber trotzdem bald wieder ins Hintertreffen. Denn um die Mitte des vorigen Jahrhunderts kam Kortison auf den Markt, und es erschien wie ein Wundermittel, weil es schwere Symptome scheinbar mühelos auslöschte.

Später gerieten die Hyposensibilisierungs-Injektionen noch dazu aufgrund dramatischer Zwischenfälle in Verruf: In England verstarben Patienten nach der Behandlung von Insektengiftallergien, was eine Art Super-GAU für die Immuntherapie darstellte. Das Problem bestand schlicht darin, dass man damals noch zu wenig Einblick in die hochkomplexen und teils eben gefährlichen Reaktionen des Immunsystems hatte und nicht in der Lage war, die Allergenextrakte so exakt zu berechnen, dass sie schonend und wirksam zugleich waren. So erlitten Men-

schen ausgerechnet durch die Therapie einen anaphylaktischen Schock: Die Behandlung löste also genau das aus,
was sie eigentlich unterbinden sollte.

Im Grunde existiert dieses Risiko bis heute, obwohl
längst nicht mehr solch gravierende Folgen zu befürchten
sind. Wirklich schwere Nebenwirkungen sind inzwischen
zum Glück sehr selten und treten maximal in einem von
10 000 Fällen auf. Denn mit der Zeit erweiterten Wissenschaftler und Ärzte ihren Horizont enorm. Sie studierten
und analysierten die Pollenextrakte, wenn auch nicht mit
der Präzision, welche die moderne Molekularbiologie
erlaubt. Dennoch gelang es, die Hauptallergene vieler
Pflanzen zu bestimmen und dieses Wissen für eine ge-
nauere Komposition der Therapeutika zu nutzen. Man
entwickelte Verfahren zur Reinigung der Extrakte und
sammelte Erfahrungen in Hinblick auf eine optimal wirksame und zugleich gut verträgliche Dosierung. Aus diesen
Erkenntnissen ließen sich Standards ableiten, die behandelnde Ärzte berücksichtigen konnten. Diese befolg-
ten fortan die Richtlinie, mit einer definierten geringen
Wirkstoffmenge – verabreicht zunächst alle ein bis zwei
Wochen – zu beginnen, und dann die Dosis wie auch das
Einnahmeintervall in einem ebenfalls festgelegten Ausmaß zu steigern. Im Abstand von vier bis sechs Wochen
musste der Patient später seinen Arzt konsultieren, und
zwar über einen Zeitraum von drei bis fünf Jahren, um
eine möglichst dauerhafte Wirkung zu erzielen.

Mit der Zeit wuchs das medizinische Regelwerk, und
es wurde nach jeweils jüngsten Einsichten immer wieder adaptiert. Heute ist etwa genau aufgelistet, welche
Medikamente und Instrumente eine Praxis vorrätig haben soll, die Patienten zwecks einer Immuntherapie fre-
quentieren – für den seltenen Fall des Notfalls. Sogar zur
korrekten Applikation der Spritze gibt es eine Anordnung
in schönstem Technokratendeutsch: » 1-ml-Spritze mit
Feingraduierung bis zu 0,01 ml mit einer Injektionsnadel

(Größe Nr. 14–18, kurzer Anschliff, Nadel von ausreichender Länge). «Man bohre die Nadel» streng subkutan in eine abgehobene Hautfalte«, und zwar auf der »Streckseite« eines Oberarms. Nach erfolgter Injektion ist der Patient angehalten, noch eine halbe Stunde auszuharren, damit eine ärztliche Überwachung gewährleistet ist und gleich vor Ort interveniert werden kann, falls es zu unerwünschten Reaktionen kommt.

So folgt zwar das Prinzip der Spezifischen Immuntherapie nach wie vor der Grundidee von Leonard Noon, doch die Extrakte sind viel ausgereifter, und der Therapieverlauf lässt sich deutlich präziser planen als in der Vergangenheit. Was außerdem hinzukam, war eine umfassende, systematische Überprüfung der Wirksamkeit. Denn im Verlauf der 1990er-Jahre beschloss man, den Vorgaben einer »evidenzbasierten Medizin« zu folgen: Ob eine Behandlung ihren Zweck erfüllt, muss seit damals in streng genormten Studien mit möglichst großen Patientenzahlen und unter Placebokontrolle einwandfrei nachgewiesen werden.

Die große Bilanz der Wirksamkeit

Lässt sich damit inzwischen auf Basis harter Fakten sagen, wie gut die Hyposensibilisierung in ihrer gegenwärtigen Form funktioniert? Für den Laien ist es nicht ganz leicht, sich ein überzeugendes Bild zu machen. In den Medien schwärmen Ärzte gerne vom durchschlagenden Erfolg der Antiallergie-Spritzen und berichten von 70 oder 80 Prozent an Patienten, denen heute nachhaltig geholfen werden könne. Wer ausreichend Geduld beweise und sich an die ärztlichen Ratschläge halte, so die Devise, habe beste Aussichten, seinen Zustand erheblich und dauerhaft zu verbessern. Hört man sich hingegen im Bekanntenkreis um, klingen die Einschätzungen oft deutlich ernüchternder. Manch einer erzählt von einer spürbaren Erleichterung, während andere beklagen, all der Aufwand habe rein gar nichts gebracht.

Seit dem Jahr 2014 liegt eine objektive Bilanz der SIT vor. Da publizierte die Deutsche Gesellschaft für Allergologie und klinische Immunologie (DGAKI) eine 60-seitige Leitlinie, für die ein Expertengremium das gesamte bisher verfügbare Studienmaterial auswertete. Die medizinischen Leitlinien verfolgen stets den Zweck, den Wissensstand zu einem bestimmten Thema innerhalb des Fachgebiets zu sichten und daraus unmissverständliche Handlungsanweisungen für die Ärzteschaft zu destillieren. Im konkreten Fall gingen die Autoren Punkt für Punkt die aktuellen Behandlungsmöglichkeiten durch, geordnet nach den wichtigsten Allergieauslösern sowie den einzelnen Ausprägungen der Erkrankung. In weiterer Folge erläuterten sie, was sich über die Wirksamkeit therapeutischer Interventionen sagen lässt, wobei sie auch dem Umstand Rechnung trugen, dass viele verschiedene Pharmahersteller eine Fülle von Präparaten anbieten, deren Inhaltsstoffe erheblich variieren können.

Das Ergebnis der großen Überprüfung der Spritzenkur – der Subkutanen Immuntherapie, abgekürzt SCIT – fiel erstaunlich zwiespältig aus. Während beispielsweise der Nutzen der Injektionen bei erwachsenen Heuschnupfenpatienten, die auf Pollen reagieren, durch zahlreiche Studien »sehr gut« belegt sei, präsentiere sich die Datenlage bei Kindern und Jugendlichen relativ dürr: Hier würden nur wenige Übersichtsarbeiten vorliegen. Bei Asthma wiederum verfüge man über Hinweise auf hinreichende Wirksamkeit zumindest einzelner Präparate. Was Allergien auf Hausstaubmilben betreffe, gebe es bei Erwachsenen zwar einige, bei Kindern jedoch nur wenige kontrollierte Studien, die auf die erhoffte Linderung der Symptomatik hindeuten. Noch einen Tick unklarer stellen sich die Behandlungseffekte bei weiteren Ausprägungen von Allergien dar. Schimmelpilze: kaum Studien. Tierhaarallergien: kleine Arbeiten, teils mit methodischen Mängeln. Atopische Dermatitis: bisher nur moderate und uneinheitliche Therapieeffekte nachgewiesen.

Kurz: Am ehesten dürfen Heuschnupfenpatienten in höherem Alter mit einer Verbesserung ihres Zustands rechnen, wenn sie sich einer Hyposensibilisierung unterziehen. Bei der Behandlung von Allergien auf Baum- und Gräserpollen erreiche die Erfolgsquote immerhin 65 bis 70 Prozent, wie ein Autorenteam des Zentrums für Pathophysiologie, Infektiologie und Immunologie der Medizinischen Universität Wien in einem Fachartikel ausführt. Unter »Erfolg« verstehen die beiden Wissenschaftlerinnen, die den Text verfassten: eine längerfristige Besserung der Symptome, geringeren Medikamentenverbrauch, höhere Lebensqualität, verminderte Reaktion im Allergietest. Die Autorinnen erwähnten zudem die wahren Rekordhalter unter den Therapien: Wer sich Spritzen gegen eine Bienengiftallergie hole, dürfe zu 80 Prozent davon ausgehen, dass ihm künftige Stiche nur noch wenig anhaben können. Bei Wespenallergikern betrage dieser Wert sogar 95 Prozent. Ein wertvoller Hinweis, zumal eine Insektengiftallergie lebensbedrohlich sein kann und eine Behandlung daher besonders sinnvoll erscheint.

Die regelmäßigen Injektionen sind zwar die übliche und bewährte Variante, Allergien zu begegnen, doch die einzige Möglichkeit einer Immunisierung sind sie nicht mehr. Alternativ steht die Sublinguale Immuntherapie, kurz SLIT, zur Verfügung, bei der eine Tablette im Mund zergeht oder der Wirkstoff per Spray unter die Zunge gesprüht wird. Die Autoren des DGAKI-Kompendiums nahmen diese Behandlungsform ebenfalls unter die Lupe. Sie prüften, wie gut deren Wirksamkeit abgesichert ist, und stellten zudem Vergleiche zur Spritzenversion an.

Generell dürfte auch bei der sublingualen Anwendung gelten: Kommt darauf an, wogegen man sie einsetzt.

Heuschnupfen und rinnende Augen, die aus einer Überempfindlichkeit gegen Gräser resultieren, lassen sich damit recht zuverlässig in den Griff bekommen – bei Erwachsenen und in diesem Fall auch bei Kindern, wie bisherige Studien zeigen. Eine Wirkung gegen Baumpollen und Milben ist hingegen nur bei den älteren Jahrgängen hinreichend belegt. Asthmakranke sprechen quer durch die Altersklassen auf die Wirkstoffe an, besonders wenn Gräserpollen an der Atemnot schuld sind.

Und wie fällt nun der direkte Vergleich der beiden Verabreichungsformen aus, die Gegenüberstellung von Injektionen und oraler Einnahme? Viele Patienten dürfte das in besonderem Maß interessieren, weil die Tabletten und Sprays bestechende Vorteile haben: Sie können bequem zu Hause eingenommen werden, man erspart sich die regelmäßige Fahrt zum Arzt sowie die obligate Wartezeit von einer halben Stunde nach der Spritze – und wer Panik vor Nadeln hat, ist überhaupt der ideale Kandidat für die sublinguale Therapie. Außerdem braucht man sich im Urlaub keine Gedanken zu machen: Schließlich kann man die »Schluckimpfung« einfach mitnehmen und die Behandlung fortführen, wo immer man sich gerade aufhält.

So kommen denn auch immer mehr derartige Präparate auf den Markt, zum Beispiel im April 2015 eine Pille, die unter der Zunge zergeht und gegen fünf Typen von Gräserpollen zugleich wirken soll. Die Tablette gilt bereits für Kinder ab einem Alter von fünf Jahren als geeignet. Der Patient startet vier Monate vor Beginn der jeweiligen Pollensaison mit der Einnahme und behält die Therapie über die Sommermonate bei. Kontrollierte Studien an mehr als 2500 Personen zeigten, dass sich bei einer satten Mehrheit nach drei Pollensaisons eine erhebliche Verbesserung des Allgemeinzustands einstellte. In den Sprays wiederum, deren Inhaltsstoffe man vor dem Schlucken für zwei Minuten im Mund behalten muss, damit sie ihre

Wirkung über die Schleimhäute entfalten können, ist beispielsweise eine Mixtur gegen Baum- und mehrere Gräserpollen enthalten.

Die Anwendung solcher Präparate ist sehr praktisch, allerdings ist Disziplin gefragt: Man sollte tunlichst darauf achten, die Tabletten wirklich in der verordneten Frequenz einzunehmen oder das Spray pflichtbewusst jeden Tag aus dem Kühlschrank zu fischen – und zwar mindestens drei Jahre lang, vielleicht auch länger. Sonst kann das Potenzial der Behandlung nicht ausgeschöpft werden. Wer jedoch dranbleibt, darf davon ausgehen, auch mit oralen Medikamenten Chancen auf Erfolg zu haben. Zwar könne man vorerst auf nur wenige große vergleichende Studien zurückgreifen, erklären die DGAKI-Experten, doch die bisherigen Untersuchungen würden eine »klinische Wirksamkeit beider Therapien« zeigen, zumindest bei Erwachsenen.

Insgesamt ist dennoch interessant, dass es zu einer seit wirklich Langem weltweit etablierten Behandlungsform, deren Anfänge bis zum Beginn des 20. Jahrhunderts zurückreichen, relativ wenig konsistentes und durchgängig aussagekräftiges Datenmaterial gibt; dass sie sogar, was harte wissenschaftliche Evidenz anbelangt, auf ziemlich wackeligen Beinen steht. Bemerkenswert außerdem, dass die Spezifische Immuntherapie über Jahrzehnte nicht einmal richtig anerkannt war. Erst 1998, fast 90 Jahre nach den richtungsweisenden Studien von Leonard Noon, akzeptierte die Weltgesundheitsorganisation deren therapeutischen Nutzen – als vermutlich die ersten aussagekräftigen Studien vorlagen, die den strengen Kriterien der evidenzbasierten Medizin genügten.

Verblüffend lange war sogar gänzlich unklar, warum die Spritzenkuren überhaupt wirken. Während gut der Hälfte des Bestehens der Immuntherapie hatte man nicht einmal einen Schimmer von den Hauptschuldigen an allergischen Reaktionen: den Immunglobulinen der

Klasse E. Stattdessen war man auf blanke Empirie angewiesen, auf sorgsames Beobachten von Krankheits- und Genesungsgeschichten. Man erkannte, dass man bei einem gewissen Prozentsatz der Patienten das Immunsystem nach und nach beruhigen konnte, dokumentierte die Behandlungsfortschritte und konnte Aussagen über die Erfolgsraten treffen. Die zugrunde liegenden Mechanismen und die komplexen zellulären Abläufe im Organismus waren aber schlicht unverstanden.

Das hat sich mittlerweile natürlich geändert. Heute können Wissenschaftler sehr genau erklären, auf welchen Pfaden die erhoffte Immunität zustande kommt. Wenn man es genau nimmt, stimmt die gängige Vorstellung von einem langsamen Abbau der Überempfindlichkeit nur bedingt. Zumindest ist sie vereinfacht und nicht ganz vollständig. Gemeinhin denkt man – und so haben wir es weiter oben auch beschrieben –, das Immunsystem würde eine Art Lernprozess durchmachen. Als würde ihm durch das Verabreichen eines Medikaments Schritt für Schritt beigebracht, sich eines Tages geschlagen zu geben und die Harmlosigkeit von Polleneiweißen oder anderen Allergenen anzuerkennen. Dies trifft zwar insofern zu, als die Dosis des Wirkstoffs allmählich gesteigert wird und parallel dazu der Effekt der Behandlung. Aber der eigentliche Ansatzpunkt der Therapie ist komplexer und verläuft über einige Umwege.

Erstens kommen Zellen in die Gänge, die weiter vorne bereits Thema waren – die regulatorischen T-Zellen, deren Job es ist, Entzündungen zu dämpfen. Zweitens wird die Ausschüttung verschiedener Botenstoffe angeregt, welche dieselbe Aufgabe erfüllen. Ein weiteres Resultat der Therapie sollte eine Verschiebung der Immunantwort sein: vom bei Allergien kritischen Th2- zum Th1-System, ein Wechsel, an dem Interferon-gamma beteiligt ist. Dieses Zytokin ist uns in früheren Kapiteln ebenfalls schon begegnet. Schließlich stößt die Behandlung eine

Veränderung der Immunantwort an: eine verstärkte Produktion von Immunglobulinen der Klasse G. Dabei handelt es sich um Antikörper, die eine gesunde und nicht weiter beunruhigende Begleitreaktion des Organismus auf alle möglichen Stoffe verursachen. Es sind dieselben Antikörper, die immer dann entstehen, wenn der Mensch zum Beispiel auch Nahrung zu sich nimmt, weshalb die erwähnten Allergietests auf Lebensmittel, die auf IgG-Antikörpern basieren, keine Aussagekraft besitzen.

Bei der Spezifischen Immuntherapie betätigen sich die IgG-Antikörper gleichsam als Türsteher. Sie stellen sich den Kollegen von der kritischen IgE-Fraktion in den Weg, fangen eintretende Allergene ab und verhindern ein Andocken der Allergene an die mit IgE besetzten Mastzellen – und somit ein Kernproblem: dass die Mastzellen aufgrund dieses Kontakts den Botenstoff Histamin ausschütten können, was wiederum allergische Entzündungen hervorruft. Außerdem reduziert sich die weitere Ankurbelung der IgE-Produktion. Mit diesem Umleiten der Antikörperantwort werden wir uns später noch näher befassen, denn es ist auch ein zentrales Funktionsprinzip der neuen Impfungen gegen Allergien. Das molekulare Umschalten klappt allerdings nicht von heute auf morgen. Man muss es langsam und behutsam initiieren, damit nicht das Gegenteil des erwünschten Effekts eintritt. Deshalb erstreckt sich die Therapie über Jahre, und daher rührt auch das Bild vom sukzessiven »Umerziehen« des Immunsystems.

Die klassische Immuntherapie ist jedenfalls ein mühseliger, langwieriger Prozess, und über das Gelingen entscheidet nicht zuletzt ein Faktor, den Mediziner »Compliance« nennen: das bereitwillige, disziplinierte Mitwirken des Patienten. Doch häufig fehlt es nach einer gewissen Zeit an Durchhaltevermögen – weil sich entweder kein durchschlagender Erfolg einstellt und Frustration die Oberhand gewinnt oder, andererseits, weil bereits eine deutliche Besserung eingetreten, folglich der Leidensdruck geschrumpft ist und der Patient denkt, er habe sein Ziel ohnehin erreicht. Besonders das dritte Jahr sei oft kritisch, wie Peter Hallmann, Facharzt für Hals-, Nasen- und Ohrenheilkunde in Wien, aus Erfahrung weiß: Wer zu diesem Zeitpunkt aufgebe, laufe Gefahr, den langfristigen Therapieerfolg zu gefährden. Daher, so Hallmann: Man möge sich tunlichst dazu durchringen dranzubleiben.

In Bezug auf Erfolgsaussichten und Wirksamkeit der Präparate kommt aber auch ein Umstand zum Tragen, der schon im Zusammenhang mit der Allergiediagnostik Gegenstand der Betrachtungen war: Die eingesetzten Extrakte werden zumeist immer noch aus natürlichen Quellen gewonnen. Im Wesentlichen verarbeiten die Produzenten natürliche Allergene – sie pflücken, überspitzt gesagt, Pollen von Bäumen und Gräsern und mischen daraus Substanzen für Diagnostik und Therapie. Die Folge ist, dass man niemals mit hundertprozentiger Sicherheit angeben kann, was dieser Cocktail enthält. Umwelteinflüsse in der jeweiligen Erntesaison können die konkrete Zusammensetzung der Ingredienzen ebenso beeinflussen wie das Rezept des einzelnen Herstellers, sodass die Erzeugnisse verschiedener Firmen nur sehr bedingt miteinander vergleichbar sind. Etwas plakativ ausgedrückt: Ärzte können nie genau wissen, was sie ihren Patienten verabreichen.

Ein Zuwenig ist dabei ebenso möglich wie ein Zuviel des Guten. »So kann es passieren, dass ein relevantes Allergen fehlt oder dass Extrakte mit Allergenen aus anderen Allergenquellen kontaminiert sind«, führt das Autorinnenduo der Medizinischen Universität Wien aus. Das bedeutet trotz der segensreichen Erfolgsgeschichte der Spezifischen Immuntherapie: Was die Präparate betrifft, zielt man immer noch gewissermaßen mit einer mäßig kalibrierten Schrotflinte auf die Krankheitsursache – und nicht mit einem Präzisionsinstrument.

Eine gewisse Nachschärfung hat immerhin stattgefunden: Das Repertoire der herkömmlichen Extrakte wurde um eine Gruppe von Mitteln ergänzt, die entscheidende Vorteile bieten. Diese Klasse heißt »Allergoide« und soll vor allem die Gefahr minimieren, dass just durch die Therapie allergische Reaktionen oder sogar neue Überempfindlichkeiten angestoßen werden. Allergoide sind chemisch modifizierte Varianten natürlicher Allergene, wobei deren räumliche Struktur teilweise zerstört wird. Hierbei kommen Verfahren wie die sogenannte Proteinpolymerisierung zum Einsatz, bei der bestimmte Chemikalien in die dreidimensionale Form eines nativen Allergens eingreifen. Der Sinn dieses Unterfangens erschließt sich erst, wenn man weiß, wie IgE-Antikörper, die für die allergischen Reaktionen verantwortlich sind, ihr Unwesen treiben: Sie müssen Kontakt mit einem Allergen herstellen, und dabei spielt die Passform die Hauptrolle. Ist aber die Gestalt des Allergens gezielt verändert, lässt sich gewissermaßen der Schlüssel nicht mehr ins Schloss führen. Eine geschmeidige Vereinigung von Allergen und IgE-Antikörper scheitert, und die Antikörper sehen nun keine Veranlassung mehr, eine erfolgte Kontaktaufnahme weiterzumelden sowie Mastzellen zur Ausschüttung von Histamin zu zwingen. Kurz: Die allergische Reaktion auf die Impfung wird dadurch abgemildert.

Inzwischen ist eine ganze Reihe von Präparaten auf dem Markt, die in die Kategorie Allergoide fallen. Dank des verringerten Nebenwirkungsrisikos versprechen sie vor allem eine flottere Abwicklung der Immuntherapie, weil man sich trauen kann, schneller mit höheren Dosen zu Werke zu gehen. Dadurch soll es zum Beispiel möglich sein, ohne allzu großen Zeitaufwand Auffrischungsimpfungen vorzunehmen. Allerdings: Was die Absicherung durch große solide Studien betrifft, ist hier die Datenlage noch deutlich dünner als bei der klassischen Hyposensibilisierung.

Dennoch könnten Allergoide eine Zwischenstufe bei der Realisierung des eigentlichen großen Vorhabens sein: beim Design molekular wirklich maßgeschneiderter Substanzen, die praktisch alle derzeit bestehenden Hürden beseitigen, welche die Behandlungen kompliziert und langwierig gestalten. Und genau dieses Ziel rückt tatsächlich näher. Die momentan in der Pipeline befindlichen Impfungen gegen Allergien würden – so sagen die Entwickler – nahezu sämtliche gravierende Schwierigkeiten, mit denen die konventionellen Therapien behaftet sind, auf einen Schlag beheben. Sie sollen die noch diffuse Komposition der Seren ebenso wie die latent immer mitschwingende Möglichkeit unerwünschter Nebenwirkungen in Form neuer Allergien beseitigen sowie die extrem zeitaufwendige Behandlung verkürzen, die mit einer Art Dauerabo im Warteraum des Facharztes verbunden ist, was häufig in der Resignation der Patienten mündet.

Die Schutzimpfung gegen Allergien

Führen wir uns zuerst wieder jene Szenerie vor Augen, der wir gleich zu Beginn dieses Buchs beiwohnen durften: den Alltag im Wiener Biotech-Start-up Biomay, Produktionsstandort eines gentechnisch gefertigten Allergieimpfstoffs. Rufen wir uns den Bürokomplex in Erinnerung, in dem sich ein Laborraum an den anderen reiht, vollgepackt mit modernster Technologie, mit Infrastruktur zur Wahrung höchster hygienischer Standards, mit Apparaturen wie Fermentern, Zentrifugen und speziellen Analysegeräten; jene molekulare Fabrik, in der Bakterien vom Stamm *Escherichia coli* dafür eingespannt werden, den nach Jahren intensivster Forschung entworfenen Impfstoff zu vervielfältigen, indem die Keime für 48 Stunden als Brutstätte dienen und in ihrem Inneren der ersehnte Wirkstoff heranreift, sobald der Wachstumsprozess per Anschaltchemie angeknipst wurde; jenes Laboratorium, in dem nach Zerstörung der Bakterienzellwände und Beseitigung der Mikrobenbestandteile, nach mehreren Reinigungsschritten unter Einsatz von Harzen und Pufferlösungen ein Fläschchen mit einer klaren Flüssigkeit herauskommt, das bei minus 78 Grad Celsius gelagert wird – das Ergebnis der hochkomplexen Produktionskette, das die vorläufige Bezeichnung BM32 trägt und einen kompletten Paradigmenwechsel bei der Therapie allergischer Erkrankungen einläuten soll.

Blenden wir zurück zur anfänglichen Besichtigung der einzelnen Stationen der Biomay AG, zum Rundgang, mit dem die Entdeckungsreise durch die Welt der Allergieforschung startete, und lösen wir das Versprechen ein: die Ankündigung, dass in absehbarer Zeit eine Therapie beim Patienten ankommen wird, die den Charakter einer wirklichen Schutzimpfung besitzt und damit in gewisser Weise nach mehr als einem Jahrhundert an die Ursprungsidee von Leonard Noon anknüpft.

Damit BM32 heute in untadeliger Zusammensetzung, mit exakt den gewünschten Eigenschaften sowie in der geplanten Dosierung die Fertigungsstraße verlassen kann, war allerdings enorme Vorarbeit vonnöten – in Bezug auf die Entwicklung des konkreten Impfstoffs, aber auch ganz allgemein in der internationalen Molekularbiologie. Ab Mitte der 1980er-Jahre stellte die Gentechnik Werkzeuge zur Verfügung, mit denen die Allergieauslöser erstmals im Detail bestimmt werden konnten: Baustein für Baustein, Aminosäure für Aminosäure ließ sich die Architektur von Birken-, Gräser-, Milben- und sonstigen Allergenen entschlüsseln. Nach und nach blickten die Forscher auf die kompletten DNA-Sequenzen dieser Stoffe, enthüllten deren biologischen Bauplan und verfügten fortan über Blaupausen, um die Allergene originalgetreu mit künstlichen Methoden nachzubauen. So gelangten sie zu synthetischen Allergenmolekülen: zu absolut identischen Kopien der gentechnisch identifizierten Vorlagen, zu Klonen, die in beliebiger Zahl mit immer denselben Merkmalen und in stets derselben Erscheinungsform hergestellt werden können. Ein gewaltiger Vorteil im Vergleich zu den traditionellen Extrakten: Denn erst dadurch kannten die Wissenschaftler den Quellcode der Allergene. Sie konnten diese von nun an in reiner Form herstellen, was wiederum die Voraussetzung dafür war, präzise Vorhersagen über deren individuelle Charakteristika und Wirkweisen tätigen zu können – ähnlich wie bei den Allergenmolekülen, die für die molekulare Diagnostik eingesetzt werden.

Hier offenbart sich auch der wahre Nutzen der Gentechnik, für viele Menschen vor allem ein Schreckgespenst, ein düsteres Reich des Unheils voller Gefahren und Einladungen zu vorsätzlichem Missbrauch. Doch in Wahrheit geht es natürlich nicht um die Erschaffung monströser Mutanten. Vielmehr äußert sich die Macht der Molekularbiologie im ganz Kleinen, in Bereichen, die dem Konsumenten im Regelfall verborgen bleiben: eben etwa in der punktgenauen Identifizierung von Krankheitsursachen.

Doch was konkret könnte man nun mit den bis auf die Ebene der Aminosäuren entblätterten Allergenen anstellen? Und wie ließe sich daraus eine zukunftsweisende Therapie mixen? Ganze Generationen von Wissenschaftlern brüteten über dieser Frage. Sie experimentierten mit den neuen hochreinen Allergenbausteinen, manipulierten sie in diese und jene Richtung, schnippelten in unvorstellbar kleinem Maßstab daran herum und suchten nach Wegen, den theoretischen Fortschritt in praktische Anwendungen zu überführen.

Dass BM32 nun als greifbares Produkt vorliegt, ist vorwiegend auf die Grundlagenforschung von Rudolf

Valenta, Mitautor dieses Buchs, zurückzuführen. Bereits 1991, vor immerhin einem Vierteljahrhundert, publizierte er über die Vorzüge »rekombinanter« Allergene für Diagnostik und Therapie. Darunter versteht man solche, bei denen ausgewählte Komponenten einer Allergiequelle synthetisch nachgebaut und unter Einsatz von Mikroorganismen vermehrt werden, beispielsweise im Inneren von *E.coli*-Bakterien, wie dies bei Biomay geschieht. Dieses Prinzip wird auch bei der Herstellung klassischer Impfstoffe angewandt und entwickelte sich in der molekularen Allergieforschung zuletzt ebenfalls zu einer Art Goldstandard.

Valenta entschied sich, derart Gräserpollen ins Visier zu nehmen, da sie zu den lästigsten Allergiequellen zählen. Rund die Hälfte der allergischen Patienten hat Probleme mit dem Blütenstaub dieser Pflanzen, die allsommerlich auf mitteleuropäischen Wiesen wuchern. Da inzwischen die Hauptallergene der wichtigsten Gewächse bis auf die Molekülebene bekannt sind, wussten die Forscher, auf welche sie sich konzentrieren mussten, um das Übel an der Wurzel zu packen: auf vier Allergene der Süßgräser, in der Sprache der Taxonomen *Phleum pratense* genannt, konkret auf die Moleküle »Phl p 1«, »Phl p 2«, »Phl p 5« und »Phl p 6«. Aus diesem Grund besteht der Impfstoff heute aus vier einzelnen Komponenten, die bei Biomay zunächst separat produziert und am Schluss zusammengeführt werden.

Die große Frage war freilich, mit welchen Methoden man die Moleküle so bearbeiten konnte, dass sich ausschließlich der gewünschte Effekt einstellt: eine rasch und zuverlässig wirksame Immuntherapie bei gleichzeitiger Ausschaltung unerwünschter Begleiterscheinungen. Teil eins der Fragestellung war im Grunde geklärt: Dank gentechnisch maßgeschneiderter Herstellung konnte man schließlich gezielt jene winzigen Proteine – Majorallergene wie »Phl p 1« – aus dem Pollen herauspicken, welche als molekulare Hauptschalter der zugehörigen Allergie fungieren, und man konnte sie von den Nebengeräuschen natürlicher Extrakte befreien und beliebig oft sowie immer gleich nachbauen. Teil zwei stellte eine andere Herausforderung dar: keine allergischen Reaktionen durch die Therapie selbst. Diese Vorgabe klingt fast wie ein Widerspruch in sich, weil ja, Noons Postulat folgend, genau jene Substanzen kurieren sollen, die für das Problem verantwortlich sind.

Doch heute kann man einzelne Gene zerschneiden und die Bruchstücke neu zusammensetzen. Und genau das

Der Aufbau des Impfstoffs

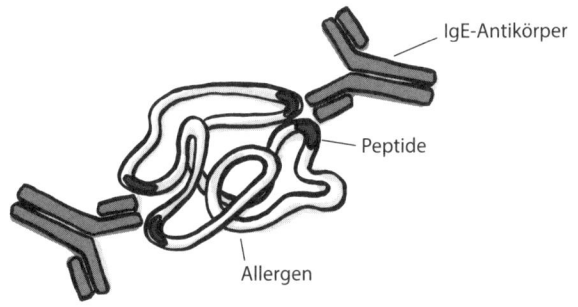

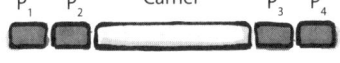

P: Peptide der Gräser-Allergene
Carrier: Oberflächenprotein des
Hepatitis-Virus

Die gewundene Struktur symbolisiert ein Allergen. Die Forscher benötigen nur kleine Abschnitte daraus, sogenannte Peptide (dunkel markierte Stellen). Es handelt sich um genau jene Positionen, an die IgE-Antikörper (Y-förmige Gebilde) andocken. Für den Impfstoff werden vier Peptide von Gräserpollen verwendet (kurze dunkle Abschnitte) und mit einem Carrier (heller Streifen) kombiniert.

tat Valenta, anfangs zu Forschungszwecken, später in Kooperation mit Biomay. Das Verfahren, das schließlich zum Einsatz kam und auf dem BM32 nun beruht, trägt die etwas klobige Bezeichnung »Rekombinante Peptid-Carrier-Fusionsproteine«. Gehen wir das Wortungetüm Punkt für Punkt durch, um schrittweise zu erkunden, wie der Impfstoff funktioniert.

»Rekombinant« ist das bereits geschilderte synthetische Design. Mit »Peptiden« lässt sich jener Trick bewerkstelligen, der den inneren Widerspruch auflöst: höchste Wirksamkeit und maximale Sicherheit zugleich. Bei einem Peptid handelt es sich um einen Ausschnitt eines gesamten Proteins, also zum Beispiel von »Phl p 1«. Wenn man sich das Allergiemolekül wie eine lange, gewundene und verschlungene Kette vorstellt, repräsentiert ein Peptid bloß ein kleines Stück daraus mit wenigen Gliedern. Freilich ein sorgfältig ausgewähltes: Im Fall des Anti-Allergie-Impfstoffs richtet man den Fokus auf genau jene Peptide, die quasi die Andockstationen für IgE-Antikörper darstellen – also jene Schlüsselstellen, Epitope genannt, die nach dem Schlüssel-Schloss-Prinzip dazu führen, dass IgE und Allergen zueinander finden und dass die Immunabwehr ein Allergen als bedrohlich erkennt und in weiterer Folge die Ausschüttung von Entzündungsstoffen veranlasst.

So wird zunächst der Auslösemechanismus von Allergien beibehalten – die Bindungsplattform von IgE-Peptiden und Allergenen –, denn er leistet einen wesentlichen Beitrag zur Therapie: zum beabsichtigten Toleranztraining der Immunabwehr. Zugleich aber soll Schaden ausgeschlossen werden: nämlich die Provokation von Allergiesymptomen. Auch dies gewährleisten die Peptide. Dazu muss man wissen, dass Proteine stets in sogenannten Faltungen vorliegen: als dreidimensionale Gebilde in einer ganz bestimmten räumlichen Anordnung, die Konformation heißt. IgE-Antikörper benötigen genau diese

3-D-Struktur, damit eine Bindung an ein Allergen überhaupt möglich ist – und in der Folge eine allergische Reaktion. Ihr Radar ist demnach auf 3-D-Erkennung kalibriert. Ist aber die 3-D-Architektur zerstört, versagt die Zielerfassung, und das fatale Andocken unterbleibt.

Genau dies geschieht durch die Auflösung der kompletten Allergiemoleküle und das Herausgreifen der winzigen Peptide: Die IgE-Antikörper sind gleichsam desorientiert und finden ihr Ziel nicht mehr. Auf diese Weise fahren die Forscher eine Art Doppelstrategie, schlagen zwei Fliegen mit einer Klappe: Man verwendet zwar die nötigen Schlüsselpositionen für allergische Überempfindlichkeiten, kappt jedoch die tatsächlich krank machenden Merkmale, indem die räumliche Konformation beseitigt wird.

Funktioniert das aber auch in der Praxis? Ja, in der Tat, wie die Wissenschaftler um Valenta 2015 demonstrierten. An 60 Gräserpollenpatienten testeten sie, ob allergische Reaktionen entstehen, wenn deren Haut mit BM32 in Berührung gerät. Ergebnis: Nur in Ausnahmefällen kam es dazu, selbst bei höchsten Dosierungen – und auch bei den betroffenen sechs Patienten lagen die Reaktionen nur knapp über der Wahrnehmungsgrenze. Zum Vergleich wurde eine Testreihe mit den natürlichen Pendants von BM32 durchgeführt: mit nativen Gräserpollenextrakten. In diesem Fall bildeten sich bei allen Personen Rötungen, Quaddeln oder juckende Stellen. Ein Bluttest auf IgE-Antikörper erbrachte ähnliche Resultate, sodass die Experten überzeugt waren: Der rekombinante Impfstoff ist auch in hohen Dosen sicher.

Wenden wir uns dem nächsten Fachbegriff zu, dem »Carrier«. Bei diesem »Träger« handelt es sich um ein Hüllenprotein eines entschärften Hepatitis-B-Virus. Diese Komponente des Impfstoffs hat zwar ursächlich nichts mit Allergien zu tun, doch sie leistet gleichsam Schützenhilfe bei der Erzielung des erhofften Effekts. Denn das

Trägerprotein entfaltet, wie man aufgrund von experimenteller Erfahrung weiß, Wirkung auf die T-Zellen, jene Abteilung der Immunabwehr, die mittels Botenstoffen an der Produktion von Antikörpern beteiligt ist. Weshalb benötigt man die inaktivierten Viruspartikel überhaupt? Weil die Allergenpeptide sehr, sehr klein und alleine nicht imstande sind, das Immunsystem in die gewünschte Richtung zu dirigieren. Erst zusammen mit dem Carrier, mit dem sie »fusioniert« sind, erfüllen sie ihre Aufgabe: einen Wechsel in der Antikörperproduktion, den obligaten Switch von der IgE- zur IgG-Klasse, zu jenen unbedenklichen Immunglobulinen, die eine ganz normale Reaktion gesunder Menschen auf Fremdeiweiße begleiten.

Man will mit der Impfung – wie auch bei der herkömmlichen Variante der Spezifischen Immuntherapie – verhindern, dass sich Allergene überhaupt auf mit IgE-Antikörpern bestückte Mastzellen setzen können und dadurch per Histaminausschüttung eine Entzündung hervorrufen. Die IgG-Antikörper sollen der unerwünschten IgE-Fraktion den Zutritt versperren, indem sie sich vermehren, gehörig breitmachen und selbst die entscheidenden Andockstellen besetzen. IgE und IgG konkurrieren zunächst um die Andockstationen, streiten sozusagen um die besten Plätze. Es findet eine Art Verdrängungswettbewerb statt, und Ziel der Therapie ist es, dass die IgG-Truppe die Oberhand gewinnt. Sobald dies geklappt hat und die IgG-Antikörper die Schlüsselpositionen bekleiden, melden sie künftig bei einem Kontakt mit Gräserpollen nur noch: ein Fremdstoff, zweifellos, aber keine Sorge, kein Anlass zur Beunruhigung. Und das Niesen, Rotzen, Augenbrennen, die Atemnot unterbleibt.

Um sich den Impfstoff besser vorstellen zu können, könnte man an eine Verkettung mehrerer Legoklötzchen denken, die in einer Linie aufgereiht sind: ein Peptid, noch ein Peptid, dann der Carrier, anschließend zwei weitere Peptide – wobei die Peptide für die vier Ausschnitte aus den Proteinen der Gräserpollen stehen (siehe die Grafik »Der Aufbau des Impfstoffs«). Schlussendlich muss noch ein sogenanntes Adjuvans beigefügt werden, das wie eine Art Hebel wirkt und die Impfkraft verstärkt. Das ist im Grunde das ganze Geheimnis: Nun hält man einen Impfstoff in Händen, dessen maßgefertigte aktive Bausteine – die Peptide – exakt die Reizzonen für Allergiemoleküle treffen, gleichzeitig aber keine Entzündungen zulassen und gezielt der kritischen Antikörperarmee den Zugang verwehren. Vor allem verläuft diese Kaskade dank der Verhinderung allergischer Nebenwirkungen und der deshalb möglichen hohen Dosierung vergleichsweise blitzschnell, eben tatsächlich wie eine Impfung. Ein paar Injektionen in kurzem Abstand sollen denselben Effekt bewirken wie die bisherigen monatlich verabreichten Spritzenkuren oder die täglichen Tabletteneinnahmen. So wäre BM32 zwar immer noch ein Präparat zur Durchführung einer Spezifischen Immuntherapie, allerdings die Highspeed-Ausführung davon, die dank gentechnischen Designs noch dazu ein besonders ausgereiftes Navigationssystem besäße, sodass man mitten ins Schwarze treffen würde: ins molekulare Herz der Allergieauslöser.

Kann man aber beweisen, dass dies auch in der wirklichen Welt funktioniert, abseits aller Laborsituationen? Man kann, und zwar anhand der ersten Studien an Patienten, die mit dem neuen Wirkstoff behandelt wurden. Um ein Medikament zur Zulassung zu bringen, ist ein streng vorgeschriebenes Protokoll von Testreihen in mehreren verbindlich definierten Phasen einzuhalten – von frühen Laborversuchen bis zu kontrollierten klinischen Studien an einer Vielzahl von Patienten. Was BM32 betrifft, fehlt nur noch eine einzige dieser Etappen, die sogenannte Phase III. Spätestens im Jahr 2017 soll dieser letzte Eignungstest über die Bühne gehen. Diese abschließende große Prüfung kann nur deshalb erfolgen, weil alle bisherigen Studien ergaben, dass der Impfstoff seinen Zweck erfüllt.

Seit Januar 2015 kennt die Fachwelt die Daten einer Phase-II-b-Studie, die an Patienten aus Deutschland, Österreich, Dänemark, Belgien, Slowenien und den Niederlanden durchgeführt wurde. Vor Beginn der Pollensaison bekamen die Personen drei Injektionen, im Herbst desselben Jahres eine weitere und im Frühjahr darauf nochmals drei. Macht für die komplette Therapie in Summe sieben Spritzen mit einem halben Milliliter pro Anwendung. Die Auswertung der II-b-Studie ergab eine signifikante Verbesserung des Wohlbefindens der Patienten und eine deutliche Reduktion allergischer Symptome. Während der Zeit des stärksten Pollenflugs schnitt BM32 um 25 Prozent besser ab als das Placebo, mit dem Medikamente in kontrollierten Studien üblicherweise verglichen werden. Ein Viertel mehr Erfolg als ein Scheinpräparat mag bescheiden klingen – doch die Vorgabe liegt bei 20 Prozent: Ab diesem Wert gilt eine Pharmainnovation offiziell als hinlänglich wirksam. Soll heißen: Von der noch ausstehenden Schlussrunde der Prüfung abgesehen, ist bereits belegt, dass der neue Allergieimpfstoff hilft, und zwar in kürzester Zeit.

Kann noch etwas schiefgehen, das der raschen Verfügbarkeit der Impfung in die Quere kommen könnte? Naturgemäß kann immer etwas geschehen, das die schönsten Pläne durchkreuzt. Internationale Zulassungsverfahren sind aufwendig und voller bürokratischer Tücken. Doch sofern nicht unerwartet grobe Hürden auftreten und die Agenda einigermaßen reibungslos abgewickelt werden kann – und darauf deuten sämtliche Zwischenetappen hin –, sollte einer Markteinführung 2020 nichts im Wege stehen. Ein früherer Start sei eher illusorisch, meint Biomay-Vorstand Rainer Henning: Denn allein die formellen Abläufe würden solch große Zeitfenster erforderlich machen.

Eine andere Erfindung, an der Biomay wesentlichen Anteil hat, ist hingegen seit Kurzem schon im Praxiseinsatz. Hier geht es um ein ebenfalls gänzlich neues und in der Allergiebehandlung bisher unübliches Verfahren: Dem Patienten sollen die feindlichen Antikörper, die etwa für Asthma oder Neurodermitis verantwortlich sind, buchstäblich aus dem Blut gesaugt werden.

Im Blutwaschsalon

Das Grundprinzip ähnelt einer Dialyse, bei der sich Menschen, deren Nierenfunktion beeinträchtigt ist, einer Blutwäsche unterziehen. Weil die Nieren Schadstoffe nicht oder nur unzureichend abbauen können, sammeln sich diese im Blut an, und mittels Dialyse werden die Gifte herausgefiltert. Dies übertrugen nun zwei Unternehmen auf Allergien: Biomay als Impfstoffhersteller sowie die Fresenius Medical Care GmbH mit Sitz im deutschen Bad Homburg, die auf sogenannte therapeutische Apherese spezialisiert ist: auf moderne Blutreinigungstechnologien.

Auch der Behandlungsprozess ist mit der Dialyse vergleichbar: Der Patient streckt sich auf einer Liege aus, und ihm werden Katheter in Venen an beiden Armen fixiert. Auf der einen Seite verlässt das Blut den Körper, auf der anderen fließt es wieder zurück. »Extrakorporale Reinigung« heißt dieser Ablauf, der ungefähr drei bis vier Stunden dauert. Entscheidend ist, was auf der Strecke von einer Vene zur anderen passiert. Da wird das Blut – oder genauer: das Blutplasma – durch eine Maschine geschleust, deren Herzstücke »Säulen« genannt werden. Mithilfe dieser Adsorbersäulen sollen dem Plasma eines Allergiepatienten jene Stoffe entzogen werden, die für die Krankheitssymptome ursächlich sind – wieder einmal die berüchtigten Antikörper der Klasse IgE. Da diese

Immunglobuline bekanntlich an allergischen Entzündungen schuld sind, trachtet man danach, sie einfach aus dem Blut zu waschen. Dem Entzündungsgeschehen wird dadurch der Boden entzogen. »IgEnio« nennt Fresenius dieses System, das aufgrund seiner Komplexität nur in schweren Fällen eingesetzt werden soll.

Wie aber fischt man Antikörper aus dem Blut? Mit einem weiteren Antikörper, einem künstlich hergestellten Gegenstück zur natürlichen Form, einer Art Anti-Antikörper, der, laienhaft ausgedrückt, wie ein Magnet wirkt: An ihm bleiben die kritischen Immunglobuline während der Blutwäsche haften und werden so aus dem Blut geschwemmt. Es ist in diesem Fall einerlei, ob es sich zum Beispiel um Allergien auf Baumpollen, Gräserpollen oder Hausstaubmilben handelt. Denn die Jagd richtet sich hier nicht gegen einzelne Allergene, sondern gegen deren gemeinsamen Mechanismus, die Antikörperreaktion. Den Anti-Antikörper, korrekt »Single-Chain-Antikörperfragment« genannt, steuert Biomay bei – auf Basis der Erfahrung mit der Herstellung synthetisch maßgeschneiderter Stoffe für die Allergietherapie.

Die bisherigen Erfolge sind durchaus beachtlich: In ersten Studienreihen wurde der Nutzen der IgE-Blutwäsche an Patienten mit schwerem allergischem Asthma getestet, deren Leiden mit anderen Behandlungen kaum kontrollierbar war. Resultat: Bis zu 80 Prozent der IgE-Antikörper könnten mithilfe dieses Patents aus dem Blut gewaschen werden, berichtet Moritz Fischer von Fresenius Medical Care. »Noch ist der nachhaltige Effekt der Therapie nicht ganz eindeutig belegt, und es lässt sich auch nicht eine sofortige fulminante Verbesserung der Lungenfunktion nachweisen«, sagt Fischer. »Es steht aber fest, dass Patienten über eine erhebliche Besserung der Symptome und der allgemeinen Lebensqualität berichtet haben.« Zusätzlich könne man beobachten, dass auch die Empfindlichkeit für Pollenallergien abgeschwächt werde. Weitere Studien sollen die bisherigen Erfahrungen erhärten.

Allerdings kommt die Spezialblutwäsche nicht für alle Patienten infrage. Vorrangig ausgewählt werden Personen mit extrem hohen IgE-Werten, deren Zustand sich mit konventionellen Therapien nicht ins Lot bringen lässt. Die Option ist also für die wirklich schweren Fälle reserviert. Das durchschnittliche Heuschnupfenopfer indes wird vorerst nicht in deren Genuss kommen. Wer ein geeigneter Kandidat ist, entscheidet der jeweils behandelnde Arzt oder ein Spezialist einer Klinik anhand vorhergehender Diagnose. Wird ein Patient derart einer Immunapherese zugewiesen, übernehmen die Krankenkassen nach entsprechender Prüfung meist auch die Kosten. Die sind zwar nicht gering, allerdings schafft die radikale Eliminierung der IgE-Antikörper mitunter überhaupt erst die Voraussetzung dafür, dass klassische Therapien greifen. Denn durch die Blutreinigung »nimmt man zunächst mal die Spitze raus«, sagt Fischer. Man kappt extreme Antikörperreaktionen, die Behandlungsversuche sonst von vornherein zum Scheitern verurteilen. Die gezielte Absenkung der überschießenden Immunantwort ermöglicht anschließend den Einsatz herkömmlicher Präparate.

Aber wie lange hält der Effekt an? Die kritischen Immunglobuline mögen flott aus dem Blut gespült werden, doch bereits nach wenigen Wochen regenerieren sie sich, und der Spiegel steigt erneut. Das bedeutet trotzdem nicht, dass alles vergebens war. IgE-Antikörper fluten zwar nach, allerdings findet eine Art Umverteilung statt. Der gesunkene Level wird durch neue Antikörper sowie dadurch ausgeglichen, dass von allen möglichen Stellen im Körper weitere Immunglobuline herbeiströmen, um insgesamt wieder ein gewisses Durchschnittsniveau herzustellen. Von manch kritischen Eintrittspforten werden die Antikörper dadurch jedoch in Form eines

Sogeffekts abgezogen – beispielsweise von der Haut, weshalb dort allergische Reaktionen für durchaus längere Zeit unterbleiben oder zumindest stark vermindert sind.

Das weiß man aufgrund von Studien mit Neurodermitispatienten, etwa am Dermatologikum Hamburg, wo ebenfalls ein System zur Immunadsorption erprobt wird. Auch dort filtern die Mediziner IgE-Antikörper aus dem Blut ihrer Patienten. Um bis zu 90 Prozent ließ sich der IgE-Spiegel senken, wenn sich an Neurodermitis Erkrankte fünf Tage lang für jeweils vier Stunden einer Blutwäsche unterzogen und die Prozedur einen Monat später wiederholten. Manche Patienten blieben danach bis zu zwei Jahre beschwerdefrei, andere erlitten Rückfälle nach sechs Monaten, berichteten aber wenigstens von leichter verlaufenden Krankheitsschüben. Eine der Herausforderungen für die Wissenschaft besteht nun darin, optimale Intervalle für die Auffrischung der Blutwäsche zu definieren, also fundierte Empfehlungen auszusprechen, in welchem Abstand entsprechende Behandlungen notwendig sind.

Das System IgEnio der Hersteller Fresenius und Biomay hat im Spätsommer 2015 die offizielle Zertifizierung erhalten. Einer Markteinführung in Europa steht damit nichts mehr im Wege. Im Lauf des Jahres 2016 soll die Anti-Allergie-Blutwäsche nach und nach in deutschen Kliniken etabliert werden, flankiert von weiteren Studien zwecks Auslotung einer bestmöglichen Therapiegestaltung. Mittelfristig sieht die Planung vor, die Immunapherese nicht nur in Deutschland anzubieten, sondern auch in weiteren europäischen Ländern und darüber hinaus.

Die Antikörperfresser

Eine andere innovative Therapievariante ist hingegen schon länger im Einsatz und erhielt vor Kurzem die Zulassung für eine breitere Anwendung. Auch in diesem Fall geht es um einen Anti-Antikörper – um ein Präparat, mit dem Ärzte darauf abzielen, die Immunglobuline der Klasse E unschädlich zu machen. Der entsprechende Wirkstoff trägt die Bezeichnung Omalizumab und ist ein sogenannter monoklonaler Antikörper: ein synthetisch hergestelltes, auf den Menschen zugeschnittenes Biopharmazeutikum, dem die Aufgabe zukommt, im Blut zirkulierende IgE-Antikörper an sich zu binden und dadurch zu verhindern, dass allergische Reaktionen entstehen. Die Säuberung des Bluts erfolgt bei Omalizumab aber nicht außerhalb des Körpers, sondern durch das Injizieren des Wirkstoffs, der unter dem Handelsnamen Xolair angeboten wird. Es handelt sich also gewissermaßen um die Spritzenversion der Immunapherese.

Zunächst benutzten die Mediziner Omalizumab zur Behandlung von schwerem anhaltendem Asthma bei Erwachsenen. Inzwischen verabreichen sie die Substanz auch Kindern ab sechs Jahren, wobei auf sämtliche Patienten folgende Kriterien zutreffen müssen: Die Symptome müssen wirklich gravierend sein, eindeutig und mittels Test bestätigt von Allergenen wie Pollen, Milben oder Schimmelpilzen herrühren, und sie müssen sich gängigen Therapien hartnäckig widersetzen. Die relativ rigide Auswahl der infrage kommenden Personen ist nicht zuletzt den hohen Kosten geschuldet: Übers Jahr gerechnet, müssen die Kassen dafür immerhin mehr als 6000 Euro pro Patient investieren.

Eignet sich ein Patient aufgrund seiner Krankengeschichte, erhält er alle zwei bis vier Wochen Injektionen, wobei sich ein Behandlungsdurchlauf über drei bis vier Monate erstreckt. Anschließend wird geprüft, ob sich eine Linderung der Beschwerden eingestellt hat und ob man künftig Pausen einlegen oder für eine gewisse Zeit vielleicht überhaupt auf die Spritzen verzichten kann. Eine echte Ursachenbekämpfung ist mit Omalizumab freilich nicht möglich, die zugrunde liegende Krankheit bleibt bestehen. Das Präparat zielt lediglich auf eine Abschwächung der Symptome durch Unterbindung der IgE-Immunantwort. Das geschieht aber offenbar ziemlich effektiv: Auswertungen von Studien über den Behandlungserfolg zeigen, dass bei mehr als 60 Prozent der Patienten nach vier Monaten eine deutliche Besserung des Gesundheitszustands eintritt, wobei die Lebensqualität umso mehr gehoben wurde, je stärker das Asthma ausgeprägt war.

Die Chancen, dank Omalizumab Hilfe zu erfahren, stehen allerdings nicht für alle prinzipiell geeigneten Patienten gleich gut: Ein sehr hoher IgE-Spiegel gilt als genauso problematisch wie ein eher niedriger. Im ersten Fall deshalb, weil das Medikament die IgE-Konzentration im Blut nicht weit genug absenken kann, um eine spürbare Erleichterung zu erwirken. Und im zweiten Fall leiden die Menschen offenkundig trotz relativ moderater IgE-Werte massiv, weshalb Omalizumab kein besonders taugliches Instrument darstellt und nur wenig ausrichten kann.

Insgesamt sind die Erfahrungen dennoch äußerst positiv, sodass der europäische Ausschuss für Humanarzneimittel im Jahr 2014 einer Ausweitung des Einsatzgebiets zustimmte. Ursprünglicher Anlass dafür war eine mehr oder minder zufällige Entdeckung: Eine zwölfjährige Patientin, deren Asthma mit dem Wirkstoff behandelt wurde, stellte plötzlich auch eine erhebliche Verbesserung ihrer Urtikaria fest – jener Hautkrankheit, die sich durch heftig juckende Quaddeln bemerkbar macht und von der in Europa mehr als zehn Millionen Menschen betroffen sind. So verfielen Ärzte auf die Idee, das Präparat auch gegen bestimmte Formen von Urtikaria zu verschreiben, und zwar gegen die sogenannte chronische idiopathische Urtikaria. Erste Studien ergaben nicht nur, dass bei bis zu 70 Prozent der Patienten eine völlige Symptomfreiheit erzielt werden konnte. Außerdem trat die positive Wirkung außerordentlich schnell ein.

Trotz aller Vorteile sind die möglichen Nebenwirkungen nicht zu ignorieren: Abgesehen von Schwellungen und Rötungen an der Einstichstelle zählen auch Kopfschmerzen, Fieber und Nebenhöhlenentzündungen dazu. Berichtet wurde fallweise über anaphylaktische Schocks. In Summe gelangten die Gesundheitsbehörden aber zur Überzeugung, dass der potenzielle Nutzen von Omalizumab die möglichen Nachteile bei Weitem überwiegt.

An eine verfeinerte Variante der Ausschaltung von IgE-Antikörpern denken seit einigen Jahren Forscher der Universität Bern. Der Immunologe Alexander Eggel arbeitet gemeinsam mit Kollegen von der amerikanischen Stanford University an künstlichen Molekülen, die dem Prinzip nach Ähnliches leisten sollen wie Omalizumab – jedoch noch weitere Vorzüge versprechen, weshalb die Wissenschaftler gar einen »Heiligen Gral der Allergiebekämpfung« in Aussicht stellen. Geleitet vom Gedanken, dass es trotz der riesigen Zahl an Betroffenen immer noch »an effizienten und nachhaltigen Behandlungsmöglichkeiten« fehle, konzentrierten sich die Forscher auf die Konstruktion einer Art Zentralschalter, der allergische Symptome zuverlässig unterbinden soll.

Das dafür passende Molekül zählt zur Familie der »Designed Ankyrin Repeat Proteins«, kurz DARPins. Für seine Zwecke entwickelte das Team um Eggel ein spezielles Anti-IgE-DARPin, genannt DARPin E2-79. Das künstliche Protein dient als Bindungsmolekül, soll IgE zielsicher erkennen und vor allem verhindern, dass sich die kritischen Antikörper bei Kontakt mit Allergenen auf Rezeptoren der Mastzellen setzen können, wodurch die typische Symptomkaskade erst losgetreten würde. Die DARPins blockieren demnach die Bindung von IgE-Anti-körpern an Mastzellen. Die künstlichen Moleküle beherrschen aber noch ein weiteres Kunststück: Sie greifen selbst dann noch ins Geschehen ein, wenn der problematische Prozess schon gestartet wurde: Denn sie können sogar bereits bestehende Bindungen lösen, also die fatale Vereinigung von IgE und Mastzellrezeptoren rückgängig machen. Dieses Aufbrechen sonst stabiler Verbindungen soll innerhalb von Sekunden vonstattengehen – was zugleich bedeutet, dass diese Form der Ausschaltung allergischer Reaktionen blitzschnell funktioniert.

Außerdem sind die DARPins keineswegs wählerisch, was die Allergieauslöser wie auch die davon betroffenen Körperregionen betrifft, sofern IgE-Antikörper im Spiel sind. Ob Pollen, Milben oder Erdnüsse, ob Asthma, Heuschnupfen oder Neurodermitis – die Moleküle haben in dieser Hinsicht keine besonderen Vorlieben und trachten ohne Ansehen der jeweiligen Ursache danach, allergische Symptome erst gar nicht aufkommen zu lassen oder umgehend abzustellen.

Vorerst handelt es sich allerdings noch vorwiegend um Grundlagenforschung. Doch schon in einigen Jahren, so die Hoffnung der Wissenschaftler, könnten daraus markttaugliche Medikamente werden, die, dauerhaft eingenommen, das Aufkommen von Allergien gleich im Keim ersticken. Eine Verabreichung in Spritzenform wäre ebenso denkbar wie etwa Augentropfen oder Cremes, welche DARPins als Wirkstoff enthalten.

Der Wettlauf um den Markteintritt

So tüfteln findige Forscher rund um den Globus an innovativen Therapieansätzen gegen alle erdenklichen Formen von Allergien, vielfach an gänzlich neuen Behandlungskonzepten, die stets Ausfluss jahrzehntelanger hartnäckiger Laborarbeit sind. Die Ideen mögen im Detail auf völlig verschiedene Wirkmechanismen fokussieren, doch gemeinsam ist ihnen, dass sie tief ins Innere der molekularen Prozesse zielen und dabei die kleinsten Zahnrädchen und winzigsten Stellschrauben der Auslöser für Asthma, Heuschnupfen oder Neurodermitis ins Visier nehmen – gleichsam die Triggerpunkte jeglichen allergischen Geschehens.

Die größten Hoffnungen ruhen aber momentan auf den diversen Impfungen, die sich gerade an der Schwelle zum Markteintritt befinden. Und jene Präparate, die innerhalb der kommenden Jahre die Arztpraxen erreichen sollen, stellen nur die erste Generation dieser logischen Fortsetzung der klassischen Spezifischen Immuntherapie dar.

So startet der Wiener Pharmahersteller Biomay zwar mit einem Impfstoff gegen Gräserpollen, doch in möglichst dichter Abfolge sollen Entsprechungen folgen, die sich gegen andere Allergene richten: gegen Hausstaubmilben, Katzenhaare, Ragweed und die Birke. Eine ganze Serie von Anti-Allergie-Vakzinen will auch der zweite große Mitspieler auf dem Markt der Allergieimpfungen verfügbar machen: Circassia. Großzügig mit einem dreistelligen Millionenbetrag an Risikokapital ausgestattet, wollen die Engländer das Behandlungsrepertoire ebenfalls um rund ein halbes Dutzend Impfstoffe bereichern. Circassia eröffnet den Reigen mit einem Präparat gegen Katzenhaarallergien, das schon 2017 den Patienten erreichen soll, und will rasch weitere nachschießen, die Reaktionen auf Milben, Birken- und Gräserpollen neutralisieren.

Der Grundgedanke ist ähnlich wie bei den Experten von Biomay: Immer noch verlasse man sich auf eine Art »Hexengebräu«, um allergischer Erkrankungen Herr zu werden, wie es Mark Larché formuliert, Allergologe und einer der wissenschaftlichen Köpfe von Circassia. Larché meint damit die rohen und recht undifferenzierten Extrakte aus Blütenstaub, aus denen die Substanzen für die Immuntherapie gewonnen werden. Auch die Briten verweisen auf einen »Bedarf an neuen therapeutischen Ansätzen«, die einfacher, schneller und sicherer ans Ziel führen, und unterstreichen daher die Notwendigkeit maßgeschneiderter Produkte. Der zelluläre Pfad, der zur Toleranz von Allergieauslösern führen soll, weicht allerdings in einigen wesentlichen Feinheiten vom Konzept der Wiener ab.

Circassia propagiert eine Entwicklung, die »Synthetic Peptide Immuno-Regulatory Epitopes« (SPIRE) genannt wird. Zwar geht es auch hier darum, sorgsam ausgewählte Schnipsel von Allergenproteinen zu reproduzieren und so ins Feld zu lenken, dass das Immunsystem wieder auf den rechten Weg gebracht wird. Doch SPIRE setzt an den antigenpräsentierenden Zellen (APC) an: an Makrophagen oder Dendriten etwa, die Allergene an ihrer Oberfläche vorzeigen und dadurch weitere Körperzellen – die Armee der T-Lymphozyten – zur Ausschüttung von Botenstoffen veranlassen, was wiederum in der Produktion von IgE-Antikörpern mündet. Die Circassia-Forscher werden damit in einer relativ frühen Phase in der Entstehung allergischer Prozesse aktiv und kappen die Kaskade quasi fast zu Beginn.

Dazu verwenden sie Peptide, verschwindend kleine Abschnitte ganzer Allergiemoleküle. Gerade 13 bis 17 Aminosäuren umfassen die sieben Peptide, die für den geplanten Katzenhaarimpfstoff »Cat-SPIRE« benötigt werden. Diese winzigen Allergenausschnitte, gewonnen aus dem Hauptallergen der Katze »Fel d 1«, peilen die APC an und sollen über Vermittlung von T-Lymphozyten die Bildung regulatorischer T-Zellen ankurbeln – jener besonders wichtigen Zellen, die mithelfen, Entzündungen zu dämpfen. Zusätzlich ist beabsichtigt, die aus dem Tritt geratene

256

Balance zwischen Th1- und Th2-Zellen wieder einzurenken. Die geringe Größe der Peptide soll auch in diesem Fall gewährleisten, dass IgE-Antikörper gewissermaßen »blind« werden – also keine Bindungsstellen finden und deshalb keine unerwünschten Immunreaktionen hervorrufen können.

Die bisherigen Studien mit Cat-SPIRE verliefen durchaus vielversprechend und erbrachten solide Hinweise auf einen »konsistenten und lang anhaltenden Effekt auf die Symptome im Wege einer Immunisierung von Menschen, die allergisch auf Katzen sind«. Der vorgeschriebene Studienmarathon ist bei Circassia sogar ein Stück weiter vorangeschritten als bei Biomay: Schon im Jahr 2014 startete die Planung der letzten großen Phase-III-Etappe, sodass das angekündigte Ziel der Markteinführung 2017 tatsächlich ziemlich realistisch erscheint, sofern nicht plötzlich gravierende Stolpersteine den Durchmarsch versperren. Sollte alles reibungslos verlaufen, böte die Therapie jedenfalls gewaltige Anreize: vier Spritzen in zwölf Wochen, so verspricht Circassia, und das Problem sollte sich erst mal erledigt haben.

Der Dritte im ambitionierten Rennen um den ersten Allergieimpfstoff der Welt ist die Schweizer Pharmafirma Anergis. Fast könnte man meinen, die drei Unternehmen hätten sich abgesprochen, denn gemeinsam decken sie mit der ersten Generation ihrer Präparate einige der wichtigsten Allergieformen ab: Während Biomay auf Gräser zielt und Circassia auf die Katze, konzentriert sich Anergis zunächst auf die Birke, das größte Übel für Baumpollenallergiker. Eine Reihe klinischer Studien ist bereits abgeschlossen, darunter ein großer Testlauf an 23 Zentren in sieben europäischen Ländern. Bereits 2018, also ein Jahr nach Cat-SPIRE, könnte die Birkenpollenimpfung namens »AllerT« am Markt sein. Schließlich würden die bisherigen Daten die Wirksamkeit der Substanz, die im Verlauf von zwei Monaten fünfmal gespritzt wird, eindrucksvoll demonstrieren, wie Anergis-Chef Vincent Charlon im April 2015 vermeldete.

Wie funktioniert nun AllerT im Vergleich zu den Konkurrenzprodukten? Neuerlich besteht das Vorgehen darin, entschärfte synthetische Varianten der natürlichen Allergene herzustellen, auch in diesem Fall arbeiten die Wissenschaftler mit Peptiden, und wieder sollen molekulare Prozesse unterbrochen werden, die zur allergischen Kettenreaktion führen. Anergis benutzt dazu relativ lange synthetische Peptide, nachgebaute Fragmente des Birkenpollenallergens »Bet v 1«. Die Peptide ergeben, entsprechend gestückelt, eine künstliche Version der gesamten Sequenz des natürlichen Allergens. Allerdings werden die kleinen Abschnitte nach einem speziellen Verfahren kombiniert, das die Forscher »Contiguous Overlapping Peptide Technology« (COP) nennen. Sinn der Manipulation ist, durchaus ähnlich wie beim Impfstoff von Biomay, die Auflösung der räumlichen Struktur des Allergens, damit die IgE-Antikörper orientierungslos sind und den Weg zu den bevorzugten Bindungsstellen nicht finden. Die Schutzwirkung wird auch in diesem Fall schließlich dadurch bewerkstelligt, dass IgG-Antikörper herbeiströmen, sich vordrängen und der IgE-Abteilung den Zutritt versperren. Auf diese Weise sollen ebenfalls die beiden großen Ziele zugleich erreicht werden: Eine möglichst optimale Wirkung durch Verwendung einer präzise synthetisierten Form natürlicher Birkenproteine und eine nicht minder zuverlässige Ausschaltung unerwünschter allergischer Nebenwirkungen.

Was jetzt noch schiefgehen kann

Die vordringlichsten Fragen jener Hunderte Millionen Menschen auf der ganzen Welt, die Jahr für Jahr der Pollensaison entgegenzittern oder jeder Katze großräumig ausweichen, betreffen in letzter Konsequenz aber vermutlich nicht so sehr die molekularbiologischen Einzelheiten, sondern sind wahrscheinlich eher praktischer Natur: Darf man davon ausgehen, dass die Verheißungen der Impfstoffhersteller und der Entwickler anderer innovativer Therapieansätze tatsächlich auf Punkt und Komma zutreffen, sodass damit im Lauf der nächsten zwei, drei Jahre so etwas wie Erlösung in Sicht ist? Oder werden womöglich alle Hoffnungen und großen Erwartungen am Ende doch noch enttäuscht? Halten die Präparate im harten Praxistest des realen Lebens vielleicht doch nicht, was im Vorfeld großspurig versprochen wurde?

Ein Szenario kann wohl ziemlich ausgeschlossen werden: die Befürchtung, dass die Präparate überhaupt nicht funktionieren und dass Wissenschaftler über Jahre oder sogar Jahrzehnte bloß einem schönen Traum nachgejagt sind, der am Schluss platzt. Denn ihre Wirkung haben die Impfstoffe, die therapeutischen Antikörper und das System der Anti-Allergie-Blutwäsche schließlich längst unter Beweis gestellt – und das nicht nur in Labor- oder Tierversuchen, sondern ganz konkret an Tausenden Menschen, die damit, rechnet man die ausgedehnten Studienphasen zusammen, jahrelang behandelt wurden. Man weiß daher nicht nur, dass positive Effekte eintreten, sondern auch, dass diese über längere Zeiträume anhalten.

Aus heutiger Sicht lässt sich allerdings nicht sagen, ob das Problem nach einem Durchlauf von Allergieimpfungen tatsächlich dauerhaft gelöst ist. Zur Stunde kann niemand wissen, ob der Patient seine allergischen Beschwerden nach den Impfungen auf Lebenszeit abgeschüttelt hat und ob das Immunsystem dadurch quasi für immer im Langzeitgedächtnis gespeichert hat, dass Pollen-, Milben- oder Katzenhaarpartikel keine Bedrohung darstellen. Wie nachhaltig die Impfungen wirklich sind, kann sich zwangsläufig erst in der Praxis herausstellen – nach vielen Jahren, in denen Mediziner nach und nach Erfahrungen sammeln und Langzeitbeobachtungen anstellen. Wahrscheinlich werden auch Auffrischungen notwendig sein. Aber selbst wenn: Sich nach einigen Jahren wieder ein paar Spritzen zu holen wäre immer noch deutlich bequemer als die zähen traditionellen Injektionskuren.

Schwer zu prognostizieren ist, bei wie vielen Patienten die Impfungen anschlagen werden, wie hoch also der Prozentsatz jener sein wird, bei denen sich ein deutlich merkbarer Erfolg einstellt. Zwar gibt es entsprechende Ergebnisse aus den bisherigen klinischen Studien, doch ob diese im Alltag reproduzierbar sind, bleibt abzuwarten. Was könnte im schlimmsten Fall passieren? Vielleicht, dass nicht mehr Menschen profitieren als bei der klassischen Immuntherapie – also ungefähr, je nach Allergieform, zwei Drittel bis gut 70 Prozent. Man darf allerdings davon ausgehen, dass dies eher unwahrscheinlich ist: Immerhin unterscheidet sich ja das Design der Wirkstoffe drastisch von den vergleichsweise undifferenzierten Extrakten, und man zielt mit den maßgeschneiderten Produkten ungleich genauer auf den Kern des Problems, was sich auch in den Wirkungsraten positiv niederschlagen sollte. Doch selbst wenn wir das Gedankenexperiment durchspielen, dass die Vakzine keine höheren Erfolgsquoten als die herkömmliche Behandlung erbringen, bliebe ein nicht zu vernachlässigender Vorteil: Der Patient wäre zumindest sehr rasch im Bilde über seine Chancen und müsste nicht drei bis fünf Jahre mit eisernem Willen durchhalten, um zu wissen, ob er zu den Glücklichen zählt, denen die Therapie nützt.

Das größte Unsicherheitspotenzial bergen theoretisch die Angaben über den Zeitpunkt der Markteinführung. Momentan läuft, soweit für den Außenstehenden erfahrbar, bei den drei europäischen Impfstoffherstellern alles perfekt nach Plan, sämtliche Etappenziele konnten erreicht, die zahlreichen Vorgaben und Auflagen bravourös gemeistert werden. Die Forscher wissen, dass die Substanzen wirken, und konnten dies auch nach allen Regeln der medizinischen Forschung dokumentieren. Dennoch: Verzögerungen, seien sie nun wissenschaftlicher oder bürokratischer Natur, können in letzter Minute immer auftreten und die schönste Agenda über den Haufen werfen. So ist es prinzipiell denkbar, dass sich das eine oder andere Pharmaunternehmen letztlich doch noch verspätet – ein, zwei Jahre vielleicht, mehr sollten es wohl nicht werden. Schließlich sind alle Entwicklungen bereits sehr weit gediehen und befinden sich definitiv in der Schlussphase. Es fehlt nur noch die finale Etappe, der Schritt von der solide geprüften klinischen Forschung zum breiten Einsatz im Alltag.

Ein wenig gedulden müssen sich Betroffene aber ohnehin noch: Die erste der drei Impfungen soll planmäßig 2017 den Markt erreichen. Stellt sich die Frage, ob man zwischenzeitlich schon etwas Sinnvolles unternehmen und manche Fortschritte der modernen Allergieforschung zur Verbesserung des Befindens nutzen kann. Man kann durchaus, zum Beispiel indem man in einem ersten Schritt die Vorzüge molekularer Diagnostik mit einer konventionellen Behandlung koppelt.

Konkret empfiehlt sich folgendes Vorgehen: Leisten Sie sich zunächst eine moderne Chipdiagnose, die bis auf die Ebene des einzelnen Moleküls genau ermittelt, was Ihre Allergie auslöst, was der Hauptgrund Ihrer Beschwerden ist und welche Nebenschauplätze eine Rolle spielen: das heißt, welche Kreuzreaktionen damit einhergehen. Sie wissen dann etwa, dass die Birke das zentrale Übel ist, zusätzlich Karotten und Äpfel problematisch sind, nicht unbedingt aber Kiwis oder Soja – dass Sie also bestimmte Nebenallergene beachten müssen, andere hingegen vernachlässigen können. Weiterhin ist Ihnen jetzt bekannt, dass der Apfel in Ihrem Fall zwar in Form einer Kreuzreaktion mit der Birke von Relevanz ist, aber keine echte

Apfelallergie vorliegt. Das wiederum bedeutet: In erhitzter Form sollten Sie Äpfel bedenkenlos genießen können.

Ausgestattet mit diesen Erkenntnissen können Sie anschließend die Therapie präzise gestalten lassen. Wenn Sie es gerne komfortabel haben, lassen Sie sich anhand der Diagnose ein Präparat zur sublingualen Therapie mixen: zum Beispiel ein Spray, das Sie zu Hause im Kühlschrank aufbewahren und von dem Sie täglich zwei Sprühstöße unter die Zunge pumpen. Wenn Sie mit der Behandlung im Herbst beginnen, bemerken Sie mit ein wenig Glück bereits im nächsten Frühjahr eine Linderung Ihrer Symptome. Natürlich handelt es sich vorerst noch um eine klassische, auf Extrakten basierende Spezifische Immuntherapie, doch dank der vorhergehenden molekularen Zielerfassung lässt sich diese Ihren Bedürfnissen entsprechend komponieren: Birke plus ein paar Gräser zum Beispiel, wenn Ihr Immunsystem zusätzlich auch auf diese ansprechen sollte. Bei manchen Sprays sind solche Mischungen verfügbar. Diese Vorgehensweise – molekulare Diagnostik plus traditionelle Therapie – wird mittlerweile von den allergologischen Fachverbänden ausdrücklich als besonders sinnvoll angeraten. Vor einigen Jahren noch unter dem Schlagwort »Zukunftsperspektiven« geführt, gilt diese Praxis heute – der Skepsis mancher Fachärzte zum Trotz – als aktuell empfohlener Standard.

Die Optimierung der Möglichkeiten wäre schlussendlich die Kombination der molekularen Techniken: eine hochpräzise Diagnose, an die eine Impfung mit all den oben dargestellten Vorzügen anknüpft. Prinzipiell wäre sogar eine durchgängig maßgeschneiderte Behandlungsstrategie denkbar: eine Chipfahndung nach den konkreten Allergieauslösern bei einer bestimmten Person plus ein individuell gefertigtes Präparat, dessen Bestandteile genau auf das Profil des einzelnen Patienten abgestimmt sind.

Zukunftsmusik? Mag sein, aber in jedem Fall reden wir von einer sehr nahen Zukunft. Immerhin existieren sämtliche technologischen Eckpfeiler dafür längst nicht mehr bloß in den Köpfen der Wissenschaftler.

Der wahrhaft große Wurf, der ultimative finale Schritt würde indes noch deutlich über diesen schon klar konturierten Horizont hinausreichen. Denn in letzter Konsequenz besteht die kühne Vision der Wissenschaft darin, nicht nur allergische Erkrankungen effizient zu verhindern. Selbst mit der Idee, in einer früheren Episode ins Geschehen einzugreifen und rechtzeitig in der Sensibilisierungsphase zu intervenieren, um manifeste Allergien erst gar nicht zuzulassen, will man sich auf lange Sicht nicht begnügen. Das Fernziel wäre, nicht einmal eine latente Alarmierung des Immunsystems zu tolerieren – also bereits eine Sensibilisierung zu unterbinden. Gelingt dies eines Tages, befände man sich nahe am Konzept einer tatsächlichen prophylaktischen Schutzimpfung. Noch mag dieser Plan ein wenig verrückt klingen, doch die Idee hat inzwischen einen festen Platz in den Hinterköpfen mancher Forscher.

Vorerst handelt es sich dabei fraglos um einen theoretischen Entwurf, und das trifft auch auf andere innovative Ansätze zu. Dazu zählen besonders all die Ideen, die aus der Entschlüsselung der Ursachen für den rapiden Anstieg allergischer Leiden in den vergangenen Jahrzehnten resultieren: aus der Identifizierung von Mikroben vor allem, die uns helfen könnten, das Immunsystem wieder in ein gesundes Gleichgewicht zu bringen; aus der Einsicht, dass die Abwehr von Parasiten und Giften wohl eine ursprüngliche Aufgabe der Th2-Abwehrarmee war; nicht zuletzt aus der konsternierenden Erkenntnis, wie sehr unser modernes Leben, unser nahezu keimfreies Dasein, das sich vorwiegend im Inneren steriler, technologisch hochgerüsteter Gebäudekomplexe abspielt und dessen Qualität wir mit künstlichen, vermeintlich gesundheitsfördernden Nahrungszusätzen angeblich aufwerten, kontraproduktiv sein kann – und einem Kollateralschaden namens Allergien Vorschub leistet.

Mit ziemlicher Sicherheit werden aus diesem Wissen ebenfalls neue Strategien zur Bekämpfung von Heuschnupfen, Asthma und Neurodermitis erwachsen, wann auch immer wir tatsächlich damit rechnen dürfen, in deren Genuss zu kommen. Gewiss ist allerdings schon jetzt: Die Allergieforschung hat zuletzt Beeindruckendes geleistet, und die Wissenschaftler in aller Welt konnten viele Geheimnisse dieses hochkomplexen, über lange Zeit höchst rätselhaften Leidens lüften.

Allein dieses Faktum ist ein gewaltiger Fortschritt und ein wirklicher Hoffnungsschimmer für all die Menschen rund um den Globus, die von der häufigsten chronischen Krankheit unserer Epoche betroffen sind.

Warum, wieso, weshalb?

Antworten auf häufige und nur scheinbar banale Fragen
zum Thema Allergien

Warum greifen Allergene wie Pollen vorrangig Augen, Nase und den Atemtrakt an?
Erstens sind die Schleimhäute exponierte Stellen unseres Körpers und damit praktische Eintrittspforten für Pollenkörner. Zweitens, und das ist entscheidend, sind sie feucht. Weil Pollenproteine sehr gut wasserlöslich sind und Feuchtigkeit brauchen, um ihre Wirkung zu entfalten, bieten die Schleimhäute perfekte Andockstellen für Allergene aus der Luft, die sogenannten Aeroallergene. Ebenso funktioniert die Aufnahme von Nahrungsmittelallergenen, die über die Mundschleimhäute aufgenommen werden.

Ist es sinnvoll, eine Birke im eigenen Garten zu fällen, wenn man auf Birkenpollen allergisch reagiert?
Eher nicht. Blütenstaub steigt von den Pflanzen auf und kann sich über viele Quadratkilometer verteilen, sodass der Pollenschauer schließlich großräumig niedergeht. Mitunter können Pollenkörner mit dem Wind sogar 300 bis 500 Kilometer weit reisen. Das ist auch mit ein Grund, warum manche Menschen in der Großstadt das Mähen sommerlicher Wiesen und Felder als allergische Belastung spüren. Pflanzen im eigenen oder in Nachbars Garten spielen bestenfalls eine untergeordnete Rolle.

Lindert Regen wirklich die Allergiesymptome?

Dass sich Allergiker bei Regen besser fühlen, hört und liest man häufig. Wie so oft lässt sich die Realität allerdings nicht in eine simple Regel packen. Die Sachlage ist etwas komplexer: Regnet es nur kurz, kann die Allergenbelastung sogar steigen. Klatschen nämlich die Tropfen auf den trockenen Boden, prallen sie zurück und schleudern dabei den bereits abgelagerten Pollenfilm empor. Hält der Regen jedoch drei, vier Stunden an, sollte sich tatsächlich eine Erleichterung der Symptome einstellen, weil dann der Blütenstaub aus der Luft gewaschen wird. Wunder darf man sich freilich nicht erwarten: Wer schon über Tage oder Wochen an Heuschnupfen leidet, hat schließlich eine dauerhafte Entzündung – und die ebbt zwar ab, wenn die Luft von Pollenkörnern gereinigt wird. Gänzlich verschwinden kann sie in dieser kurzen Zeit jedoch nicht.

Manche Allergiepatienten klagen, dass ihre Beschwerden sogar schlimmer werden, wenn es regnet. Kann das stimmen? Und wenn ja: Was könnte die Ursache sein?

In der Tat kann Regen Allergiesymptome auch klar verschlimmern, besonders bei Asthmatikern. Als Erklärung kommt ein Phänomen namens »Thunderstorm Asthma« in Betracht. Üblicherweise sind Pollenkörner zu groß, um in die unteren Atemwege eindringen zu können. Bei starkem Regen können durch den sogenannten osmotischen Schock, der die Pollenkörner bersten lässt, jedoch viel kleinere Fragmente entstehen, die dann die geeignete Größe besitzen, um in den Bronchialtrakt vorzustoßen. Dies wurde anhand eines Hauptallergens von Gräsern bewiesen.

Man rät Pollenallergikern gerne, ihre Aufenthalte im Freien je nach der tageszeitlichen Belastung zu gestalten. Auch das Lüften der Wohnung solle man danach richten.

Generell heißt es, die Spitzenwerte der Belastung seien auf dem Land besonders in den Morgenstunden hoch, in urbanen Gebieten dagegen abends. Stimmt das?

Das sind Standardempfehlungen, die leider wenig mit den Gegebenheiten in freier Natur harmonieren. Diese Richtlinien mögen auf Laborsituationen zutreffen, jedoch kaum auf die Wirklichkeit. Die Behauptung, dass zum Beispiel in ländlichen Regionen die Pollenkonzentration vor allem am Vormittag ansteigt, beruht auf dem Umstand, dass morgens die Gräser vom nächtlichen Tau befreit werden und der nunmehr trocknende Blütenstaub leichter emporschweben kann. Dieses Szenario gilt damit nur für Gräser, und selbst für diese nur in der Theorie. In der Realität kommt schließlich eine Vielzahl von Einflussfaktoren hinzu, welche die tatsächliche Situation bestimmen: Dazu zählen Temperatur, Luftfeuchtigkeit und Windrichtung ebenso wie der Pollengehalt der Vegetation in der konkreten Saison. Allgemeine Aussagen über die Pollenbelastung sind daher stets irreführend und fast immer falsch. Für den einzelnen Patienten kann es durchaus gravierende Folgen haben, wenn er sich vorbehaltlos darauf verlässt: Richtet er beispielsweise das Öffnen der Fenster und das Lüften der Wohnung nach diesen Patentrezepten, kann es durchaus sein, dass er exakt das Gegenteil dessen erreicht, was er beabsichtigt: nämlich dass er einen wahren Pollenschauer in seine Wohnräume schleust.

Woran aber kann man sich orientieren, wenn man der höchsten Allergenbelastung entkommen möchte?

Erstens: Allzu einfachen Weisheiten und Faustregeln sollte man misstrauen. Beim Pollenflug handelt es sich eben um ein komplexes Geschehen, das keinen fixen Mustern gehorcht. Und nicht nur die klimatischen Verhältnisse spielen eine Rolle, sondern auch die lokale Vegetation am Wohnort sowie saisonale Faktoren. So können

Umwelteinflüsse die Konzentration wie auch die Allergenität des Pollen von Jahr zu Jahr variieren, weshalb etwa die Saison 2015 keineswegs mit der Saison 2016 vergleichbar sein muss. Es ist auch nur bedingt hilfreich, die blanke Quantität als Maßstab heranzuziehen: Die Zahl der Pollenkörner pro Kubikmeter Luft korreliert nicht zwangsläufig mit dem Schweregrad allergischer Symptome. Manchmal wiederum wird die aktuelle Belastung gar nicht von lokalen Gegebenheiten bestimmt, sondern von solchen in anderen Regionen: Beispielsweise kann die regionale Ausschüttung von Ragweedpollen an einem Ort gering sein – und die Menschen leiden dennoch massiv, weil Windströmungen dominieren, die den Blütenstaub herbeiwehen. Soll zweitens heißen: Wenn man die tatsächliche Situation an einem bestimmten Ort und zu einer bestimmten Zeit ermitteln will, ist es unbedingt notwendig, individualisierte und laufend aktualisierte Informationen heranzuziehen.

Uwe Berger, der Leiter des Österreichischen Pollenwarndienstes der Medizinischen Universität Wien, hat gemeinsam mit Experten der Berliner Charité ein umfassendes System entwickelt, um solch individualisierte Polleninformationen anbieten zu können. Die Wissenschaftler greifen dafür auf Daten aus mehreren Hundert Pollenmessstationen in ganz Europa zurück, um basierend auf Zwei-Stunden-Daten Belastungen in einer konkreten Wohnregion über den Tagesverlauf zu prognostizieren. Mit diesen Informationen, so Berger, könne man zum Beispiel Aktivitäten im Freien gezielt planen – und zwar nicht nur für Stunden, sondern für einige Tage. Die Informationen lassen sich unter folgenden Websites abrufen: www.pollenwarndienst.at oder www.pollen stiftung.de.

Was ist, wenn Beschwerden vor allem in geschlossenen Räumen auftreten und das Lüften eher Erleichterung als eine Verschlimmerung der Beschwerden bringt?

In diesem Fall sollte überlegt werden, ob tatsächlich Pollen der einzige Übeltäter ist. Möglicherweise liegen (weitere) Allergien vor, die bestimmten Patienten besonders in Innenräumen zu schaffen machen: etwa gegen Haustiere, Hausstaubmilben oder Pilzsporen. Außerdem gibt es vergleichsweise seltene Allergien gegen bestimmte Textilien, Wildseide oder Motten. Manchmal ist es notwendig, dass Ärzte in detektivischer Kleinarbeit den wahren Auslösern auf die Spur kommen.

Oft hört man, dass Alkoholkonsum Allergien verstärkt. Stimmt das?

Das ist korrekt. Der Grund dafür ist, dass Alkohol die Gefäße weitet und die Schleimhäute durchlässiger macht. Allergene wie Pollenkörner können dadurch effizienter in den Körper eindringen – und die Beschwerden nehmen an Intensität zu.

Auch vor Tabakrauch wird gewarnt. Warum verschlimmert Rauchen Allergien?

Zum einen schlicht dadurch, dass die Atemwege gereizt werden. Zum anderen weiß man inzwischen, dass Tabakrauch die Hautbarriere schädigt, also jenen Schutzwall, der uns vor einer Vielzahl schädlicher äußerer Einflüsse bewahrt. Auch Proteine durchdringen intakte Haut- und Schleimhautschichten nur sehr schwer – außer, die Durchlässigkeit wird erhöht, zum Beispiel durch Zigarettenrauch. Vor einigen Jahren demonstrierten Forscher der Medizinischen Universität Wien in Laborversuchen, wie Tabakqualm dazu führt, dass Birken-, Gräser- und Milbenallergene die Schleimhautbarriere deutlich leichter überwinden und dort eine ebenso merklich gesteigerte Ausschüttung von Entzündungsbotenstoffen bewirken.

Drittens dürfte Zigarettenrauch die Balance der beiden Arme der Immunabwehr aus dem Lot bringen: das Gleichgewicht von Helferzellen der Typen 1 und 2 (Th1, Th2). Studien zeigen, dass die Th1-Schiene gedrosselt und das Th2-System hochgefahren wird – jener Bereich der Abwehr, der bei Allergien verstärkt in Aktion tritt.

Wenn die Wohnung vom Vormieter voller Katzenhaare ist: Bleiben die Haare für immer ein Problem? Oder verlieren sie nach einer gewissen Zeit ihr krank machendes Potenzial? Und wie lange dauert das?
Schuld an Tierhaarallergien sind Eiweißstoffe am Fell und auf der Haut der Tiere. Wer auf Katzen- oder Pferdehaare reagiert, weiß, dass es sich um sehr starke Allergieauslöser handeln kann. Mit der Zeit verlieren die biologischen Substanzen aber tatsächlich ihr allergenes Potenzial. Allerdings kann es, wenn eine Katze im Haushalt gelebt hat, gut ein halbes Jahr dauern, bis der Allergiker nichts mehr davon spürt. Gründliches Putzen und Entfernen der Haare vor allem von Teppichen und Polstermöbeln kann den Zeitraum verkürzen.

Sind alle Katzen gleich problematisch für Allergiker? Oder gibt es Unterschiede?
Es deutet einiges darauf hin, dass es auch von der Rasse abhängt, wie stark die Allergene einer Katze sind. Während sich manche Allergiker nicht einmal für kurze Zeit im selben Zimmer mit einer bestimmten Katze aufhalten können, ohne gravierende Beschwerden zu bekommen, bereiten ihnen andere Tiere fast keine oder nur leichte Probleme. Wissenschaftler, darunter Forscher der Medizinischen Universität Wien, haben schon vor einiger Zeit damit begonnen, Tierhaare systematisch zu sammeln und zu analysieren, um Allergikern eines Tages vielleicht Tipps in Bezug auf die Wahl allergiearmer Rassen geben zu können.

Senkt es die Allergenbelastung durch Tierhaare, wenn man Haustiere regelmäßig badet?

Das kommt auf das Tier an. Bei Katzen scheint das Waschen des Fells überhaupt keinen Einfluss zu haben, bei Hunden hingegen schon. Allerdings ist der Nutzen bloß ein sehr kurzfristiger. Selbst zweimaliges Baden pro Woche wäre zu wenig, um das Allergenlevel dauerhaft niedrig zu halten. Bei Katzen stammen die Allergene aus dem Speichel: Die Allergenität ist folglich davon abhängig, wie oft sich die Katze putzt. Daher hat Waschen kaum Effekte.

Oft werden spezielle Produkte zur Milbenabwehr angeboten, zum Beispiel Folien, die über die Matratze gezogen werden. Was ist davon zu halten?

Spezialisierte Hersteller bieten sogenannte Encasings an: Die Matratze wird buchstäblich eingehüllt, um eine Schicht zwischen dem Körper und der Matratze herzustellen, sodass der Allergiker nicht in direkten Kontakt mit den Ausscheidungen der Milbe gerät. Grundsätzlich ist das sinnvoll. Allerdings zeigte eine Studie der Harvard Medical School vom Februar 2014, dass Einzelmaßnahmen stets zu wenig sind, um einen nachhaltig positiven Effekt zu erzeugen. Den Forschern zufolge bringen Encasings zwar punktuell Vorteile, doch die Gesamtbelastung in einer Wohnung werde dadurch nicht ausreichend gesenkt. Wirklich effizient sei nur die Kombination mehrerer Maßnahmen. Dazu zählen neben Encasings das wöchentliche Waschen der Bettwäsche bei mindestens 60 Grad Waschtemperatur, das Absenken der Luftfeuchtigkeit auf maximal 50 Prozent und die Vermeidung von Teppichen und Polstermöbeln.

Auch Schimmelpilze sind häufige Allergenquellen in Innenräumen. Gibt es dagegen wirksame Strategien?

Die Sporen von Schimmelpilzen zählen zu den aggressivsten und hartnäckigsten Allergenen. Schon eine befallene Wandfläche von der Größe eines A4-Blatts kann genügen, um ernste Symptome hervorzurufen. Die Beseitigung des Problems ist meist langwierig und aufwendig. Eine systematische Überprüfung von Maßnahmen zur Schimmelpilzbekämpfung wurde bisher meist in öffentlichen Gebäuden wie Schulen durchgeführt. Wirkung zeitigte, wenn überhaupt, nur ein ganzes Bündel von Eingriffen: Sanierung des Mauerwerks, Einbau von Belüftung und Klimatisierung, dauerhafte Absenkung der Luftfeuchtigkeit. Zu Hause sollte man zudem auf Zimmerpflanzen verzichten: Die Pflanzenerde ist ein perfekter Nährboden für Schimmelpilze.

Stimmt es, dass geimpfte Menschen eher Allergien bekommen, dass also Impfungen ein Allergierisiko darstellen?
Nein. Zusammenhänge wurden eine Zeit lang diskutiert, sind jedoch inzwischen längst vom Tisch. In Wahrheit trifft eher das Gegenteil zu: In Gegenden wie der früheren DDR ist die Allergikerrate vergleichsweise niedrig. Zugleich war die sogenannte Durchimpfungsrate dort traditionell extrem hoch, weil eine Impfpflicht galt.

Viele Menschen verdächtigen die heute allgegenwärtige Chemie, Allergien zu verursachen – in großindustriell gefertigter Nahrung, Haushaltsprodukten und sonstigen Gütern des täglichen Bedarfs. Stimmt das?
Tendenziell eher nein. Vereinzelt stehen zwar Nahrungszusätze wie bestimmte Konservierungsmittel im Verdacht, das Immunsystem zu beeinflussen und dadurch ein Risikofaktor für Allergien zu sein. Generell gilt bei Allergien jedoch: In diesem Fall ist das Problem natürlichen Ursprungs. Allergikern schadet nicht die Chemie, sondern die Natur in Form von Eiweißstoffen. Selbst allergische Reaktionen auf Waschmittel oder bestimmte Farben sind im Regelfall darauf zurückzuführen: nämlich dann,

wenn diesen Produkten Enzyme zugesetzt sind – letztlich handelt es sich dabei wieder um Eiweiße.

Wurde bereits nachgewiesen, welche Enzyme in Nahrungs- und Haushaltsmitteln problematisch sein können? Und was kann man gegen sie tun?
Ein Beispiel für eine nachweislich problematische Substanz ist das Enzym Papain, das auf Verpackungen die EC-Nummer 34222 trägt. Es kommt unter anderem in Wasch- und Fleckenputzmitteln, in Shampoos, Kontaktlinsenmitteln und teils auch in der Nahrungsmittelindustrie vor. Die Wiener Allergieforscherin Erika Jensen-Jarolim hat näher untersucht, wie Papain Allergien beeinflusst: Es kann die Hautbarriere beeinträchtigen, was Allergenen den Weg in den Körper erleichtert und Entzündungen begünstigt. Diese Pforte – eine Schädigung des Schutzmantels der Haut – wird schon länger als wesentlicher Faktor diskutiert, der zur Entstehung von Allergien ganz allgemein beträgt. Als Tipp wäre zu nennen, dass man etwa die Wäsche am Schluss gründlich spült oder die Haare sorgfältig mit Wasser reinigt, um Reste bedenklicher Substanzen zu entfernen.

Soll man bewusst auf Nahrungsmittel verzichten, um Kindern Allergien zu ersparen?
Bloß nicht. Früher dachte man, dass Vermeidung die richtige Strategie sei. Die Annahme war, dass man Kinder am besten vor Allergien schützt, wenn sie erst gar nicht mit Lebensmitteln wie Erdnüssen oder Fisch in Berührung geraten. In Wahrheit könnte ziemlich exakt das Gegenteil zutreffen: Je mehr man Kinder in das sprichwörtliche Glashaus stellt und sie gegen Umwelteinflüsse abschottet, desto weniger kommen sie später mit Allergenen zurecht. Es gebe keine Belege »für einen präventiven Effekt einer diätischen Restriktion durch Meidung potenter Nahrungsmittelallergene«, wie es in einer Leitlinie der Deut-

schen Gesellschaft für Allergologie und klinische Immunologie nüchtern heißt. Und zwar weder während der Schwangerschaft der Mutter noch in den ersten Lebensphasen eines Kindes. Vergleichende Studien am Beispiel der Erdnuss zeigen sogar, dass jene Kinder am seltensten allergische Reaktionen entwickeln, die regelmäßig kleine Erdnusssnacks knabbern dürfen. Einzige Ausnahme von der generellen Regel: Sind bereits allergische Reaktionen auf ein bestimmtes Lebensmittel per Test nachgewiesen, muss es künftig tatsächlich meist gemieden werden.

Stimmt es, dass Allergiker Äpfel vertragen, wenn sie vor dem Genuss erhitzt werden?
Ja. Viele allergieauslösende Proteine sind hitze- und säurelabil. Das bedeutet, dass sie durch Hitze oder Magensäure zerstört werden. Rohe Äpfel und anderes Kern- wie auch Steinobst bereiten deshalb bei einem hohen Prozentsatz der Patienten nur lokal im Mund Probleme durch Jucken oder Kribbeln, nicht jedoch nach dem Verzehr. Wer auch die Lokalreaktionen vermeiden möchte, legt den Apfel für eine Minute bei 600 Watt in die Mikrowelle. Die Proteine überleben diese Prozedur nicht, der Apfel ist trotzdem noch knackig. Ebenso kann man Apfelkuchen bedenkenlos essen. Gleiches gilt für anderes Obst und Gemüse wie Karotten. Doch Vorsicht: Es macht einen gewaltigen Unterschied, ob man Äpfel bloß deshalb nicht verträgt, weil man eine Kreuzreaktion zur Birke hat (Birkenhaupt- und einige Obstnebenallergene sind miteinander verwandt) oder eine echte Apfelallergie. In letzterem Fall nützt das Erwärmen nichts, weil die Hauptallergene des Apfels resistent gegen Hitze und Säure sind. Ein molekularer Allergietest bringt Aufschluss darüber, unter welcher Form der Allergie man wirklich leidet.

Wenn ein Allergietest keine Reaktion auf Insektengifte gezeigt hat: Kann man sich dann getrost stechen lassen?
Nicht unbedingt. Wie die meisten Allergien verlaufen auch solche auf Bienen- oder Wespengift in zwei Phasen: Zunächst wird das Immunsystem scharf gemacht, ohne dass sich deshalb Probleme einstellen. Erst später – also bei einem neuerlichen oder einem der späteren Stiche – kann es zur Reaktion oder sogar zu einem anaphylaktischen Schock kommen. Ein negativer Allergietest kann schlicht anzeigen, dass man noch nie gestochen wurde.

Manche Ärzte empfehlen regelmäßigen Ausdauersport, um Asthmasymptome zu lindern. Kann das etwas bringen?
Ja. Man geht davon aus, dass eine gut trainierte Bronchialmuskulatur dazu beiträgt, Asthma im Zaum zu halten. Umgekehrt gibt es Studien, die belegen, dass Couch-Potatoes stärkere Beschwerden haben: Wer viel auf dem Sofa lümmelt, macht kaum tiefe Atemzüge, vernachlässigt die Muskulatur der Atmung und muss mit ausgeprägteren Symptomen rechnen.

Was ist von Kortisonspritzen gegen Allergien zu halten?
Es gibt sogenannte Depotspritzen, die meist in den Gesäßmuskel injiziert werden und Kortison über einige Wochen sukzessive abgeben. Wer diese Methode bereits ausprobiert hat, weiß, dass sie wahre Wunder wirkt: Der Heuschnupfen ist wie weggeblasen, und wer jedes Jahr nur für ein paar Wochen an einer Allergie leidet, übersteht die Saison damit praktisch beschwerdefrei. Dennoch raten Ärzte in der Regel von den Kortisoninjektionen ab. Denn einerseits greifen sie in den Hormonhaushalt des Körpers ein, andererseits besteht die Gefahr, das Gewebe zu verletzen. Es sind nicht wenige Fälle dokumentiert, in denen aufgrund der Spritzen bleibende Dellen oder Beulen an der Haut entstanden.

Aber Ärzte verordnen doch auch Medikamente, darunter Kortison. Ist das empfehlenswert?

Tatsächlich zählen Kortisonpräparate zu den gängigen Akut- und Symptomtherapien von Allergien. Im Wesentlichen gibt es drei wichtige Gruppen von Medikamenten, die unterschiedliche Ansätze und Nebenwirkungen haben:

– Kortison: Verabreicht beispielsweise als Spray gegen Atemnot, zeigt dieses Hormon ausgezeichnete Wirkung, weil es rasch Entzündungen dämpft, auch allergische. Die früher gefürchteten Nebenwirkungen haben moderne Kortisonpräparate längst nicht mehr, dennoch sollten die Sprays oder andere Darreichungsformen mit Zurückhaltung eingenommen werden – je nach Anweisung des Arztes.

– Antihistaminika zählen zu den häufigsten Medikamenten zur Eindämmung allergischer Beschwerden. Ziel dieser Präparate ist es, bestimmte Rezeptoren von Entzündungsstoffen, den Histaminen, zu blockieren und so die Wirkung der Histamine abzuschwächen. Dies soll die Folgen allergischer Erkrankungen wie Heuschnupfen, Augenrötungen und Urtikaria (Nesselsucht) eindämmen. Frühere Generationen von Antihistaminen machten oft müde, bei den heutigen Medikamenten treten diese Probleme kaum mehr auf.

– Mastzellstabilisatoren, auch Cromone genannt, sollen die sogenannte Degranulation verhindern. Mastzellen enthalten kleine Bläschen (Granula), aus denen Entzündungsstoffe wie Histamine und Leukotriene in den Körper strömen. Cromone blockieren die Ausschüttung dieser Mediatoren und stellen damit eine notwendige Ergänzung zur Klasse der Antihistaminika dar, die sich zwar effektiv gegen Histamine richten, nicht jedoch gegen Stoffe wie die Leukotriene.

Soll man abschwellende Nasensprays verwenden, um Heuschnupfen zu lindern?
Kurzfristig ist das sicher eine sinnvolle Möglichkeit. Auf längere Sicht ist allerdings zu beachten, dass solche Sprays die Nasenschleimhäute reizen und schädigen können. Also sollte man sie nur wohldosiert und zu Spitzenzeiten des Pollenflugs einsetzen.

Oft werden alternative Heilverfahren zur Behandlung von Allergien beworben. Gibt es in diesem Bereich Belege für die Wirksamkeit?
Die Alternativmedizin ist vermintes Terrain, und die Debatte wird häufig mehr von Ideologie beherrscht als von Fakten. In Bezug auf Allergien ist die Sachlage im Grunde simpel: Allergische Erkrankungen beruhen auf einer Fehl- respektive Überreaktion des Immunsystems, und nur Therapien, die das Immunsystem beeinflussen, können Wirksamkeit entfalten. Alternative Verfahren – ob nun Homöopathie, Akupunktur, Bioresonanz oder Chinesische Medizin – haben solche Wirksamkeit bisher nicht unter Beweis gestellt und können daher nicht zur Behandlung empfohlen werden. Wer subjektiv den Eindruck gewinnt, sich durch eine dieser Maßnahmen besser zu fühlen, möge das entsprechende Verfahren anwenden – aber trotzdem im Auge behalten, dass es notwendig sein kann, nicht auf klassische etablierte Therapien zu verzichten, um eine Verschlimmerung des Gesundheitszustands zu vermeiden.

Warum behaupten so viele Menschen, dass ihnen Alternativmedizin geholfen hat?
Dafür kommen verschiedenste Erklärungen in Betracht. Zum einen verläuft jede Pollensaison anders, und die Belastung kann von Jahr zu Jahr unterschiedlich stark ausfallen. Absolviert man eine Akupunkturbehandlung just in einem schwachen Pollenjahr, stellt man eine Besse-

rung der Symptome fest, obwohl kein ursächlicher Zusammenhang zwischen Therapie und Krankheitsverlauf besteht, sondern bloß zwei Ereignisse zufällig zeitgleich zusammentreffen. Zudem darf die Kraft der Psyche nicht unterschätzt werden: Wer von der Wirksamkeit einer Behandlung überzeugt ist, stellt oft tatsächlich eine Verbesserung seiner Situation fest. Insofern spricht wenig gegen alternative Verfahren, wenn diese subjektiv als hilfreich empfunden werden – solange sie sicher sind und keine notwendigen medizinischen Therapien versäumt werden.

Kann die Psyche Einfluss auf Allergien haben?
Ja, ohne Zweifel. Ein Zusammenhang zwischen Psyche und Immunsystem gilt als nachgewiesen. Diese Verbindung kommt mithilfe von Botenstoffen des Nervensystems zustande. Darauf ist letztlich auch der Umstand zurückzuführen, dass wir nach Stressphasen oder in emotional belastenden Situationen leichter an Infektionen erkranken. Auch in Bezug auf Allergien liegen teils verblüffende Untersuchungen vor: Bei Neurodermitispatienten ließ sich sogar messen, dass der Spiegel der IgE-Antikörper je nach psychischer Befindlichkeit schwankt. Im Rahmen einer Studie wiederum setzten Forscher Versuchspersonen einem harmlosen, aber intensiven Geruch aus. Manchen Personen wurde gesagt, der Duft sei heilsam, andere erfuhren, er würde Asthma verursachen. Bei der letzteren Gruppe stiegen tatsächlich die Entzündungswerte in den Atemwegen. Wissenschaftler vermuten, dass bei der Hälfte aller Asthmapatienten psychische und emotionale Faktoren an der Schwere der Symptome beteiligt sind. Mittlerweile konnte sogar bewiesen werden, dass allein die Vorstellung eines Allergens Allergien hervorrufen kann: So löst bei manchen Katzenhaarallergikern allein der Anblick des Fotos einer Katze Niesattacken aus.

Dank

Wir sind einer Reihe von Experten zu besonderem Dank verpflichtet. Diese Wissenschaftler lieferten wertvolle Daten und Informationen über die jüngsten Erkenntnisse der Allergieforschung, gewährten umfassende Einblicke in ihre eigenen Studien und erklärten sich bereit, zahlreiche Passagen dieses Buches gegenzulesen und die fachliche Korrektheit zu prüfen. Speziell möchten wir folgenden Experten danken, die wir hier in alphabetischer Reihenfolge nennen:

Dr. Katharina Bastl und Uwe E. Berger (Österreichischer Pollenwarndienst der Medizinischen Universität Wien), Dr. Moritz Fischer (Fresenius Medical Care), Prof. Dietmar Fuchs (Division of Biological Chemistry, Biocenter, Medizinische Universität Innsbruck), Dr. Peter Hallmann (AllergyCare), Dr. Rainer Henning und Dr. Hans Huber (Biomay AG), Prof. Dr. Ursula Krämer (IUF – Leibniz-Institut für umweltmedizinische Forschung), Prof. Dr. Erika von Mutius (Dr. von Haunersches Kinderspital, Ludwig Maximilians Universität München), Dr. Angela Neubauer (Biomay AG).

Literaturverzeichnis

Die Literaturliste umfasst sämtliche wissenschaftlichen Publikationen, Originalarbeiten und Fachbücher, die für dieses Buch verwendet wurden. Hinzu kamen zahlreiche populärwissenschaftliche Medien und Onlinequellen wie Science-Newsticker und medizinische Lexika sowie diverse Buchauszüge.

Die allergische Epidemie

Holly, Jessica: *Ursachen der Zunahme allergischer Erkrankungen: Eine umwelt- und sozialmedizinische Analyse unter besonderer Berücksichtigung von Asthma Bronchiale,* Diplomarbeit, Medizinische Universität Innsbruck, 2011.

Renz, Harald, Kaminski, Agnes, Pfefferle, Petra Ina: *Allergieforschung in Deutschland: Ein Atlas mit Bestandsaufnahme, Defizit- und Bedarfsanalyse,* Deutsche Gesellschaft für Allergologie und klinische Immunologie (DGAKI), 2008.

Stadler, Rudolf, Augustin, Matthias: *Allergien in der deutschen Bevölkerung:* Forsa-Umfrage 2012, Deutsche Dermatologische Gesellschaft, 2012.

Die Leidensgeschichte

Bergmann, Karl-Christian, Bergmann, Inge, Schadewaldt, Hans: *Bebilderte Geschichte der Allergologie,* Dustri-Verlag Dr. Karl Feistle, 2004.

Jäger, Lothar: *Allergien: Ursachen, Therapien, Vorbeugung,* C.H. Beck, 2000.

Müller, Ulrich R.: *Insektenstichallergie: Klinik, Diagnostik und Therapie,* Fischer, 1988.

Wüthrich, Brunello: *Der historische Verlauf des Heuschnupfens: Von der Rarität zur weitverbreiteten Volkskrankheit,* Der informierte Arzt, 2012.

Das Chaos im Körper

Bastl, Katharina, Berger, Uwe E.: *Pollen und Allergie: Pollenallergie erkennen und lindern,* Manz Verlag, 2015.

Jahn-Schmid, Beatrice: *Allergologie,* Skriptum zum Wahlfach, Medizinische Universität Wien, 2007.

Muche-Borowski, Cathleen et al.: *S3-Leitlinie Allergieprävention – Update 2009,* Deutsche Gesellschaft für Allergologie und klinische Immunologie (DGAKI), 2009.

Podbregar, Nadja: *Allergien: Wenn die Abwehr Amok läuft,* Scinexx Online-Dossier 2002 auf www.scinexx.de.

Kleine-Tebbe, Jörg: *Pollen, Milben & Co. – Was tun bei Allergien? Ratschläge für Patienten und Betroffene,* aktualisierte Onlineversion auf allergie-experten.de.

Merk, Hans F., Ott, Hagen: *Allergie-Taschenbuch. Für Studium und Praxis,* ABW Wissenschaftsverlag, 2008.

Valenta, Rudolf, et al.: *Food Allergies: The Basics,* Gastroenterology, 2015.

Westmann, Marit et al.: *Early Childhood IgE Reactivity to Pathogenesis-related Class 10 Proteins Predicts Allergic Rhinitis in Adolescence,* Journal of Allergy and Clinical Immunology, 2014.

Der Allergie-Code

Ainsworth, Claire: *Risse in der Mauer,* Spektrum der Wissenschaft, 2013.

Bonnelykke, Klaus et al.: *Meta-analysis of Genome-Wide Association Studies Identifies Ten Loci Influencing Allergic Sensitization,* Nature Genetics, 2013.

Chinthrajah, R. Sharon et al.: *Epigenetics of Allergy,* Global Atlas of Allergy, 2014.

Cookson, William et al.: *An Epigenome-wide Association Study of Total Serum Immunoglobulin E Concentration,* Nature, 2015.

Hong, Xiumei et al.: *Genome-wide Association Study Identifies Peanut Allergy-specific Loci and Evidence of Epigenetic Mediation in US Children,* Nature Communications, 2015.

Peden, David B.: *Does air pollution really cause allergy?,* Clinical & Experimental Allergy, 2014.

Portelli, Michael A. et al.: *Genetic Risk Factors for the Development of Allergic Disease Identified by Genome-wide Association,* Clinical & Experimental Allergy, 2014.

Weidinger, Stephan: *Genetics of Allergy,* Global Atlas of Allergy, 2014.

Die Macht der Mikroben

Berin, M. Cecilia: *Bugs versus Bugs: Probiotics, Microbiome and Allergy,* International Archives of Allergy and Immunology, 2014.

Brooks, Collin, Pearce, Neil, Douwes, Jeroen: *The Hygiene Hypothesis in Allergy and Asthma: an update,* Current Opinion in Allergy and Clinical Immunology, 2013.

Ege, Markus J. et al.: *Exposure to Environmental Microorganisms and Childhood Asthma,* The New England Journal of Medicine, 2011.

Fuchs, Barbara, Braun, Armin: *Modulation of Asthma and Allergy by Addressing Toll-Like Receptor 2,* Journal of Occupational Medicine and Toxicology, 2008.

Graham-Rowe, Duncan: *Allergien auf dem Vormarsch,* Spektrum der Wissenschaft, 2013.

Hector, Andreas: *Assoziation mütterlicher und fetaler mRNA-Niveaus von CD14 und Toll-like Rezeptor 2* und 4 mit allergischen Erkrankungen der Mutter, Dissertation, Medizinische Fakultät der Ludwig Maximilians Universität zu München, 2008.

Hesselmar, Bill, Hicke-Roberts, Anna, Wennergren, Göran: *Allergy in Children in Hand Versus Machine Dishwashing,* Pediatrics, 2015.

Krämer, Ursula et al.: *What can reunification of East and West Germany tell us about the cause of the allergic epidemic?,* Clinical & Experimental Allergy, 2014.

Legatzki, Antje, Rösler, Barbara, von Mutius, Erika: *Microbiome Diversity and Asthma and Allergy Risk, Current Allergy and Asthma Reports,* 2014.

Niers, Laetitia E. M. et al.: *Identification of Strong Interleukin-10 inducing Lactic Acid Bacteria which Downregulate T Helper Type 2 Cytokines,* Clinical and Experimental Immunology, 2005.

Niers, Laetitia E. M. et al.: *Selection of Probiotic Bacteria for Prevention of Allergic Diseases: immunomodulation of neonatal dendritic cells,* Clinical and Experimental Immunology, 2007.

Panduru, Mihaela et al.: *Probiotics und Primary Prevention of Atopic Dermatitis: A Meta-Analysis of Randomized Controlled Studies,* Journal of the European Academy of Dermatology and Venereology, 2014.

Riedler, Josef et al.: *Exposure to Farming in Early Life and Development of Asthma and Allergy: A Cross-sectional Survey,* The Lancet, 2001.

Schuijs, Martijn et al.: *Farm Dust and Endotoxin Protect against Allergy through A20 Induction in Lung Epithelial Cells,* Science, 2015.

Strachan, David P.: *Hay Fever, Hygiene, and Household Size,* British Medical Journal, 1989.

Von Mutius, Erika, Vercelli, Donata: *Farm Living: Effects on Childhood Asthma and Allergy,* Nature Reviews, 2010.

Willyard, Cassandra: *Aus dem Bauch heraus,* Spektrum der Wissenschaft, 2013.

Der Fluch der Moderne

Becker, Kathrin et al.: *Tryptophan and Nitric Oxide in Allergy,* in: Tryptophan Metabolism: Implications for Biological Processes, Health and Disease, 2015.

Fujimura, Kei E., Lynch, Susan V.: *Microbiota in Allergy and Asthma and the Emerging Relationship with the Gut Microbiome,* Cell Press, 2015.

Fuchs, Dietmar: *Einfluss von Konservierungsmitteln und Farbstoffen auf die Leptinfreisetzung in vitro,* Ernährung/Nutrition, 2012.

Schroecksnadel, S. et al.: *Beeinflussung immunologischer Regelkreise durch Nahrungsmittelzusatzstoffe wie Konservierungsmittel und Farbstoffe in vitro,* Allergologie, 2011.

Yatsunenko, Tanya et al.: *Human Gut Microbiome Viewed Across Age and Geography,* Nature, 2012.

Zaknun, Daniela et al.: *Potential Role of Antioxidant Food Supplements, Preservatives and Colorants in the Pathogenesis of Allergy and Asthma,* International Archives of Allergy and Immunology, 2012.

Die unsichtbare Bedrohung

Beck, Isabelle et al.: *High Environmental Ozone Levels Lead to Enhanced Allergenicity of Birch Pollen,* Plos one, 2013.

Bernstein, Jonathan A. et al.: *Health Effects of Air Pollution,* Journal of Allergy and Clinical Immunology, 2004.

Eckl-Dorna, Julia, et al.: *Exposure to Rye (Secale cereale) Cultivars to Elevated Ozone Levels Increases the Allergen Content in Pollen,* Journal of Allergy and Clinical Immunology, 2010.

Jacquemin, Bénédicte et al.: *Ambient Air Pollution and*

Adult Asthma Incidence in Six European Cohorts (ESCAPE), Environmental Health Perspectives, 2015.

Kinney, Patrick L. et al.: *Climate, Air Quality, and Allergy: Emerging Methods for Detecting Linkages*, in: Global Climate Change and Public Health, Volume 7 of the series Respiratory Medicine, 2013.

Storkey, Jonathan et al.: *A Process-Based Approach to Predicting the Effect of Climate Change on the Distribution of an Invasive Allergenic Plant in Europe*, Plos one, 2014.

Ziello, Chiara et al.: *Changes to Airborne Pollen Counts across Europe*, Plos one, 2012.

Der Sinn der Triefnase

Ebner, F. et al.: *Therapeutic Potential of Larval Excretory/secretory Proteins of the Pig Whipworm* Trichuris suis *in Allergic Disease*, Allergy, 2014.

Lucius, Richard, Hartmann, Susanne: *Weshalb hemmen Würmer Allergien?*, Biologie in unserer Zeit, 2009.

Marichal, Thomas et al.: *A Beneficial Role for Immunoglobulin in Host Defense against Honeybee Venom*, Immunity, 2013.

Profet, Margareth: *The Function of Allergy: Immunological Defense against Toxins*, The Quarterly Review of Biology, 1991.

Schabussova, Irma et al.: *Oesophagostomum dentatum Extract Modulates T Cell-Dependent Immune Responses to Bystander Antigens and Prevents the Development of Allergy in Mice*, Plos one, 2013.

Singer, Josef, Jensen-Jarolim, Erika: *IgE-based Immunotherapy of Cancer: Challenges and Chances*, Allergy, 2013.

Turner, Michelle C.: *Epidemiology: Allergy History, IgE, and Cancer*, Cancer Immunology, Immunotherapy, 2012.

Das Reich der Moleküle

Canonica, Giorgio Walter et al.: *A WAO – ARIA – GA2LEN Consensus Document on Molecular Based Allergy Diagnostics*, World Allergy Organization Journal, 2013.

Crameri, Reto: *In Vitro Allergy Diagnosis – Allergen Specific IgE,* Global Atlas of Allergy, 2014.

Mari, Adriano, Ollert, Markus: *In Vitro Allergy Diagnosis – Molecules and Component Resolved Diagnosis,* Global Atlas of Allergy, 2014.

Mothes-Luksch, Nadine: *Der Allergenchip im klinischen Alltag,* Dermatologie & Plastische Chirurgie, 2013.

Die Anti-Allergie-Strategie

Creticos, Peter Socrates: *Advances in Synthetic Peptide Immuno-Regulatory Epitopes,* World Allergy Organization Journal, 2014.

Bachert, Claus et al.: *Wirksamkeit von Allergoiden zur subkutanen Applikation – Evidenzbewertung anhand klinischer Studien,* Allergologie, 2009.

Bohle, Barbara, Geroldinger-Simic, Marija: *Allergen-spezifische Immuntherapie,* Biomed Austria: Schwerpunkt Impfen, 2010.

Deutsche Gesellschaft für Allergologie und klinische Immunologie: *Leitlinie zur (allergen-) spezifischen Immuntherapie bei IgE-vermittelten allergischen Erkrankungen,* Allergo Journal, 2014.

European Medicines Agency: *Zusammenfassung des EPAR für die Öffentlichkeit,* Xolair, 2014.

Focke-Tejkl, Margarete et al.: *Development and Characterization of a Recombinant, Hypoallergenic, Peptide-based Vaccine for Grass Pollen Allergy,* Journal of Allergy and Clinical Immunology, 2015.

Gravitz, Lauren: *Impfen gegen Allergien,* Spektrum der Wissenschaft, 2013.

Niederberger, Verena et al.: *Skin Test Evaluation of a*

Novel Peptide Carrier-based Vaccine, BM32, in Grass Pollen-Allergic Patients, Journal of Allergy and Clinical Immunology, 2015.

Noon, Leonard et al.: *Prophylactic Inoculation against Hay Fever,* The Lancet, 1911.

Valenta, Rudolf: *The Future of Antigen-Specific Immunotherapy of Allergy,* Nature Reviews, 2002.

Valenta, Rudolf et al.: *From Allergen Genes to Allergy Vaccines,* Annual Review of Immunology, 2010.

Valenta, Rudolf, et al.: *Recombinant Allergens for Immunoblot Diagnosis of Tree-Pollen Allergy,* The Journal of Allergy and Clinical Immunology, 1991.

Wüthrich, Brunello: *100 Jahre Spezifische Immuntherapie,* Ars Medici, 2011.

Warum, wieso, weshalb?

Gangl, Katharina, et al.: *Cigarette Smoke Facilitates Allergen Penetration across Respiratory Epithelium,* Allergy, 2009.

Suphioglu, Cenk, et al.: *Mechanism of Grass-Pollen-Induced Asthma,* Lancet, 1992.

Wright, Lakiea S., Phipatanakul, Wanda: *Environmental Remediation in the Treatment of Allergy and Asthma: Latest Updates,* Current Allergy and Asthma Reports, 2014.

Stremnitzer, Caroline, et al.: *Papain Degrades Tight Junction Proteins of Human Keratinocytes In Vitro and Sensitizes C57BL/6 Mice via the Skin Independent of its Enzymatic Activity or TLR4 Activation,* Journal of Investigative Dermatology, 2015.

Verzeichnis der Abbildungen und Übersichten

Abbildungen

Übersichten

Register

Für alle, die wissen wollen, woher ihr Essen wirklich kommt

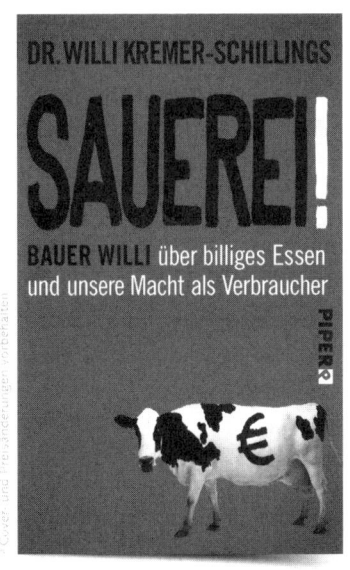

Willi Kremer-Schillings
Sauerei!
Bauer Willi über billiges Essen und
unsere Macht als Verbraucher

Piper Paperback, 336 Seiten
€ 14,99 [D], € 15,50 [A]*
ISBN 978-3-492-06038-7

Lebensmittelskandale, EU-Subventionen, Massentierhaltung: Die Landwirtschaft steht in der Kritik. Bauern werden als engstirnige Hinterwäldler abgestempelt oder geraten als rücksichtslose Naturräuber in Verruf. Doch was steckt wirklich dahinter? Wer melkt unsere Kühe, erntet unser Getreide und pflückt unsere Äpfel? Wie kann es sein, dass 500 Gramm Katzenfutter mehr kosten als ein ganzes Huhn? Wutbauer Willi schreibt über faire Preise, gesundes Essen und erklärt, wo der Bauer Urlaub macht, wenn wir Urlaub auf dem Bauernhof machen.

Leseproben, E-Books und mehr unter www.piper.de

PIPER